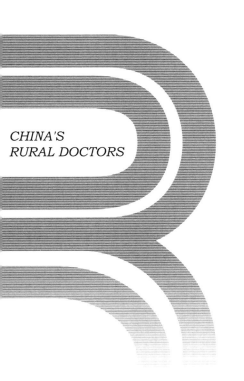

CHINA'S
RURAL DOCTORS

 清 华 社 会 调 查

中国 乡村医生

Career and
Portraits

职业生涯与群体肖像

孙秀林 王天夫 游睿山 等 — 著

传化慈善基金会资助

社会科学文献出版社
SOCIAL SCIENCES ACADEMIC PRESS (CHINA)

出版者的话

调查研究是谋事之基、成事之道。没有调查，就没有发言权，更没有决策权。研究、思考、确定全面深化改革的思路和重大举措，刻舟求剑不行，闭门造车不行，异想天开更不行，必须进行全面深入的调查研究。①

改革开放四十多年来，我们对于中国历史和现状的研究都取得了重大进步，获得了丰硕成果，对于民众、决策层、学者从多个角度了解国情、制定政策、发展学术发挥了实实在在的作用。但必须看到，当代中国发生的巨变是结构性、整体性、全方位、多层面、多纵深的，再加上国际形势和全球化趋势的深刻影响，数字化和新技术的迅猛发展，中国的经济发展、社会结构、产业运行、组织机制、日常生活、群体身份、文化认同等方面都正在发生巨大变迁，这增加了认知的难度。

在这一背景下，重拾调查研究，对于我们深刻准确地了解国情无疑是一条重要的渠道。在诸种调查研究中，基于学术和学科的专题调查研究具有特别重要的意义。它能够提供对某个问题较为透彻、深入的理解，是把握国情的重要保障。有鉴于此，从 2018 年起，我们开始推出"中国社会调查报告"系列。

"中国社会调查报告"是面向整个社会科学界征稿的开放性系列图书，分主题定期或不定期连续出版。每部报告的出版都需经过严格的专家评审、

---

① 中共中央文献研究室编《习近平关于全面建成小康社会论述摘编》，北京：中央文献出版社，2016，第 191 页。

专业的编辑审稿，并辅以定制式的学术传播，其目标是促进调查报告的社会影响、学术影响和市场影响的最大化。

报告的生产应立基专业学术，强调学理性，源于专业群体的专门调研，是学界同人合作研创成果。

报告应拥有明确的问题意识、科学严谨的方法、专业深度的分析、完善的内容体系，遵循严格的学术规范。

每部报告均面向边界清晰的调研对象，全面深入展现该对象的整体特征和局部特征。

报告的写作应基于来源统一的数据，数据的收集、分析、呈现遵循相应规范。数据既可以是定量的，也可以是定性的，可以通过问卷、参与观察、访谈等方式获得。

报告应提供相应结论，结论既可以呈现事实，也可以提供理解框架，还可以提供相应建议。

报告应按照章节式体例编排。内容应包括三部分，一是交代调查问题、调查对象和调查背景，二是交代调查方法、调查过程、数据获得方式、调查资助来源，三是分主题呈现调查结果。

报告应具有充分的证据性和清晰性，提供充足的证据证明结果和结论的正确性，报告的写作应清晰、一目了然，前后具有明确一致的逻辑。

报告应提供一个内容摘要，便于读者在不阅读整个报告的情况下掌握其主要内容。

"中国社会调查报告"将按照每部报告的篇幅分为两个系列，一为小报告系列，二为常规报告系列。前者为10万字以内的报告，后者为10万字以上甚至三五十万字的报告。

希望"中国社会调查报告"能为理解变动的世界提供另一扇窗口，打开另一个视界。借着这些调研成果，我们可以建设更美好的社会。

社会科学文献出版社群学分社

"清华社会调查"序

"清华社会调查"序
社会变迁与社会调查

王天夫

社会调查可以被定义为，针对选定的社会议题，运用现代社会科学的研究方法与技术，收集相应的社会过程与社会事件的数据与资料，以备随后更进一步地整理分析，为社会理论的建构与社会政策的制定提供经验材料支撑的学术活动。

社会调查之于中国社会学，从来都不是简简单单的研究方法与研究过程。从一开始，社会调查就是一种社会思想，是近代中国风起云涌的社会思潮的重要组成部分，是一种根本性与基础性地理解社会的哲学视角与价值观念。社会调查由此出发，成为研究中国社会的最重要的切入点，也成为中国社会学学科发展壮大的知识积累的重要内容。

今天的中国仍然处于快速的社会变迁进程之中，同时又处于百年未有之国际社会大变局之中。随着数字社会的来临，人们的职业工作与日常生活发生着巨大的变化。怎样去准确了解社会实情，怎样去理解社会变迁的进程，以及怎样去探索社会变迁的趋势等，都是具体而迫切的任务。社会调查提供了回答这些问题的观念基础、方法过程与技术工具。毫无疑问，在这样的历史关口，社会调查仍然应当是理解社会的重要途径。

一 近代社会思想转变与社会调查

在 19 世纪末与 20 世纪初的"国族救亡"运动中，中国知识分子认识到，真正的改革图强需要的是整个社会的变革，是每一个人思想观念的改造，是群体道德与文化的改造，需要"鼓民力，开民智，新民德"。① 而国民教育与社会改造的基础，就在于通过社会调查了解社会实情，厘清社会问题。同一时期，一些外来的接受过社会科学高等教育的社会改良者，为达社会服务之目的，需要了解平民的日常生活与精神状态。

传统中国社会的肌理，沉浸在由相对静止的时间与浓缩孤立的空间所构建的乡土社会之中；在密集充盈的社会交往之中，产生了稠密复杂的社会关系与差序格局的伦理规范。② 人们的社会行为与社会运行的过程，都是在这些社会关系与伦理规范的限制和指导之下完成的。在这些社会关系与伦理规范之外的，则往往被定义为失范与礼崩，需要规训与纠正。因此，传统社会的运行并不需要精确了解社会实情，社会治理的过程更多是对经典文本的精细解读与贯通教化（例如，《三字经》《论语》，以及诗书礼乐等文化典籍的批注与传授），再辅以各种遵从或是违反伦理规范的个案列举（例如，"忠臣孝子"以及与之相对的"叛臣逆子"的人物评传），用来指导与警醒人们的实际社会行为。

所以，传统中国社会治理的过程缺乏社会实情等基础信息。近代中国社会调查旨在记录描述平民百姓的生活过程，是一种认识社会、理解社会的基本思想观念的转变，从精英文化转向平民视角，从宏大叙述转向日常生活。这样的思想转变开启了中国社会治理与社会建设的现代理性之路，也奠定了社会调查在社会研究中的基础性地位。

二　社会变迁中的社会调查

早期的社会调查，大都是收集数字化测量社会事实的资料，旨在发现特定社会议题在更大范围的具体状况。这些社会调查使用了一些新近的数据收集方法与工具，也运用了统计汇总分析的过程与技术。步济时（John

---

① 严复：《原强》（修订稿），载《严复集》第一册《诗文卷》（上），北京：中华书局，[1895] 1986，第 15~32 页。

② 费孝通：《乡土中国》，北京：生活·读书·新知三联书店，1985。

S. Burgess）在 1914 年，组织北平的青年学生，开展了近代中国第一个系统的社会调查——北平人力车夫调查，旨在了解车夫的日常疾苦，提供社会帮助，改善车夫的生活状况。[1] 陶孟和在后期加入其中，承担了数据分析与调查报告的撰写等工作。[2]

社区研究是稍晚于此开始的另一派社会调查的传统。研究者将研究收拢在一个有限区域内的社区，但是花费更多的时间与精力，聚焦更具体更细致的社会关系与社会过程，挖掘更详细更全面的全社区范围的资料，旨在揭示社区内人们行为的起源与动机，解释发生在社区内的社会过程与社会事件。从吴文藻在燕京大学极力倡导开始，社区研究在抗战前取得了一系列非凡成就；在战时的昆明，"魁阁工作站"又承继了社区研究的传统，同样得到了一系列举世瞩目的成果。

学科重建中的中国社会学，直接面对社会转型翻天覆地的变化，记录与解释社会变迁的进程成为最重要的任务与内容。学科重建以来的第一次大规模收集数据的社会调查，是 1979 年开启的"北京与四川两地青年生育意愿调查"，记录了社会转型带来的人们社会生活与社会心态的变化。[3] 作为学科重建的领导者，费孝通从一开始就大力推动大规模收集数据的社会调查。他特意吩咐身为自动化与计算机专家的弟弟费奇，参与社会调查的计算机统计分析工作。[4]

传承社区研究的实地社会调查持续发挥其重要作用。费先生持续关注农村基层的社会经济变迁，将研究的重心转到了"小城镇研究"，探讨在地工业化的发展前景。这一研究思路与研究方法契合当时的战略步骤，带动了不同

---

[1] 阎明：《中国社会学史：一门学科与一个时代》，北京：清华大学出版社，2010，第 14~15 页。

[2] 陶孟和：《北平人力车夫之生活情形》，载《北平生活费之分析》，北京：商务印书馆，[1925] 2011，第 119~132 页。

[3] 张子毅等：《中国青年的生育意愿：北京、四川两地城乡调查报告》，天津：天津人民出版社，1982。

[4] 沈崇麟：《五城市调查最终调查数据产生始末》，载《社会研究方法评论》第 2 卷，重庆：重庆大学出版社，2022，第 1~21 页。

地点的实地社会调查，将"社区变迁"拓展成"区域经济发展"模式研究。①

到现在，社会调查已经成为中国社会科学学科建设的重要内容：众多学术机构设立了专门的常设社会调查机构，定期实施综合性与专题性的社会调查；社会调查人才也随着时间的推移更新换代；也学习积累了社会调查的方法技术与设施工具。而众多国内社会调查机构定期开展大型调查，"中国社会状况综合调查""中国综合社会调查"等已经成为引领性社会调查项目，为社会科学的研究提供了基础性支持。

作为近代社会思潮的重要内容，社会调查的确立与接受，成为推动中国社会学学科发展的重要动力源泉。这不仅仅表现在社会调查转变了理解社会的哲学思想原则，并进而催生了社会学学科的起源；还在于社会调查形成的研究成果，带来了巨大的社会舆论与政策咨询的影响力；同时也在于社会调查的实施引进了社会科学研究方法与技术，培训了社会学学科人才，获得了学科的话语权与学术地位。首先，社会调查呈现了详细明确的社会实情的数据与资料，也成就了众多经典的社会调查范例。其次，社会调查为社会学学科的发展争取了学术话语，拓展了学科生态的发展环境。再次，社会调查创立了另一条知识生产的范式，将社会形态作为实然事实加以分析研究。接下来，社会调查的实施与推广，介绍引入了现代社会科学研究的现代方法与技术。最后，社会调查是学科本土化的重要支撑点，是产生扎根中国本土的社会学概念与理论框架的必经之路。

三 数字社会中的社会调查

进入 21 世纪，数字技术正在改变社会连接方式、社会生产与生活的组织方式，从而根本地改变社会样态。② 如果说农业社会向工业社会转型的过程，孕育了社会学并推动了其发展；那么如今数字社会的到来，同样也将

---

① 费孝通：《农村、小城镇、区域发展——我的社区研究历程的再回顾》，《北京大学学报》（哲学社会科学版）1995 年第 2 期。

② 王天夫：《数字时代的社会变迁与社会研究》，《中国社会科学》2021 年第 12 期，第 73~88 页。

带来社会思潮的涌现与社会理论的繁荣。与两百年前的先贤们所面对的社会巨变极为类似，只是当前我们面对着更为精深的技术、更为快速的步调、更为彻底的与过去的决裂，以及更难把握的未来。

毫无疑问，社会调查能够描述记录这些社会巨变，积累准备数据资料素材，发现定义社会问题，寻求社会变迁的解释框架。更为具体的，在数字社会逐渐成形的过程中，社会调查至少可以从以下这些方面，着手记录数字时代新的社会变迁趋势。

- 在社会互动与社会交往中，数字技术的应用带来的方式与流程的改变
- 日常生活中，人们对于数字技术的使用，并由此带来的社会分化过程
- 生产过程中，特定的生产过程的改变
- 数据的生产过程与使用，以及产权与收益的社会性后果
- 劳动过程中，新的职业群体的产生与群体特征和属性
- 社会生活中，新的社会群体产生的过程与群体凝聚力的维系机制
- 数字技术推进过程中，被忽略与受到损害的社会群体特征与属性，以及潜在的社会后果与应对的社会政策
- 沿着数字技术逻辑产生的新旧群体之间的差异，以及潜在的社会后果与社会分化过程
- 在城乡社区生活中，数字技术带来的城乡生活方式与社区公共事务的改变
- 数字技术逻辑带来的社会秩序与伦理规范的震荡与重新整合
- 在虚拟社会中，数字社会群体的形成过程、特征属性与认同机制
- 虚实社会之间群体身份的对应嫁接与交叉错位
- 数字社会群体的内外冲突与空间争夺
- 虚拟社会中，社会秩序的成形与演化进程
- 对于以上社会事实的概念提炼与理论概括的尝试性工作
- 其他时代变迁之下，相关的与拓展的社会现象的描述与挖掘等

所有的这些调查结果，都可以与以往的社会调查结果相比较，以此来凸显数字时代社会变迁的独特过程与特征。

随着数字社会中人与人之间的沟通交流方式的变化，社会调查的方法也发生巨大的变化。① 数据（包括数字化的文本文字资料）是数字社会中最重要的资源，也是数字社会研究中的最重要素材。数据可以从社会经济过程中自动产生，也可以做有针对性的同步收集。② 传统的社会调查方法，通过数字化的改造，也正在被更为广泛地使用。③ 线上调查（online survey）将传统的统计调查搬到网络上，网络民族志（cyberethnography/digital ethnograph）将观察对象拓展到线上社区，挣脱了传统民族志在当地地理范围的局限。

当然，现在应用于数字时代的社会调查方法与技术，还处于探索与不断改进的过程中。调查样本的代表性、调查内容的取舍选择、调查资料的效度与信度、调查过程的质量控制、调查的伦理规范以及其他各个方面，在现阶段都存在一些难以绕开与解决的问题。因此，在实际的调查中，为了弥补这样的不足，研究者们更多地采用多种研究方法融合使用的方式。令人感到乐观的是，社会调查方法改变的进程朝着更为完善成熟的目标飞速迈进。

四　从社会调查到社会理论

社会调查在准确记录与展示社会变迁历程的同时，应当成为建构理论的起点。所有的社会调查都不应当仅仅是调查结果的呈现，更不应当是大篇幅数据表格的罗列。沈原老师经常用浅白的语言概括，社会学的研究就是要"讲个故事，说个道理"。在我看来，"讲个故事"是指，运用社会过程本身的发展逻辑脉络，通过构思和组织，将调查资料呈现出来；"说个道

① Matthew J. Salganik, *Bit by Bit：Social Research in the Digital Age*（Princeton, NJ：Princeton University Press, 2018）.

② David Lazer & Jason Radford, "Data ex Machina：Introduction to Big Data," *Annual Review of Sociology* 43（2017）：19–39.

③ Keith N. Hampton, "Studying the Digital：Directions and Challenges for Digital Methods," *Annual Review of Sociology* 43（2017）：167–188.

理"是指，以这些资料呈现为基础，抽象提炼出更具普适性的通用概念与中观理论。诚如斯言，社会调查一定是材料与理论缺一不可。没有经验资料与个人体验支撑的理论，宛若深秋的浮萍，干瘪无根基；没有概念提炼与理论归纳升华的资料，最多只是仲夏的繁花，鲜活无长日。

从社会调查材料到建构理论特别重要。第一，这是社会学学科本土化的要求。社会调查收集资料，只有归纳抽象到社会理论，才能构成对中国社会的系统理解与阐释，才能成为学科本土化知识的一部分。第二，这是抓住学科发展历史性机遇的要求。过去二十年中国经济社会的发展与数字技术的发展和应用高度重合，产生丰富的数据与案例，成为学科研究的重要资源。第三，这是参与理论对话并对社会变迁一般理论的发展作出贡献的要求。社会调查的资料丰富多彩，只有上升到理论才能够相互对照交流，才能够对社会变迁的一般理论作出修正与补充。第四，这是建构自主知识体系的要求。只有从中国社会实践中的基础资料出发，提炼出通则性的概念与理论，才能够在对话中真正获得话语权，才能够建立起立足中国社会实践的自主知识体系。第五，这是成为中国式现代化的理论阐释组成部分的要求。社会调查记录的社会变迁过程，正是对经济高速增长、社会长期稳定的伟大成就的展现。只有上升到理论高度，才能够从学理的角度更好地阐释中国现代化。

在工业化生产时代，中国更多的是学习与追赶。用社会调查记录社会变迁的进程，也是一个学习、借鉴并本土化的过程。如今在数字技术发展与应用的诸多方面，中国走在世界前列，成为引领者，中国社会学也已积累了人才与本土研究的经验与经历。因此，中国社会学应当从"借鉴者""学习者"，变成主动的"创造者""引领者"。

五　延续社会调查的学术传统

回顾中国社会学与社会调查的历史，一百多年前的先贤们的困惑是，当时的中国为什么落后？而一百多年后的今天，我们需要回答的理论问题是，为什么中国经济能够长期迅猛增长，同时社会能够长期保持稳定？这既需要了解当前的社会转型过程，也需要理解近两百年间的社会历史变迁。只有这样，才能够承接百年来的社会调查历史，才能够完整记录社会变迁历程，才能够充分认识百年来的伟大历史成就。

一直以来，清华社会学有着光辉灿烂的社会调查传统。早在 1914 年，狄特莫（C. G. Dittmer）就组织学生调查了清华校园周围的近 200 户居民的家计生活。[①] 1926 年创系之后，陈达先生将社会调查作为立系之根本，及至费孝通先生一代，为中国社会学贡献众多经典社会调查范例，哺育了一代又一代社会学学人。2000 年清华社会学系复建之后，李强老师与沈原老师身体力行，"新清河试验"与"中国卡车司机调查"也注定将成为 21 世纪的经典社会调查。

如今，数字社会带来了中国哲学社会科学的历史性发展机遇。作为社会研究的基础性过程，社会调查收集资料的对象已经完全不同，记录的方式方法也发生了巨大的变化，但是记录社会变迁的宗旨没有改变。

在当前，社会调查的基本任务应该是，冷静面对当前的中国社会变迁过程，敏锐捕捉并设定此一转型过程中的真实社会议题，积极实施深入实践的社会调查，精准提炼合乎实际的抽象概念，谨慎尝试初步的理论概括，大胆参与国际前沿理论对话，努力构建本土化的社会学学科知识体系。

"清华社会调查"系列，正是要延续百年来清华社会学的社会调查传统，记录社会变迁历程，"面对中国社会真问题，关注转型期实践逻辑，推动本土化理论研究"。

清华大学社会学系

---

① Dittmer, C. G. , "An Estimates of the Standard of Living in China," *The Quarterly Journal of Economics* 33 , No. 2 （1918）：107-128.

前　言

1949 年之后，农村医疗卫生事业的历史变迁带来了农村医疗卫生服务队伍的变化。从最开始的"赤脚医生"，到改革开放之后的私人诊所营业者，再到新时代的职业医生，乡村医生一直承担着乡村居民健康的"守护人"和乡土社会卫生医疗体系最后"守门人"的责任。

乡村医生的身份角色随着中国农村的社会变迁而变化。如今的乡村医生，承担着广阔农村区域的公共卫生服务工作——从各种基础医疗卫生数据的收集到基本的公共防疫防病工作，再到众多老年病慢性病的情况记录与相应的药物分发等——的同时，也承担着乡村居民的日常"小病小灾"的诊疗工作。他们的工作状况既关系着整个农村医疗卫生服务体系的运转，也直接与乡村居民的健康密切相关。另外，乡村医生中有的可能是专职大夫，有的也同时是种田的农民，还有的同时做着小生意，甚至是兼职网约车司机。他们的工作与生活显示出了独有的特征，与乡民和乡村生活紧紧相连，与卫生机构和政府任务紧紧相连；他们承担着关乎国计民生的卫生健康事业的重担，守护着乡村，其工作与生活也充满着乡土气息。

近年来，乡村医疗站点的建设与乡村医生队伍的建设取得重大进步：乡村医生的教育水平显著提升，超过一半的乡村医生接受过医学专业教育，在当地社会声望高，收入有一定的保障，能够参加各级医疗卫生部门的医务培训等。乡村医生的工作与生活正在发生巨大的变化。

为了更深入地了解乡村医生这一群体，在传化慈善基金会的大力支持下，清华大学社会学系于 2023 年暑期，以线上电子问卷与线下面对面访谈相结合的方式，对该群体展开了社会调查。调查的具体内容包括：乡村医生的工作任务、乡村医疗站的工作环境、日常的诊疗工作的开展，以及公共卫生服务工作的完成过程；调查内容还包括乡村医生的职业生涯过程（如何成为乡村医生、在工作学习中如何提升等）、收入及日常生活等。

通过这项调查工作，我们希冀能够发现乡村医生当前的工作与生活状况，能够让更多的人理解乡村医生在中国农村基层医疗卫生服务体系中的核心地位，能够唤醒更多的人对于乡村医生这个群体的关注，最终为建设更好的中国农村医疗卫生服务体系提供基本的素材。这次调查的线上电子问卷经回收得到了 1047 份有效问卷数据，涵盖了贵州、江西、四川、云南 4 省的乡村卫生站的乡村医生；线下面对面的访谈对象包括安徽、贵州、江西以及云南 4 省中的 4 个县 23 个乡镇 27 个村的 57 位乡村医生、137 位村民、10 位卫生院工作人员，访谈材料共计 101 万余字（具体情况见表 0-1）。

在写作过程中，我们对涉及的行政区划（包括县、乡镇、村）进行了匿名化处理，4 个县分别命名为水县、红山县、银洞县和青门县。

表 0-1　各地调研情况一览

调查地点（化名）	乡镇（个）	村（个）	村医（人）	村民（人）	卫生院工作人员（人）	访谈字数（个）
云南省　水县	2	5	13	76	3	138629
江西省　红山县	13	8	30	60	2	772371
贵州省　银洞县	2	9	9	0	0	73634
安徽省　青门县	6	5	5	1	5	29805
总计	23	27	57	137	10	1014439

书中所有图表，如未特别注明出处，则全部来自调研材料与数据；书中的百分比数字，因为有小数点问题，所以加总可能不完全等于 100%；书中引用的网络资料，访问时间统一为 2023 年 11 月 9 日。

在电子问卷发放的过程中，我们得到了传化慈善基金会乡村医疗卫生

服务体系项目组的大力支持。在线下的访谈调查过程中，我们得到了上述 4
省中 4 个县的卫健委工作人员的大力帮助。这次调查的早期准备中，清华大
学社会科学学院当代中国研究中心的"当代中国思享会"提供了理论讨论
与交流的平台。在线上问卷调查的实施阶段，清华大学社会科学学院中国
社会调查与研究中心承担了具体的调查实施与资料收集工作。在后期的资
料分析过程中，我们得到了众多学者与学生的支持。

　　整个调查由孙秀林、王天夫和游睿山统筹，特别感谢沈原与刘世定老
师提供及时的理论讨论与不竭的思路创见，罗婧参与了前期的理论讨论。
感谢王飞与周文菁周到细致的协调，感谢余鸿飞与訾新宇事无巨细的付出
与负责到底的实施。在此一并谢过。

　　整体框架与章节安排由孙秀林、王天夫和游睿山完成，初稿的统合与
最终的统稿由孙秀林完成。本书的资料分析与文字写作是一个漫长而又艰
辛的过程。王天夫、孙秀林和游睿山参与并指导了每个章节的撰写讨论和
逻辑梳理。各章节具体内容的撰写人员如下所示。

　　前言（王天夫）

　　第一章　乡村医生的管理制度（吴英发）

　　第二章　乡村医生基本情况描述（余鸿飞）

　　第三章　乡村医生职业生涯（方凌艺）

　　第四章　乡村医生收入状况（钟宇）

　　第五章　乡村医生工作Ⅰ：基本公共卫生服务（代金辰）

　　第六章　乡村医生工作Ⅱ：基本诊疗服务（马文龙）

　　第七章　村民就医选择（余鸿飞）

　　第八章　基层医疗卫生体系中的乡村医生（何雪吟）

　　结论（孙秀林、游睿山）

目　录

第一章　乡村医生的管理制度 / 001

一　改革开放前的乡村医生管理制度 / 001

二　改革开放初期的乡村医生管理制度 / 007

三　21 世纪初的乡村医生管理制度 / 011

四　新医改后的乡村医生管理制度 / 019

五　小结 / 030

第二章　乡村医生基本情况描述 / 032

一　村卫生室基本情况 / 032

二　群体肖像 / 037

三　工作内容 / 042

四　培训和保障 / 045

五　收入和职业发展 / 046

六　与村民的关系 / 049

七　小结 / 051

第三章　乡村医生职业生涯 / 053

一　入行：职业选择与资质获得 / 053

二　提升：职业培训与晋升渠道 / 067

三　展望：职业发展与未来选择 / 078

四 小结：形似质异的乡村医生 / 095

第四章 乡村医生收入状况 / 097

一 收入来源与收入结构 / 097

二 收入的多群体比较 / 111

三 社会保障 / 119

四 收入影响因素 / 125

五 小结 / 129

第五章 乡村医生工作Ⅰ：基本公共卫生服务 / 130

一 历史变迁 / 130

二 政策与标准 / 132

三 服务的内容 / 136

四 时间投入与分工 / 155

五 考核 / 164

六 小结 / 168

第六章 乡村医生工作Ⅱ：基本诊疗服务 / 170

一 诊断服务 / 171

二 配药服务 / 182

三 治疗服务 / 190

四 诊疗与公共卫生服务的关系 / 196

五 小结 / 201

第七章 村民就医选择 / 202

一 村民的就医需求 / 202

二 村民的就医选择 / 208

三 基层诊疗系统 / 215

　　四　乡村医生与村民就医选择 / 225

　　五　小结 / 228

第八章　基层医疗卫生体系中的乡村医生 / 230

　　一　基层医疗卫生机构间关系 / 232

　　二　渐进转型中的多种关系模式 / 244

　　三　"新医改"进程中的乡村医生 / 254

第九章　结　论 / 261

附表　半山村村民就医经历统计一览 / 267

第一章
乡村医生的管理制度

本书所指的乡村医生（或简称"村医"），泛指在乡村地区医疗卫生机构从事预防、保健和一般医疗服务的医务工作者。他们是中国基层卫生服务体系中的重要力量，担负起了基层的公共卫生服务和诊疗服务的重要职责。经过多年的发展，我国已经建立了包括公共卫生服务提供体系和医疗服务提供体系在内的完善的卫生服务供给体系。卫生体系的建立与发展，不能独立于国家的政治、经济、行政管理等方面的现实情况。在中国社会经济发展的不同阶段，国家的医疗卫生事业管理制度也呈现出不同的特点。本章将从新中国成立到改革开放前（1949年到1978年）、改革开放初期（1979年到2002年）、21世纪初（2003年到2008年），以及新医改以后（2009年至今）四个历史阶段简要梳理乡村医疗卫生管理制度，从制度角度呈现乡村医生的角色如何演变至今。尽管在各个时期的侧重点有所区别，但我国政府针对乡村医生的管理制度的两个基本逻辑始终没有改变——一是提升乡村医生的专业水平；二是让他们稳定地留在乡村，为村民服务。

一 改革开放前的乡村医生管理制度

新中国成立之初，党和政府就意识到卫生工作，尤其是农村卫生工作的重要性。但受限于经济和人力资源的匮乏，国家在积极培养卫生医疗人员的同时，首先通过爱国卫生运动的形式，指导广大农民提升健康水平；其次，通过巡回医疗队的方式，向农村地区输送专业的卫生技术人员。20世纪60年代中期，随着我国工农业有了一定的积累，尤其是人民公社化运动带来的公有制经济体制在全国范围内最终确立，以"赤脚医生"为代表的乡村医生在全国范围内广泛推行，这意味着国家开始建设系统性的基层医疗卫生体系，对乡村医生实行专业化的管理。

（一）草创阶段：新中国成立初期的乡村卫生政策

在新中国成立初期，我国的农村卫生基础比较薄弱，医药资源比较匮乏，在许多边远地区，基层医疗卫生体系甚至处于空白状态。[1] 1950年8月，中央在北京召开了首届全国卫生会议，时任卫生部副部长的贺诚指出，要在一段时间内提升基层的健康水平。他在会议的总结报告上提出：

> 必须以极大的努力来建立基层卫生组织。这个工作是艰巨的，但我们必须努力争取在三五年之内基本上完成这个任务，也就是说使中国大部分的县份有两到七个专科医师和一个药剂师或调剂员的卫生院组织，逐渐使区有一至两个医士和一个助产士的卫生所组织，工矿街坊也都有卫生组织，乡村要有卫生员。[2]

然而限于种种原因，除了在部分地区，尤其是城市地区发展较好外，农村地区体系化、制度化的医疗卫生服务迟迟没有建立。

在这一阶段，国家主要通过爱国卫生运动的方式开展乡村卫生事业。根据1952年《人民日报》的报道：

---

[1] 李长明、汪早立、王敬媛：《建国60年我国农村卫生的回顾与展望》，《中国卫生政策研究》2009年第10期。

[2] 《中央人民政府卫生部贺诚副部长在第一届全国卫生会议上的总结报告》，《人民日报》，1950年10月23日。

我们在全国范围内进行了预防接种。据不完全统计，受到预防接种的人数已达全国总人口的四分之一以上。各地工厂、机关、学校、部队和广大的农村，都进行了清洁卫生运动，清除了垃圾和杂物，清理和修建了下水道，改良和修建了厕所，填平了污水坑，疏通了沟渠，改良了水源，普遍进行了扑灭传染病的媒介动物。各地扑灭了大量苍蝇，捕杀数百万只老鼠。[①]

在当时，"巡回医疗队"是国家为缓解乡村基层医疗卫生力量不足而采取的重要措施。1965 年 1 月，毛泽东同志批转了卫生部党组给中央的《关于组织巡回医疗队下农村问题的报告》，随后，各地高度重视党中央和毛主席提出的指示，迅速组织城市医疗卫生人员到农村、林区、牧区，进行巡回诊疗。在巡回队中，除了一般的医疗专业人员外，还包括许多全国知名的医学家，包括胸心外科学家黄家驷、儿科学家周华康、妇科专家林巧稚都曾参与过巡回医疗队。新中国成立初期，制度化、体系化的基层诊疗机构和人员在全国范围内始终是缺位的。

（二）"赤脚医生"：乡村医生的出现与推广

20 世纪 60 年代中期，党中央开始正视农村地区缺乏稳定的医生队伍的情况，在全国范围内推行了农村合作医疗制度，"赤脚医生"开始出现在农村。

1. 合作医疗的雏形

在 50 年代中期，我国部分农村地区已经开始出现了合作医疗模式的雏形。例如，1955 年，河北、山西、河南等地农村地区出现了一些由农业生产合作社组织的保健站，形成了"集体医疗保健"制度，典型案例是山西省高平县米山乡的做法。保健站由合作社、农民和医生共同筹资兴建，农民每年支付 5 角钱的"保健费"，即可享受预防保健服务，看病时不需要支

---

① 《进一步开展爱国卫生运动》，《人民日报》，1952 年 7 月 5 日。

付挂号费、门诊费、出诊费和注射费，只需自付药费。这种"合医合防不合药"的集体医疗保健制度被视为合作医疗的雏形。①

米山乡的医疗制度实践引起了政府部门的高度关注。1955 年 11 月，卫生部、国务院文教办和山西省卫生厅组成了一个 6 人的调查组，前往米山乡展开调研。调查组对米山乡的经验进行了总结和肯定，将其称为"集体医疗保健制度"。随后，卫生部报请国务院同意，希望在全国范围内推广这种联合保健站及合作医疗的经验。不过在当时，由于全国范围内合作化水平不一致，集体医疗的发展也不平衡。各省区中，山西的集体医疗发展得最好。因此，卫生部于 1959 年春季组织了一支专家队伍，由副部长贺彪领导，前往山西稷山考察集体医疗的发展情况。考察结束后，调研团队成员张自宽编写了一份详尽的调查报告，概括了稷山在合作医疗领域的经验，特别突出了其在广大农村地区的普遍适用性，并提议在全国范围内认真学习和推广稷山的实践。②

1959 年 11 月，卫生部在稷山县召开了全国农村卫生工作大会。会议在总结包括稷山在内的各地合作医疗实践的基础上，形成了《关于山西稷山全国农村卫生工作会议情况的报告》，报告及其附件《关于人民公社卫生工作几个问题的意见》充分肯定了集体医疗或合作医疗实践的价值。报告明确提出，应该"实施人民公社社员集体保健医疗制度"，即每年由社员缴纳一定的保健费，看病只需支付药费或少量挂号费，公社和生产队的公益金将在可能的情况下提供资助。这是"合作医疗"首次出现在中央政府文件中的表述，随后，政府以合作医疗的形式，发展基层医疗卫生体系、培训和管理乡村医生。

2. 合作医疗制度的推广

以"赤脚医生"为代表的初级卫生技术人员在中国农村的真正普及离不开从中央到地方各级领导的推动。1965 年 6 月 26 日，毛泽东在听取卫生

---

① 张海柱：《集体化与合作医疗（1955—1962）：卫生政治的话语建构逻辑》，《中国农业大学学报》（社会科学版）2017 年第 6 期。

② 张自宽：《对合作医疗早期历史情况的回顾》，《中国卫生经济》1992 年第 6 期。

部长的报告后作出了著名的《对卫生工作的指示》（即"六·二六指示"）。指示明确提出了未来基层卫生工作的三个方向：首先是改革医学教育，缩短医学教育年限，将受教育年限较短的医学生派到农村进行实践教育，在农村可负担的前提下，改善农村现有的无医无药的情况；其次，要以群众需要为核心，投入大量的资源防治常见病；最后指出，将城市医院中资历较老、医术较高的医生全部派驻农村，提出了著名的"把医疗卫生的重点放到农村去"的口号。①

毛泽东关于卫生工作的指示，迅速引起了卫生管理部门的响应。1965 年 9 月 3 日，卫生部形成了《卫生部党委关于把卫生工作重点放到农村的报告》。报告的重点是组织、培养和管理好基层卫生技术人员。首要的举措是，大力为农村培养医药卫生人员，力争在未来的五到十年，为每个公社卫生机构配备四到五名质量较好的医生，同时，为生产队和生产大队培养不脱产但质量较好的卫生人员。报告进一步对乡村医疗工作人员的培养方式进行了说明：

> 不脱产卫生人员，在生产队是卫生员，在生产大队一般是半农半医。生产队卫生员一般要求三会：会针灸，会治常见的小伤小病，会做一些预防和急救工作。生产大队半农半医一般要求能处理最常见疾病的诊断、治疗和预防，并指导卫生员的工作。每个生产大队，可选择一、两名女卫生员，学会新法接生，或者另设接生员……农村公社医生，可采取由高、中等医药院校伸下去办分校或医院开设专门班次的办法培训。学生尽量由公社来，毕业后回公社去。目前多数的班次以学西医为主，还可根据条件开设少数以学中医为主的班次。现有的公社医生，应有计划地从政治上、技术上加以提高。②

① 姚力：《"把医疗卫生工作的重点放到农村去"——毛泽东"六·二六"指示的历史考察》，《当代中国史研究》2007 年第 3 期。
② 卫生部党委：《关于把卫生工作重点放到农村的报告》，中共中央文献研究室编：《建国以来重要文献选编》（第二十册），中央文献出版社，1998 年，第 530 页。

这份报告可以看作对于"乡村医生"最早的培训和管理规划之一。报告提出的半农半医、处理常见病、预防与治疗相结合，以及针对公社医生的从公社来到公社去、中西医结合等原则，一直到今天，仍是基层医生的重要管理原则。

除了卫生管理部门外，宣传部门也在这一时期加入了对于乡村医疗事业和乡村医生管理的讨论中。

> 从 1968 年 12 月 8 日到 1976 年 8 月 31 日，《人民日报》连续组织了 107 期"关于农村医疗卫生制度的讨论"，主题是宣传合作医疗的优越性、交流农村合作医疗的经验，这场历时 8 年的大讨论，推动了合作医疗的发展。[1]

事实上，"赤脚医生"这个称号正是《文汇报》的发明，并随着《人民日报》的转载，而成了广大扎根农村、半农半医的基层卫生人员的代名词。

（三）半农半医：改革开放前的乡村医生

"赤脚医生"在广大农村地区的扎根，意味着国家首次承担起了为广大农村地区提供现代化的、专业的医疗卫生服务的职能。从此以后，基层医疗系统尽管几经变动，但始终构成了中国医疗卫生服务的重要一环。归纳这一时期国家对乡村医生的管理方式，可以看出，国家对乡村医生的管理相对宽松，乡村医生拥有较高的工作自主性。

一方面，扎根乡村，半农半医不但是乡村医生的身份特征，同时也表明，国家对其定位始终是半专业化的医疗技术人员。从身份上看，绝大多数的乡村医生始终是生产队内的农民劳动者；从人员来源上看，村一级的卫生员主要由本村村民自己推选，国家对"赤脚医生"主要还是采取培训、

---

[1] 王绍光：《学习机制与适应能力：中国农村合作医疗体制变迁的启示》，《中国社会科学》2008 年第 6 期。

轮训的方式实施职业教育，日常对乡村医生的管理，以业务指导为主。

另一方面，从经费来源上看，乡村医疗长期实行合作互助的原则。基于新中国成立初期的物质条件，以及城乡有别的再分配体制，国家对乡村医生的投入相对有限，因此，身份上的"不脱产"意味着乡村医生的经济基础仍是集体经济。可以说，这一时期的乡村医生制度，本质上是人民公社制度在医疗卫生方面的延伸，村医在某种程度上与村支书、会计一样，是"半个国家干部"。合作医疗制度能够迅速推广开来，除了有赖于党和政府的大力推广，还得益于农业合作化运动所带来的集体经济。首先，乡村医生仍是生产队中的劳动力，通过诊疗和其他形式的服务（如采集中草药）换取工分。其次，村诊所的运营主要通过集体经济的公益金或企业、副业收入支持。最后，只有一部分下派到村的公社、县城医生仍保留原单位工作关系，其工资待遇由国家解决。①

二 改革开放初期的乡村医生管理制度

随着农村体制改革的推进，1983年10月发出的《中共中央、国务院关于实行政社分开建立乡政府的通知》撤销了人民公社的建制。"赤脚医生"作为集体经济的一部分，也随着国家的放权逐渐走向"自力更生"。

（一）精兵简政：国家对乡村医生管理的弱化

1985年1月，国家组织了全国卫生厅局长在北京开会讨论卫生改革事宜。在会上，时任卫生部副部长陈敏章宣布：

> 卫生部决定不再使用"文革"中沿袭下来的、含义不确切的"赤脚医生"名称。凡经过考试考核已达到相当于医士水平的，称为乡村

① 刘影：《赤脚医生产生和存在的缘由及其启示》，《福建师范大学学报》（哲学社会科学版）2011年第5期。

医生；达不到医士水平的，都改称为卫生员。在改革中要继续巩固这支队伍，提高他们的业务水平。乡村医生和卫生员必须承担卫生防疫、妇幼保健和计划生育的技术指导工作，完成任务的应该给予适当的劳务补贴。

他进一步谈道：

> 在全面开展城市卫生工作改革的同时，不要忽视了农村卫生工作的改革。农村基层卫生组织的形式可以多样，但有一条原则是必须遵循的，那就是农村一级卫生预防保健网的作用不能削弱，更不能消失。这是我们广大农村卫生工作的基础。多方集资或合资办医疗卫生机构，要本着自愿和互惠互利的原则，不搞摊派。[1]

可以看出，国家希望在此时进一步提高乡村医生的专业化水平，希望对他们进行考核定级。同时，在经费来源上，卫生部仍希望保持原先的合作互助模式，由村民自行集资、合资办医疗。然而人民公社制度取消后，国家对农村地区的管理能力在一定程度上受到了削弱，对于乡村医生的管理也不可避免地放宽了。例如，从经费补助上看，根据学者的调查，由国家财政支出的合作医疗补助费在 20 世纪 80 年代大幅减少，1989 年，某省全省的合作医疗补助费只有 12 万元。[2] 因此从结果上看，集体经济的式微，以及更重要的农村人口大量涌向城市，使得原先的"合作医疗"模式不再适用。

另一方面，完全依靠农民的集资办医，事实上也难以培养出专业的乡村医生。因此在这一时期，基层的医疗体系面临一系列问题。根据《中国卫生统计年鉴》的数据，到 1985 年，我国农村的乡村医生和卫生员人数较

---

① 《不再使用"赤脚医生"名称　巩固发展乡村医生队伍》，《人民日报》，1985 年 1 月 25 日。
② 纪卫言：《重建农村合作医疗保健制度》，《计划经济研究》1992 年第 5 期。

1975 年减少了 26 万人，全国仅剩 129 万余名村医，这一数据已经退回至 1970 年水平（122 万人）。更重要的是，该年度有 12.6% 的村已经没有了医疗点。事实上，平均每村的村医人数直到 2003 年才止跌回升，该年度全国仅剩 87 万名乡村医生，平均每村只有 1.31 名村医。在村级医疗点中，个体办医疗点数达到了总体的 41.7%。有村或群众集体办医疗点的村在全国仅占 34.34%。到了 1989 年，相关统计数据显示，农村实行合作医疗的行政村占全国行政村总数的 4.8%。① 可以说，原先在农村广泛推行的，基于集体经济的合作医疗模式逐渐瓦解，自费医疗再次成了农村医疗的主导制度。

（二）自力更生：乡村医生的工作模式

管理体制的变革无疑会直接影响乡村医生的工作模式。在这一时期，部分医生选择了将原先的村卫生室承包，转变为自负盈亏的私人诊所。从合作医疗制度中的"赤脚医生"，转变为自负盈亏的"诊所医生"。

自负盈亏使得盈利成了大部分乡村医生需要考虑的首要任务，因此重治轻防、开"大处方"的情况比较普遍。大多数乡村医生在身份上一直是农民，因此诊所是他们农业收入之外的重要收入来源。根据学者的调查，自负盈亏的村卫生室的主要经济来源是药品销售，即通过销售药品来获取运营所需的收入，占总收入的 81.2%。由于不同地区的经济发展水平不同，乡村医生的医疗技能、社会声誉和人际关系处理能力各有差异，乡村医生之间的收入也相差悬殊。②

以药养医的必然后果是重治轻防。由于缺乏防疫措施，一些先前已经得到控制的地方病和传染病，再次出现。以江西省为例，1989 年共发生了 14 起脊髓灰质炎的暴发事件。学者对其中的 140 例患者进行了调查，结果显示，其中 83% 的患者没有接种疫苗，仅有 2 例完成了全程的疫苗接种。在湖北省，1990 年发生了 10 个县份中乙型脑炎的暴发，对其中的 39 例病例

---

① 纪卫言：《重建农村合作医疗保健制度》，《计划经济研究》1992 年第 5 期。
② 邵德兴：《赤脚医生与农村合作医疗制度变迁》，《中共浙江省委党校学报》2010 年第 4 期。

进行调查发现，有 38 例患者从未接种过乙型脑炎疫苗。出现上述情况的重要原因是乡村医生未积极开展预防接种工作。[①]

另外，乡村医生往往会迎合农民多开药的需求，这就有可能造成药物滥用。一项涉及河北省农村 2974 个婴幼儿家庭的调查发现，约 90% 的家庭备有抗生素，家庭常备的抗生素涵盖了几乎所有口服抗生素种类，究其原因基层医院以药养医，并迎合患者心理，故意多开处方。[②] 1985 年针对黑龙江省 98 个农村卫生所的抽样调查证实，农民在村医个体开办的村卫生所花费的药费比在村委会、医生联办的卫生所平均高 30%。[③]

（三）走向市场：改革开放初期的乡村医生状况

20 世纪八九十年代，随着国家政策的转型、集体经济的式微，以及农村劳动力向城市的大规模转移，这一时期的乡村医生从身份上逐渐与国家脱嵌，转变为自负盈亏的个体行医模式。从整体上看，这一时期的乡村医生队伍面临人员素质下降、离职率上升等一系列问题。

当时，尽管大部分村医已经成了村卫生所的医生，甚至负责人，但其专业化程度在这一时期并没有显著提升，半农半医仍是他们的身份底色。一方面，根据前述针对黑龙江省医生的调查，个体开办的村卫生所、无证独立行医的占比达到 30%；另一方面，总体而言，在全国范围内，乡村医生、卫生员有一小半的时间在从事自家农业生产，而从医疗卫生工作中获得的收入也只占其全年经济收入的 1/3 到一半左右。[④]

较大的创收压力，以及繁重的劳动任务，使得许多村医从业意愿不强，离职率相对较高。对江苏盐城郊区的村医调查显示，该市 1762 名村医，在 1983 年到 1991 年的 9 年间，以平均每年 55 人的速度流失。而流失掉的村医

① 纪卫言：《重建农村合作医疗保健制度》，《计划经济研究》1992 年第 5 期。
② 杨荣生、杨荣凤、王艳东等：《农村婴幼儿抗生素滥用现状及控制措施》，《中国医药导报》2010 年第 17 期。
③ 李洪涛、王国杰：《黑龙江省 98 个农村卫生所现状调查分析》，《农村卫生事业管理研究》1985 年第 4 期。
④ 叶宜德、袁长海：《村级卫生组织》，《农村卫生事业管理研究》1985 年第 4 期。

从事工业、副业、商业以及运输业者占比达到 85.8%。无法从自办诊所中获得相应的收入，却要付出许多劳动时间，是村医离职的首要原因。① 同样，上海奉贤县的乡村医生在 1983 年到 1987 年的五年间，共有 322 人离队（该县 1995 年的乡村医生人数只有 696 人），离职后的乡村医生进入乡镇企业工作的占比超过一半，可以说，村医报酬较低是他们离职的首要原因。②

三 21 世纪初的乡村医生管理制度

鉴于农村医疗卫生事业滑坡、农民看病难、看病贵等实际问题，21 世纪初，党和政府开始重新重视农村医疗卫生问题。2002 年 10 月 19 日，党中央、国务院颁布了《关于进一步加强农村卫生工作的决定》，提出了要"建立新型农村合作医疗制"（以下简称"新农合"）。值得一提的是，该决定明确了对乡村卫生事业资金和人员保障，以此促使乡村医生重新回到乡村。十天后，由国务院召开的全国农村卫生工作会议在京举行。时任中共中央总书记、国家主席、中央军委主席的江泽民同志向会议致信并强调，农村卫生工作直接关系到农村的发展、农业的繁荣和农民的健康，关系到我国经济和社会发展目标的实现。与此同时，随着经济社会的发展，人民对医疗服务的专业性要求不断提高，乡村医生原先"半农半医"的非专业化底色日益凸显。国家再次重申，乡村医生要从"非专业技术人员"，逐渐向"执业医师"转化。提升乡村医生收入、扩大并稳定专业化的乡村医生队伍成了这一时期国家对乡村医生管理政策的重点。

（一）强化激励：提升乡村医生收入

在党和国家领导人的重视之下，这一时期国家对乡村医生队伍的管理进一步加强，农村卫生面貌有了较大改善。稳定和发展乡村医生队伍，首

---

① 柏正宏、袁成清：《值得重视的村医流失问题》，《中国卫生事业管理》1993 年第 5 期。
② 孙翠娣：《稳定乡村医生队伍 发展农村卫生事业》，《中国农村卫生事业管理》1995 年第 10 期。

要的工作是提高他们的待遇。这一时期出台的一系列政策明确了对乡村两级医生的管理办法。国家将一部分公共卫生职能明确划拨给了乡村医生，公共卫生相关工作的补贴因此成为提升乡村医生收入的主要来源之一。

2002 年《关于进一步加强农村卫生工作的决定》是这一时期党和国家管理乡村医生的纲领性文件。文件的第十三条规定：

> 政府卫生投入要重点向农村倾斜。各级人民政府要逐年增加卫生投入，增长幅度不低于同期财政经常性支出的增长幅度。从 2003 年起到 2010 年，中央及省、市（地）、县级人民政府每年增加的卫生事业经费主要用于发展农村卫生事业，包括卫生监督、疾病控制、妇幼保健和健康教育等公共卫生经费、农村卫生服务网络建设资金等。要研究制定具体补助办法，规范政府对农村卫生事业补助的范围和方式。①

两个月后，卫生部颁发了落实该项决定的《关于农村卫生机构改革与管理的意见》。这份意见的重点是加强乡镇卫生院的建设。但同时也强调了要加强村卫生机构的建设，具体举措主要是鼓励乡镇卫生院联办或承办村卫生室、鼓励城市和县级的专业卫生技术人员到乡村开展服务。②

事实上，早在一年前，国务院体改办、国家计委、财政部、农业部和卫生部下发的《关于农村卫生改革与发展的指导意见》，就明确了乡镇与村分开的基层卫生机构管理办法：

> 乡镇卫生机构上划到县级人民政府管理，经费预算指标相应上划到县级财政。对政府举办的乡镇卫生机构给予定额和定项补助。定额

---

① 中共中央、国务院：《关于进一步加强农村卫生工作的决定》，2002 年 10 月 19 日，https://www.gov.cn/gongbao/content/2002/content_61818.htm。

② 卫生部基层卫生与妇幼保健司：《关于农村卫生改革与发展的指导意见》，2002 年 12 月 18 日，http://www.nhc.gov.cn/zwgkzt/pncws1/200804/30850.shtml。

制定的依据为当地经济发展水平、卫生状况、居民收入情况、服务人口、服务面积、服务数量等。对村级卫生机构和卫生人员承担预防保健任务的补助按财政有关规定执行。对民办公助卫生机构给予适当补助。①

可以看到，乡镇卫生院作为一级卫生服务机构，其人员、机构和经费完全由县财政管理。而对村卫生室，则仍然保留了过去的多种所有制并存的模式，政府对乡村医生的经费保障主要是按任务给予补贴。

以北京市房山区为例，其2004年颁布的《关于调整乡镇卫生院管理体制与规范农村卫生事业补助政策的通知》明确，财政每年给农村卫生室一定的经费补贴：

乡镇政府对承担公共卫生任务的村卫生室给予一定的劳务补贴，补贴的标准按每个行政村1个村卫生室、1个乡村医生，山区每人每年800~1200元，半山区600~1000元，平原地区500~800元的标准补贴。村卫生室的劳务补贴由乡镇财政核拨给乡镇卫生院，乡卫生院对村卫生室所承担的公共卫生服务按规定程序进行考核后拨付。②

当然，并非所有省区都能像北京一样及时完成对乡村医生的财务补贴，补贴标准也不尽相同。例如，贵州省直到2009年10月印发的《2009年贵州省深化医药卫生体制改革工作目标任务》仍将"逐步完善并督促各地落实对乡村医生承担的公共卫生服务等任务的补助政策。县级政府要落实对

---

① 国务院体改办、国家计委、财政部、农业部、卫生部：《关于农村卫生改革与发展的指导意见》，2001年5月8日，http://www.natcm.gov.cn/fajiansi/zhengcewenjian/2018-03-24/2641.html。

② 北京市房山区人民政府办公室：《关于调整乡镇卫生院管理体制与规范农村卫生事业补助政策的通知》，2004年6月28日，https://www.bjfsh.gov.cn/zwgk/qzfbgs/fgwj/200805/t20080501_1716.shtml。

受聘村医每人每月不少于 200 元的补助"① 列为年底要完成的目标任务之一。

从国家和各省市政府颁布的政策看，在财务管理维度上，新农合时期国家对村镇两级医疗机构采取了区别对待的政策。乡镇卫生院的医生属于"体制内"工作人员，其经费预算由国家保障。与之相反，村卫生室的运营经费由村医采取承包或与村委会联合开办的方式自筹，人员经费则由财政根据公共卫生服务完成情况给予补贴，并由财政酌给一部分人员补贴。

2009 年 3 月 17 日，中共中央、国务院颁布的《关于深化医药卫生体制改革的意见》将上述乡村两级分类管理，村医以补贴为主的财务管理模式在全国范围内确定下来，意见指出：

> 完善政府对城乡基层医疗卫生机构的投入机制。政府负责其举办的乡镇卫生院、城市社区卫生服务中心（站）按国家规定核定的基本建设经费、设备购置经费、人员经费和其承担公共卫生服务的业务经费，使其正常运行。对包括社会力量举办的所有乡镇卫生院和城市社区卫生服务机构，各地都可采取购买服务等方式核定政府补助。支持村卫生室建设，对乡村医生承担的公共卫生服务等任务给予合理补助。②

这种补贴式的管理模式直到今天仍是国家对乡村医生财务管理的主要方式。

（二）扎根基层：培训和稳定乡村医生队伍

在人员管理方面，21 世纪初的乡村医生管理有两个努力方向。一是推

---

① 贵州省人民政府办公厅：《2009 年贵州省深化医药卫生体制改革工作目标任务》，2009 年 10 月 16 日，https://www.guizhou.gov.cn/zwgk/zfgb/qk/2009/202109/P020210914350180886968.pdf。

② 中共中央、国务院：《关于深化医药卫生体制改革的意见》，2009 年 3 月 17 日，https://www.gov.cn/jrzg/2009-04/06/content_1278721.htm。

动乡村医生的专业化，二是稳定乡村医生队伍。一言以蔽之，让更多专业的医生留在农村。

1. 提升专业化水平

在专业化方面，2002 年的《关于进一步加强农村卫生工作的决定》使用单独的条款强调了提高乡村医生的人员素质。

> 提高农村卫生人员素质。高等医学院校要针对我国农村卫生实际需要，通过改革培养模式，调整专业设置和教学内容，强化面向农村需要的全科医学教育，可采取初中毕业后学习 5 年或高中毕业后学习 3 年的高等专科教育等方式，定向为农村培养适用的卫生人才。鼓励医学院校毕业生和城市卫生机构的在职或离退休卫生技术人员到农村服务。建立健全继续教育制度，加强农村卫生技术人员业务知识和技能培训，鼓励有条件的乡村医生接受医学学历教育。对卫生技术岗位上的非卫生技术人员要有计划清退，对达不到执业标准的人员要逐步分流。到 2005 年，全国乡（镇）卫生院临床医疗服务人员要具备执业助理医师及以上执业资格，其他卫生技术人员要具备初级及以上专业技术资格；到 2010 年，全国大多数乡村医生要具备执业助理医师及以上执业资格。[1]

可以看到，达到专业化的政策着力点主要有四个方面。首先，是通过专业医学教育培养乡村医学人才；其次是对医生开展在职培训；再次，通过资格证书的方式督促乡村医生提升自身素质；最后，鼓励城市专业技术人员到乡村服务也是增强乡村医生力量的补充性措施。

事实上，这些举措并非新农合时期首创。例如，培养乡村适用的医学人才，在 20 世纪 60 年代毛泽东同志的"六·二六指示"中就得到强调。

---

[1] 中共中央、国务院：《关于进一步加强农村卫生工作的决定》，2002 年 10 月 19 日，https://www.gov.cn/gongbao/content/2002/content_61818.htm。

事实上，医学、护理专科毕业生一直是乡村医生的主力。在职培训则同样是新中国成立初期就长期坚持的培训"赤脚医生"的有力举措。最后，鼓励城市医生主动到乡村服务，则可以看作由新中国成立初期的巡回医疗队制度开创的传统。

在中央层面，2010 年国家逐步实施免费为农村定向培养全科医生的政策。2010 年批准中西部 23 个省份的 51 所高校招收 5000 名免费医学生，并给予每位学生 6000 元标准的中央财政补助，补贴这些医学生的生活费。[①] 各省区也相应地下发了文件规范和巩固乡村医生队伍的专业化建设。河南省在 2010 年颁布的《关于加大统筹城乡发展力度 进一步夯实农业农村发展基础的实施意见》中明确提出，要"实施农村卫生人才队伍建设工程，免费为县乡医疗卫生机构招聘培养一批高层次人才，免费轮训一批注册乡村医生"。[②] 广西壮族自治区则出台了更进一步的政策措施，助力对乡村医生的教育，2004 年发布的《关于加强农村卫生人才培养和队伍建设的实施办法》规定，"选择有条件的医学院校试办初中起点，面向农村招生的 5 年制（3 年中专、2 年大专）医学专科学历教育，在总结经验的基础上逐步扩大规模，学生毕业后由县级人事、卫生行政部门推荐到县级以下卫生机构工作"，针对基层卫生工作人员的招生门槛也相对灵活，"对专门为乡镇及村卫生机构培养的考生可适当降低录取分数；对国家扶贫开发工作重点县及国家指定的边远、贫困地区可以安排定向服务招生计划，自治区教育厅、卫生厅可根据需要组织单独的入学考试"。[③] 云南省玉溪市则在 2007 年起的四年内投入 500 万元经费，为 300 名贫困山区、民族地区乡村医生开展脱产中专学历教育，以提升这些地区的乡村医生的专业化水平。[④]

① 《"免费学医助我服务家乡"》，《中国教育报》，2010 年 9 月 16 日。
② 中共河南省委、河南省人民政府：《关于加大统筹城乡发展力度进一步夯实农业农村发展基础的实施意见》，2010 年 3 月 2 日，https://www.tanghe.gov.cn/thyw/19319.html。
③ 广西壮族自治区卫生厅办公室：《关于加强农村卫生人才培养和队伍建设的实施办法》，2004 年 7 月 30 日，http://wsjkw.gxzf.gov.cn/xxgk_49493/fdzdgk/gkwj/zzqzcwj/W020200709523195144089.pdf。
④ 《玉溪市——投资 500 万培养乡村医生》，《云南日报》，2007 年 10 月 28 日。

除了学历教育之外，在职培训也是提升乡村医生专业化水平的重要手段。例如，中医药具有悠久历史传统和独特理论及技术方法，在我国农村地区拥有非常广泛的群众基础，深受群众信任，用好中医药一向是我国巩固基层医疗体系的有力举措。因此，在 2006 年，北京市房山区卫生局发布了《关于推广农村中医药适宜技术实施方案》，其中就明确强调，在适宜技术推广阶段，即 2007 年 1 月到 2008 年 12 月间，"以区中医医院为培训基地，对全区所有在岗的乡村医生、乡镇卫生院中医人员及社区卫生服务站的中医药人员进行系统培训。免费为全区乡村医生（含西医）举办中医基本知识和基本技能培训班，每届学习班 200 学时，到 2008 年培训率达 95% 以上"。[①] 此外，培训乡村医生的举措还包括举办专门的针灸培训班和中医进修班，并在乡村医生例会中普及中医药适宜技术。

政府除了直接出资培训乡村医生以外，也积极联系社会各界资源助力乡村医生培训。2006 年，香港慈善家李兆基在政府"温暖工程"的感召下，捐赠 3000 万元人民币用于乡村医生培训。据新华社报道，该计划于 2007 年 5 月 22 日在宁夏回族自治区启动，计划为江西、河南、内蒙古、甘肃、青海、四川等 10 个中西部省区的欠发达地区培训 1.1 万名乡村医生。结合当前乡村医生的知识技能结构和水平，项目着眼于提高乡村医生的临床实用技能，对乡村医生开展内儿科、外科、妇产科、急诊急救和精神卫生等方面的专项培训。[②]

2. 稳定乡村医生队伍

除了培养专业化的乡村医生之外，将专业的乡村医生留在本地，也是充实和完善乡村医生队伍的必然要求。在这一时期，尽管国家层面的政策文件并没有出台具体的稳定村医队伍的举措，但各地在实践中进行了一些有益的探索，其中"乡管村用""村来村去"以及落实养老保险等现在行之有效的稳定乡村医生队伍的管理措施，在 21 世纪初已经能找到雏形。

---

① 北京市房山区卫生局：《关于推广农村中医药适宜技术实施方案》，2006 年 6 月 13 日，https://www.bjfsh.gov.cn/zwgk/qzfbgs/fgwj/qtwj/201812/P020220424358195739292.doc。
② 新华社：《李兆基基金万名乡村医生培训项目 22 日在宁夏启动》，2007 年 5 月 22 日。

前述广西壮族自治区的实施意见中就列举了专门的部分，以稳定农村卫生人才培养队伍，从待遇和职称两方面稳定农村卫生人才。在待遇方面，在乡村医生基本公共卫生服务补助之外，由县财政出资再给乡村医生额外补贴30元到50元；在职称方面，志愿到艰苦、边远地区和乡镇卫生机构工作的各类大、中专学校毕业生，可直接定级，职务工资可高于同类人员一档。

山东省菏泽市单县则进行了更进一步的探索，政府直接将村级卫生服务站纳入乡镇卫生院的管理，在人员方面落实了聘任制、工资制和养老保险制度，在日常运营方面，由乡镇卫生院对村级卫生组织的行政、业务、财务和药品实行统一管理。在这些管理举措之下，乡村医生由原来的"经营者"变成了体制内的"工作人员"，稳定性得到大幅度提高。①

（三）重返专业：21世纪初的乡村医生状况

对乡村医生的学历教育与技能培训取得了显著进步。首先，全国范围内，乡村医生的专业水平大大提升了。根据《中国卫生统计年鉴》，截至2010年，在全国范围内，村卫生室共有129万余名卫生人员，其中执业医生和护士共超过20万人。其余109万名医务工作者中，有103万名已取得乡村医生执业资格，未取得资格的乡村卫生员仅有6万名，在村卫生室人员总数中占比仅为4.65%。经济发达地区的乡村卫生人员专业化程度更高，根据《中国卫生画报》早在2007年的报道：

> 上海郊区现有在岗乡村医生4709名，其中3488名完成了医学学历教育，按照《医师法》规定取得执业助理医师或执业医师资格者占总数的74%。其余的1226名中，按照国务院《乡村医生从业管理条例》规定，已有1020名培训考试合格，取得"乡村医生"执业资格。②

---

① 姜凤雷：《经济变迁过程中的农村卫生室研究：以山东鲁村为例》，《中国卫生政策研究》2009年第4期。
② 《上海市郊区新型农村合作医疗持续、健康发展》，《中国卫生画报》，2007年3月30日。

然而，这一时期的乡村医生队伍专业化建设仍面临投入不够多、力度不够大的问题。从建设成果来看，2002 年《关于进一步加强农村卫生工作的决定》提出，希望在 2010 年底让全国大多数乡村医生要具备执业助理医师及以上执业资格，然而根据前述的统计年鉴数据，大多数医生并没有取得医师执业资格，而是替代性地取得了"乡村医生"的执业资格。另外，没有取得任何执业资格的乡村卫生员占比仍然不低，即便在上海，截至 2007 年，同样有 4.37% 的乡村卫生工作者没有取得任何执业资格。

一项在 2012 年开展的研究提出，"农村基层医疗卫生工作取得了较大的进展，但是仍然缺乏一支稳定、专业的卫生人才队伍。与城镇相比，农村基层卫生人才数量不足、专业水平低、接受培训与实际需求脱节、流动性强等问题的存在，使得农村医疗服务质量难以提高，人才问题依然是制约农村卫生服务发展的瓶颈"。[1] 研究进一步指出，农村人才队伍专业性不足的根源首先在于城乡二元体制，在城乡发展明显不均衡的情况下，政府的卫生事业投入首先偏向于城市地区，这就造成对乡村医生的培养经费相对不足。仍以本节列举的材料为例。2010 年，中央财政支持了 5000 名农村定向医学生每人 6000 元的财政补助，这笔支出总计为 3000 万元。然而仅在云南玉溪一地，培训 300 名贫困地区的乡村卫生工作者就需要 500 万元经费支持。可以说，至少在教育方面，中央财政对于农村医学人才的培养力度仍显不足。

四 新医改后的乡村医生管理制度

随着经济社会的进一步发展，中国政府推行了新医改政策。新医改以 2009 年初中共中央、国务院颁行的《关于深化医药卫生体制改革的意见》为开始的标志。新医改的原则之一是构建和完善分级诊疗体系，引导一般诊疗下沉到基层，因此，国家对乡村医生的管理也进一步加强。新医改之

---

[1] 王洁、赵莹、郝玉玲等：《我国农村基层卫生人才队伍建设的现状、问题及建议》，《中国卫生政策研究》2012 年第 4 期。

后，针对乡村医生，国家颁布了《关于进一步加强乡村医生队伍建设的指导意见》与《关于进一步加强乡村医生队伍建设的实施意见》，并将这两份文件视作加强乡村医生队伍建设的纲领性指导。

2011年国务院办公厅颁布的《关于进一步加强乡村医生队伍建设的指导意见》可以看作是新时期加强乡村医生队伍建设的重要基础。这份意见提出了几个原则。第一，明确了要合理配置乡村医生，意见规定，"原则上每千人应有1名乡村医生，居住分散的行政村可适当增加；每所村卫生室至少有1名乡村医生执业"；第二，再次重申了对乡村医生的专业化要求，结合实际情况，要求"乡村医生必须具有乡村医生执业证书或执业（助理）医师证书，并在卫生行政部门注册并获得相关执业许可"，这就在操作上认可了乡村医生执业证书作为执业资格证书的合法性；第三，鼓励乡村一体化管理，意见明确建议，"鼓励各地在不改变乡村医生人员身份和村卫生室法人、财产关系的前提下，积极推进乡镇卫生院和村卫生室一体化管理，由县级卫生行政部门委托乡镇卫生院对乡村医生和村卫生室进行技术指导、业务和药品器械供应管理以及绩效考核"；第四，明确探索将村卫生室纳入新农合门诊报销范围，"将符合条件的村卫生室纳入新农合定点医疗机构管理，并将村卫生室收取的一般诊疗费和使用的基本药物纳入新农合支付范围，支付比例不低于在乡镇卫生院就医的支付比例"；第五，辟出专门的部分要求完善乡村医生补偿和养老政策，以推进新农保为契机，推进乡村医生参与新农保；第六，提出要积极做好乡村医生队伍建设和全科医生队伍建设的衔接工作，为下一阶段的乡村医生工作指明了方向。[①]

这份意见出台之后，各地纷纷结合自身实际情况对意见进行了贯彻落实。意见提到的一些原则得到了补充。

（一）收入来源：公卫与诊疗并举

国务院的指导意见从诊疗收入与公共卫生补贴两方面着力于提高乡村

---

① 国务院办公厅：《关于进一步加强乡村医生队伍建设的指导意见》，2011年7月2日，https://www.gov.cn/gongbao/content/2011/content_1913184.htm。

医生的收入，在公共卫生补贴方面，则提出对乡村医生提供的基本公共卫生服务提供财政补助。而在诊疗收入方面，意见明确，要推动将符合条件的村卫生室纳入医保报销范畴。

1. 公共卫生补贴

各地首先将国务院提出的公卫补贴进行了细化。一些地区根据服务人数规定了补贴标准。西藏自治区在 2012 年 2 月 29 日发布的《关于进一步加强乡村医生队伍建设的实施意见》，明确"乡村医生基本报酬每月至少达到 200 元，并随着经济发展水平不断提高。落实基本公共卫生服务工作考核奖励机制，在自治区下达的一般性转移支付中按农牧民人均 4.6 元标准，安排基本公共卫生服务奖励补助资金，对认真履行职责、较好完成基本公共卫生服务工作的乡村医生，年底经考核后给予一次性奖励补助，不得挤占、截留或挪用"。[1] 海南则规定，"原则上按每千服务人口（不足 1000 人按 1000 人计算，超出 1000 人按实际人数计算）400 元/月的标准进行补助"。[2] 另一些省区没有规定具体的补贴数额，而是将公卫服务按照一定比例划拨到乡村医生身上，江苏规定，"将 40% 左右的基本公共卫生服务任务交由村卫生室承担，并根据考核结果及时拨付相应比例的基本公共卫生服务经费"；[3] 湖北省提出，"明确应当由乡村医生提供的基本公共卫生服务具体内容，安排与其功能定位和服务能力相适应的任务量由村卫生室承担，原则上应达到基本公共卫生服务总工作量的 40% 左右"。[4] 江西、河南等省也采取了类似的工作量分配政策。还有部分省区，如浙江、黑龙江等，在公共卫生补贴方面的表述比较模糊，补贴标准由各地具体确定。

---

[1] 西藏自治区人民政府办公厅：《关于进一步加强乡村医生队伍建设的实施意见》，2012 年 7 月 10 日，https://www.xizang.gov.cn/zwgk/xxgk_424/zxxxgk/201902/t20190223_63636.html。

[2] 海南省人民政府办公厅：《关于进一步加强乡村医生队伍建设的实施意见》，2011 年 10 月 26 日，https://www.hainan.gov.cn/hainan/szfbgtwj/201112/e4831a57945242b3b9bde70f2a12a439.shtml。

[3] 江苏省人民政府办公厅：《关于进一步加强乡村医生队伍建设的实施意见》，2011 年 8 月 9 日，https://www.jiangsu.gov.cn/art/2013/11/6/art_46144_2544923.html。

[4] 湖北省人民政府办公厅：《关于印发湖北省乡村医生队伍建设实施方案的通知》，2011 年 8 月 24 日，http://www.hubei.gov.cn/zfwj/ezbf/201112/t20111212_1713038.shtml。

2. 诊疗收入

除了公共卫生服务外，乡村医生收入的另一个来源是诊疗收入。诊疗收入又可以分为处方收入和售药收入两部分。

2009 年 8 月，我国启动实施国家基本药物制度，主要内容包括国家基本药物目录的遴选调整、生产供应保障、集中招标采购和统一配送、零差率销售、全部配备使用、医保报销、财政补偿、质量安全监管以及绩效评估等相关政策办法。村卫生室的药品绝大多数属于基本药物，因此村卫生室中所有的药品都实行零差价出售。

鉴于售药收入是村医收入的重要部分，国务院提出要对乡村医生实行基本药物补贴。与公共服务补贴类似，部分地区细化了这一原则。如内蒙古自治区规定，"政府对实行乡村一体化管理的嘎查村卫生室承担的基本公共卫生服务和药品零差率给予补助，补助标准按照嘎查村农牧业户籍人口数核定，即每 1000 个农牧业户籍人口（纯牧业旗 600 个户籍人口）每年补助乡村一体化管理的嘎查村卫生室 8000 元"，[①] 四川省则单独规定了村卫生室的基药补贴份额，"村卫生室实施基本药物制度后，为保证在村卫生室执业的乡村医生合理收入不降低，省财政对每个村卫生室每年补助 3000 元（高海拔地区继续执行 1 万元标准）"。[②] 经济较发达的广东地区基药补贴的力度相对更大，对于经济欠发达地区的村卫生站，广东省政府按照每个行政村每年 1 万元的标准给予补助。[③]

在处方收入方面，国务院指导意见在原则上规定将一般诊疗费纳入新农合支付范围。各地落实了诊疗费用的具体数额，四川省明确，"村卫生室一般诊疗费全省统一核定为每门诊人次 3 元（含一个疗程），并纳入新

① 内蒙古自治区人民政府办公厅：《关于进一步加强乡村医生队伍建设的实施意见》，2011 年 12 月 30 日，http://110.16.70.24/doc/2011/12/30/268862.shtml。

② 四川省人民政府办公厅：《关于进一步加强乡村医生队伍建设的实施意见》，2011 年 8 月 12 日，https://www.sc.gov.cn/sczb/2009byk/lmfl/szfbgt/201109/t20110915_1163143.shtml。

③ 广东省人民政府办公厅：《关于进一步加强乡村医生队伍建设的实施意见》，2012 年 11 月 27 日，https://www.gd.gov.cn/zwgk/gongbao/2012/36/content/post_3363791.html。

农合支付范围，在新农合门诊统筹基金中总额控制并全额支付"，[1] 海南省进一步规定了诊疗费的构成，"为不增加群众负担，将村卫生室现有的挂号费、诊查费、注射费（含静脉输液费，不含药品费）以及药事服务成本合并为一般诊疗费，标准定为 3 元。其中，新农合基金支付 2.5 元，个人支付 0.5 元"。[2]

2011 年前后推行的政策对乡村医生的收入构成与工作内容有着长远的影响。公共卫生补贴收入、基本药物补贴收入以及一般诊疗费构成了乡村医生收入的主要部分。

（二）队伍建设：专业与稳定并重

1. 提升专业性

从队伍建设上看，指导意见的一个突出特点是要求乡村医生必须具有执业资格证书，这就大大提升了对其专业化要求。

各省区纷纷出台具体举措，将上述意见结合本地实际加以落实。同时，这一时期各地的政策仍遵循了前一个阶段普遍实行的几项原则。一是加强在岗医生培训。西藏自治区规定，"对现有的乡村医生，要采取临床进修、集中培训、城乡对口支援等多种方式，加强公共卫生、基本医疗服务方面的业务培训，提高其业务素质和服务能力。县级卫生行政部门对乡村医生每年进行免费培训，对新招录的乡村医生不少于 2 次培训，培训时间根据其掌握医学基础理论和基本技能达到诊治常见病、多发病和预防接种、妇幼保健、传染病防治以及重点疾病管理等基本公共卫生服务工作的需要来确定"，进一步，对乡村医生的培训经费由自治区财政统筹，"从 2012 年起，自治区财政下达的农牧区卫生人员专项培训经费，应主要用于乡村医生

---

① 四川省人民政府办公厅：《关于进一步加强乡村医生队伍建设的实施意见》，2011 年 8 月 12 日，https://www.sc.gov.cn/sczb/2009byk/lmfl/szfbgt/201109/t20110915_1163143.shtml。

② 海南省人民政府办公厅：《关于进一步加强乡村医生队伍建设的实施意见》，2011 年 10 月 26 日，https://www.hainan.gov.cn/hainan/szfbgtwj/201112/e4831a57945242b3b9bde70f2a12a439.shtml。

的培养培训工作"，这就在经费来源上落实了国务院的指导意见。①

也有一些省区在乡村医生的专业化培养上有所突破，在国务院的指导性意见之外提出了更进一步的要求。贵州省在 2012 年 5 月 9 日发布的《关于加强乡村医生队伍建设进一步促进农村医疗卫生事业又好又快发展的意见》就在国务院指导意见的基础上进一步做了细化。在乡村医生准入方面，该省明确规定，"从 2013 年起，新进入村卫生室执业的乡村医生原则上应当取得全日制中专及以上医学专业学历"，② 这在国务院的指导意见中是没有的。类似地，江苏省在 2011 年 8 月就发布了《关于进一步加强乡村医生队伍建设的实施意见》，意见明确提出，"新进入村卫生室从事预防、保健和医疗服务的人员应当具备执业助理医师及以上资格"。③

当然，也有一些地区不具备要求全体乡村医生取得执业资格证的条件。例如，海南省 2011 年 10 月 26 日发布的《关于进一步加强乡村医生队伍建设的实施意见》就提出，不具备条件的地区，"可以允许具有中等及以上临床医学专业学历的人员，或者通过系统培训达到中等医学专业水平的人员经考核合格后申请执业注册，限定在村卫生室执业"。④

在强化对乡村医生的培养培训的部分，除了国家规定的对在职医生进行培训、吸引城市退休医生、执业（助理）医师和医学院校毕业生到村卫生室工作外，贵州政府提出，"支持乡村医生取得执业（助理）医师和专业技术资格。各级卫生行政部门要加强对乡村医生参加执业（助理）医师考试考前培训，提高乡村医生参考通过率。同时，省卫生厅、省人力资源社

---

① 西藏自治区人民政府办公厅：《关于进一步加强乡村医生队伍建设的实施意见》，2012 年 7 月 10 日，https://www.xizang.gov.cn/zwgk/xxgk_424/zxxxgk/201902/t20190223_63636.html。

② 贵州省人民政府办公厅：《关于加强乡村医生队伍建设进一步促进农村医疗卫生事业又好又快发展的意见》，2012 年 5 月 9 日，https://www.guizhou.gov.cn/zwgk/zfgb/gzszfgb/? year = 2012&nums = 06&docid = 70517036。

③ 江苏省人民政府办公厅：《关于进一步加强乡村医生队伍建设的实施意见》，2011 年 8 月 9 日，https://www.jiangsu.gov.cn/art/2013/11/6/art_46144_2544923.html。

④ 海南省人民政府办公厅：《关于进一步加强乡村医生队伍建设的实施意见》，2011 年 10 月 26 日，https://www.hainan.gov.cn/hainan/szfbgtwj/201112/e4831a57945242b3b9bde70f2a12a439.shtml。

会保障厅要积极争取国家人力资源和社会保障部、卫生部等国家有关部门的支持，对达不到全国专业技术资格考试合格分数线但长期在村卫生室工作的人员，由我省划定省内合格分数标准，取得相应专业级别的省内合格专业技术资格"。① 可以看出，贵州省在乡村医生备考执业（助理）医师资格证方面提供了切实的帮助。江苏则采取另一种方式鼓励乡村医生考取执业资格证，该省的实施意见提出，"县级卫生行政部门要在机构编制部门批准的编制总额内，进行统筹安排，预留一定数量的编制，用于公开招聘取得执业助理医师及以上资格的乡村医生，以及村卫生室新补充符合执业资格条件的人员"，② 这意味着乡村医生在取得执业资格证后能够在竞争比较小的前提下取得"编制"，这无疑对他们考证而言是一个比较大的激励。总之，这一时期从中央政府针对乡村医生的管理制度首先强调要提高乡村医生专业化程度。各地主要以执业资格证为抓手，促使乡村医生通过资格考试的方式提高其专业性。

2. 提高稳定性

乡村医生队伍建设的另一个重点是提高医生的稳定性。促使医生稳定留在农村、从事乡村医生工作的核心毫无疑问是提升乡村医生的工作待遇。除了第一节提到的工作收入外，劳动保障也是工作待遇的重要部分，本部分就聚焦于乡村医生的劳动保障展开介绍。

国务院的指导意见重点强调了要完善乡村医生补偿和养老政策，各地有不同的落实举措。大部分地区的落实意见与国务院的指导意见大体一致，例如，海南省政府下发的意见提出，"要结合我省新型农村社会养老保险制度（以下简称新农保）的推进，积极引导符合条件的乡村医生参加新农保，对符合新农保待遇领取条件的乡村医生发放养老金。各地政府可以采取补助等多种形式，妥善解决好老年乡村医生的保障和生活困难问题，具体办

---

① 贵州省人民政府办公厅：《2009 年贵州省深化医药卫生体制改革工作目标任务》，2009 年 10 月 16 日，https://www.guizhou.gov.cn/zwgk/zfgb/qk/2009/202109/P020210914350180886968.pdf。

② 江苏省人民政府办公厅：《关于进一步加强乡村医生队伍建设的实施意见》，2011 年 8 月 9 日，https://www.jiangsu.gov.cn/art/2013/11/6/art_46144_2544923.html。

法由当地政府结合实际制定"，①这些举措与国务院的指导意见几乎一致，西藏、浙江、黑龙江等省区也出台类似举措。

有些省区在养老保险方面，较之国务院的意见有进一步规定。四川省拓宽了乡村医生的参保渠道，在国家规定的推进乡村医生参与新农保之外，该省还提出，"乡村医生可参照个体工商户的办法，参加企业职工基本养老保险，按规定缴费，符合退休条件的，按规定领取养老金"。②类似地，江苏省则提出，"各地要认真贯彻落实省有关部门关于解决乡村医生养老保障问题的意见，符合条件的乡村医生可参加企业职工基本养老保险制度；对男年满 60 周岁、女年满 55 周岁且未参加企业职工基本养老保险制度的退职乡村医生，由当地政府给予适当补助，妥善解决老年乡村医生的保障和生活困难问题"。③可以推测，在四川和江苏两地，乡村诊所带有明显的私人经营色彩，部分乡村医生在执业身份上已经不属于农民，而是独立经营的个体工商户。

（三）角色转变：向家庭医生转型

党的十八大召开以后，我国进入了全面深化改革的新时期，在党全面加强农村工作的历史背景下，结合各地落实 2011 年意见的情况，国务院办公厅于 2015 年出台了《关于进一步加强乡村医生队伍建设的实施意见》。

在提升素质方面，2015 年的意见有了三项创新。首先是建立"村来村往"后备力量培养制度。实施农村订单定向医学生免费培养，落实面向村卫生室的 3 年制中、高职免费医学生培养。免费医学生主要招收农村生源。其次是建立乡村全科执业助理医师制度。在现行的执业助理医师资格考试

① 海南省人民政府办公厅：《关于进一步加强乡村医生队伍建设的实施意见》，2011 年 10 月 26 日，https://www.hainan.gov.cn/hainan/szfbgtwj/201112/e4831a57945242b3b9bde70f2a12a439.shtml。

② 四川省人民政府办公厅：《关于进一步加强乡村医生队伍建设的实施意见》，2011 年 8 月 12 日，https://www.sc.gov.cn/sczb/2009byk/lmfl/szfbgt/201109/t20110915_1163143.shtml。

③ 江苏省人民政府办公厅：《关于进一步加强乡村医生队伍建设的实施意见》，2011 年 8 月 9 日，https://www.jiangsu.gov.cn/art/2013/11/6/art_46144_2544923.html。

中增设乡村全科执业助理医师资格考试，考试合格的发放乡村全科执业助理医师资格证书，限定在乡镇卫生院和村卫生室执业。最后，在原则上提出了"乡聘村用"的乡村医生管理模式。

各地具体落实了实施意见提出的各项举措。在"村来村往"方面，江西省2015年发布的一项意见规定"开展村卫生室订单定向医学生（含中医）免费培养工作，重点实施面向村卫生室的3年制大学专科或中、高职免费医学生培养，累计培养5000名。免费医学生在校学习期间免除学费、免缴住宿费，并补助生活费，所需经费由省财政给予定额补助。定向医学生主要招收农村生源，签订《定向就业协议书》，定向医学生获得相应学历和相关资格后，承诺到村卫生室服务不少于6年，如未满服务期，离开村级卫生服务岗位的，全额收回定向培养期间免除的学费、住宿费及补助的生活费"，[①] 这就从培养人数、保障方式和就业要求三方面将国务院所规定的原则加以落实。江苏、安徽等地也采取了类似的办法，落实了订单化培养的具体举措。

其次，在提升专业资格方面，各地一方面为乡村医生进行在职培训、考取乡村全科执业助理医师资格证提供条件，另一方面，也采用一定的手段，督促乡村医生考取证书。例如，广东省规定，"对于按规定参加学历教育并取得医学相应学历的在岗乡村医生，各地财政可对其学费予以适当补助"，同时也要求，"农村医学专业中专毕业生进入村卫生站以5年为期限，5年内未取得执业助理医师资格或者乡村全科执业助理医师资格的按规定予以解聘"。[②]

最后，"乡聘村用"是力度最大的管理举措之一。各地在国家规定的原则之下，开展了"县管乡用""乡管村用"等一系列措施。江苏省提出，"探索基层医务人员'县管乡用'。各地可根据县级公立医院、基层医疗卫

---

① 江西省人民政府办公厅：《进一步加强乡村医生队伍建设实施方案》，2015年12月31日，https://law.esnai.com/mview/172064。

② 广东省人民政府办公厅：《广东省进一步加强乡村医生队伍建设实施方案》，2015年9月10日，https://www.gd.gov.cn/zwgk/gongbao/2015/27/content/post_3364730.html。

生机构实际，结合医疗卫生资源布局调整，探索实行区域内编制总量管理、统筹调剂使用；县域内新招聘的医学生人事关系，可集中到县级人才服务机构管理，由县级卫生计生部门按照竞聘上岗、双向选择等方式，安排到基层医疗卫生机构工作"。① 广东省则直接明确将乡村医生纳入乡镇卫生院的编制内管理，"各地要按照《中华人民共和国执业医师法》及《广东省乡镇卫生院机构编制标准》等相关规定，在现有编制控制数内，严格准入条件，落实在村卫生站工作具有执业医师、执业助理医师资格乡村医生的编制。入编在岗人员按规定享受相关薪酬待遇。对未纳入编制管理的在岗乡村医生，由乡镇卫生院按照相关法律规定，与其订立劳动合同，建立劳动关系，实行年度工资核算形式，并按规定参加各项基本社会保险，享受相应社保待遇"。②

乡管村用、纳入编制与考取执业资格证书一道，彻底改变了乡村医生长期以来"半专业化"的身份。执业资格培训和考试从专业性上对乡村医生进行了保障，而身份的转变则使乡村医生完成了由农民和"个体工商户"到体制内工作者的转变。当然，这一管理模式并非凭空产生，我们从 2011年前后各地推行的"乡村一体化管理"就可以看出乡镇卫生院对村卫生室管理的强化。

在收入方面，2015 年的意见对于 2011 年的意见有较大突破，收入模式的转变事实上体现了国家对乡村医生职能的重新定位。2015 年国务院办公厅的《关于进一步加强乡村医生队伍建设的实施意见》第六部分专门提出，要转变乡村医生服务模式。具体举措之一是，"开展契约式服务。各地要结合实际，探索开展乡村医生和农村居民的签约服务。乡村医生或由乡镇卫生院业务骨干（含全科医生）和乡村医生组成团队与农村居民签订一定期

---

① 江苏省人民政府办公厅：《关于进一步加强乡村医生队伍建设创新基层卫生人才培养使用机制的实施意见》，2015 年 4 月 23 日，https://www.jiangsu.gov.cn/art/2015/5/5/art_46144_2545338.html。

② 广东省人民政府办公厅：《广东省进一步加强乡村医生队伍建设实施方案》，2015 年 9 月 10日，https://www.gd.gov.cn/zwgk/gongbao/2015/27/content/post_3364730.html。

限的服务协议，建立相对稳定的契约服务关系，提供约定的基本医疗卫生服务，并按规定收取服务费。服务费由医保基金、基本公共卫生服务经费和签约居民分担，具体标准和保障范围由各地根据当地医疗卫生服务水平、签约人群结构以及医保基金和基本公共卫生服务经费承受能力等因素确定。乡村医生提供签约服务，除按规定收取服务费外，不得另行收取其他费用。加大适宜技术的推广力度，鼓励乡村医生提供个性化的健康服务，并按有关规定收取费用"。①

各地的实施意见具体指明了"基本医疗卫生服务"的范畴，江苏省提出，"以健康管理、综合服务为导向，全面推进乡村医生签约服务工作"。②浙江省发布的《关于推进责任医生签约服务工作的指导意见》明确，家庭医生的服务范围包括基本医疗服务、基本公共卫生服务和个性化健康管理服务。其中，基本医疗服务主要面对常见病和慢性病③的诊疗，其他疾病则主要提供转诊服务。④

这一举措与国家推行的"分级诊疗"原则相一致。乡村医生作为村民的"家庭医生"，其服务职能由诊疗转变为健康管理。事实上，不论是中央还是地方的指导意见，都大大弱化了乡村医生的诊疗职能。另外，家庭医生所要承担的公共卫生职能大大增强了。契约式服务通常以服务团队的模式签约，团队中既有乡村医生，也包括乡镇卫生院骨干医生。显然，乡村医生长期扎根基层，对村情民情更加熟悉，在现实中也更多地承担起了防疫保健、妇幼管理等基本公共卫生职能。

总之，2015年之后国家对乡村医生的管理有两个值得注意的趋势。

---

① 国务院办公厅：《关于进一步加强乡村医生队伍建设的实施意见》，2015年3月23日，https://www.gov.cn/zhengce/content/2015-03/23/content_9546.htm。

② 江苏省人民政府办公厅：《关于进一步加强乡村医生队伍建设创新基层卫生人才培养使用机制的实施意见》，2015年4月23日，https://www.jiangsu.gov.cn/art/2015/5/5/art_46144_2545338.html。

③ 慢性病是指慢性非传染性疾病，也会被简称为"慢病"，后文中两种表达方式均有使用。

④ 浙江省人民政府办公厅：《关于推进责任医生签约服务工作的指导意见》，2015年6月8日，https://www.zj.gov.cn/art/2015/6/10/art_1229017139_57149.html。

第一是以学历教育与执业资格证书为抓手，不断提升其专业性，各地多项举措之下，乡村医生的专业化程度大大提升，逐步摆脱了原先的"半专业"色彩。第二是乡村医生现时的服务主要是公共卫生服务，而诊疗职能被大大弱化。

五　小结

本章着眼于国家对乡村医生的管理体制，借助新中国对农村卫生事业的一系列发展和管理的举措，勾勒出了乡村医生的角色不断专业化的过程。从人民公社时代"半农半医"的"赤脚医生"，到改革开放初期经营私人卫生室的村医，到21世纪日益专业化、拥有相应资格证书的专业医生，乡村医生的专业化程度不断提升，这也是我国基层卫生事业不断进步的一个侧面。

我国政府针对乡村医生管理政策的核心逻辑是让更多专业的医生扎根乡村。但是在不同时期，政策的方向和效果有所区别：在新中国成立初期，立足于农村卫生事业的薄弱，国家通过爱国卫生运动、巡回医疗队等举措，在乡村地区初步建立起了基层医疗体系。伴随着改革开放的进程，乡村医生在这一时期主要朝市场化的方向发展。进入新时代以来，国家意识到基层群众日益增长的医疗卫生需求，推出了一系列旨在提升乡村医疗水平的措施，乡村医生的队伍也逐渐壮大。在这一时期，国家一方面通过人才培养、在职培训等一系列举措，力图提升乡村医生的专业化水平；另一方面，通过增加公共卫生补贴、落实养老待遇等财政举措，以及职称倾斜、选拔交流等措施，提升乡村医生的待遇、拓宽他们的晋升渠道，从而让更多医生乐于植根农村，为村民的卫生事业服务。

对于乡村医生而言，基层群众日益提升的医疗健康需求，以及城乡融合发展的进程，给他们带来了新的角色要求。乡村卫生室承担的日常诊疗职能逐渐弱化，而健康中国建设，尤其是三级诊疗体系的完善使得乡村医生的角色逐步演变为村民的签约家庭医生，乡村医生承担的工作职能逐渐由诊疗演变为预防和保健。

尽管专业化程度不断提升，但乡村医生的"乡土本色"仍未改变。一方面，从来源上看，国家近年推行的"村来村去""乡来乡去"等培养政策就是力图从农村选拔青年，经过专业化的医学教育之后再回到本乡本土，从事乡村卫生工作的尝试。大部分的乡村医生都是本乡本土的村民，即便是外村医生，在长期扎根乡村的过程中也成了村民的一员。总之，我国的乡村医生是一支专业的卫生力量，他们长期植根乡村，是最贴近亿万农村居民的健康"守护人"。

第二章

乡村医生基本情况描述

为清楚掌握村医群体的个人情况和工作内容，我们对不同地区的村医进行了问卷调查和田野调查，此章将依据问卷调查结果，对村医群体进行总体上的描述。本次问卷调查共发放问卷 1047 份，其中贵州省发放 168 份、江西省发放 407 份、四川省发放 345 份，以及云南省发放 127 份。

一　村卫生室基本情况

（一）村卫生室数量和村医数量

多数村庄只有一个村卫生室，且拥有 2 位村医的村卫生室的占比最高。在 1047 位村医所在村庄中，只有 1 个卫生室的比例是 54.8%，有 2 个村卫生室的比例为 19.8%，有 3 个村卫生室的比例是 11.7%，13.7% 的村医所在的村庄有 4 个及以上的村卫生室。在村医数量方面，37.1% 的村卫生室的村医数量是 2 个，只有 1 个村医的村卫生室数量占比 35.6%，有 3 个村医的村卫生室数量占比 14.9%，有 4 个及以上村医的村卫生室占比 12.4%（见图 2-1）。

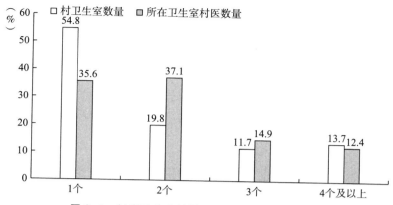

图 2-1 村庄卫生室数量及所在卫生室村医数量

（二）村卫生室的产权和经营

村医所在卫生室的产权多归村委会所有。有 41.3% 的村医所在的村卫生室的产权属于村委会，有 24.3% 的村医将自己的住宅作为村卫生室使用，有 20.9% 的村医所在的村卫生室产权属于乡镇卫生院（见图 2-2）。

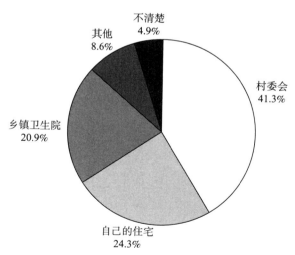

图 2-2 所在村卫生室房屋产权所有者

半数多的村卫生室于 2000 年之后投入使用。根据图 2-3，1990 年之前村卫生室投入使用的数量占比 23.5%，20 世纪 90 年代投入使用的比重是 24.0%，有 52.5% 的村卫生室是在 2000 年之后投入使用的。

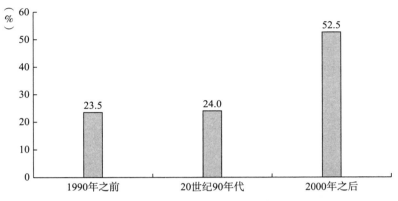

图 2-3　村卫生室投入使用时间

多数村医本人是自己所在村卫生室的法人代表。根据图 2-4，61.6% 的村医所在村卫生室的法人代表是其本人，这可能与有 73.3% 的被访者是村卫生室负责人有关。另外，村卫生室法人代表是乡镇/街道卫生院院长的比

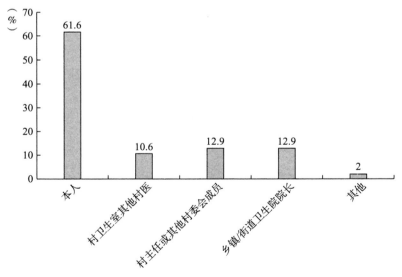

图 2-4　村卫生室法人代表

例是 12.9%，村卫生室法人代表是村主任或其他村委会成员的比例也是
12.9%，10.6% 的村卫生室法人代表是村卫生室其他村医。

（三）村卫生室设施情况

多数村卫生室的硬件设施完善，但是缺乏运营补助。根据调查发现，
77.2% 的村卫生室满足"四室分离"的要求。虽然在硬件设备方面拥有补
助的村卫生室数量比例较高，但是在软件方面缺乏补助。根据调查结果，
38.9% 的村卫生室拥有电脑补助，拥有办公物品补助的村卫生室占比
47.4%，有 51.6% 的村卫生室拥有医疗设备补助。然而，拥有水费、电费、
网费补助的村卫生室的比例都低于 15%（见图 2-5）。

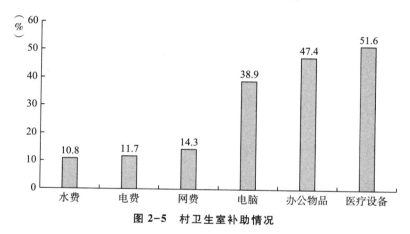

图 2-5 村卫生室补助情况

（四）村卫生室位置

多数村卫生室距离镇上较近，距离县城很远。54.3% 的村医所在的卫生
室与镇上距离在 5 公里以内，28.7% 的村卫生室距离乡镇 5~10 公里（见图
2-6）。但是，34.4% 的村卫生室距离县城 50 公里及以上，所占比例最高，
24.1% 的村卫生室距离县城 10~30 公里（见图 2-7）。

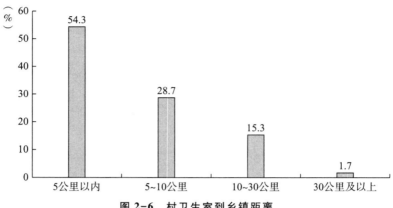

图 2-6　村卫生室到乡镇距离

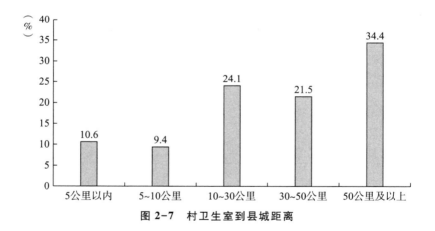

图 2-7　村卫生室到县城距离

（五）与乡镇卫生院的关系

多数村医认为村卫生室隶属于乡镇卫生院，归乡镇卫生院管理。认为乡镇卫生院与村医属于上下级关系的村医比例超过 80%，另外还有 16.7% 的村医认为村卫生室和乡镇卫生院之间属于合作关系（见图 2-8）。

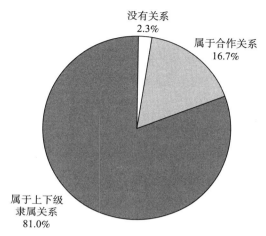

没有关系
2.3%

属于合作关系
16.7%

属于上下级
隶属关系
81.0%

图 2-8 村医对村卫生室和乡镇卫生院关系的认知

二 群体肖像

（一）基本信息

本次调研对象中男性的比例高于女性，村医年龄以 40 岁至 60 岁为主，多数在 2003 年之前就成为村医。在 1047 位被访者中，男性村医 740人，占比 70.7%，女性村医 307 人，占比 29.3%（见图 2-9）。50 岁世代的村医占比 42.2%，比重最大，40 岁世代的村医占比 32.0%，30 岁世代的村医占比 12.1%，60 岁及以上的村医占比 8.2%，20 岁世代占比 5.4%（见图 2-10）。调查了解村医的任职时间后发现，多数被访者于 2003 年之前就成为村医，2003 年及之后成为村医的比例只有 33.6%（见图 2-11）。另外，有 767 位是村卫生室负责人，占比 73.3%（见图 2-12）。

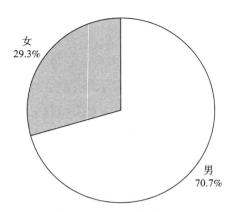

图 2-9　样本的性别分布

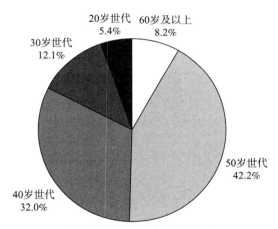

图 2-10　样本的年龄分布

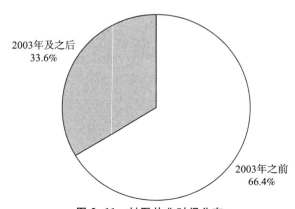

图 2-11　村医从业时间分布

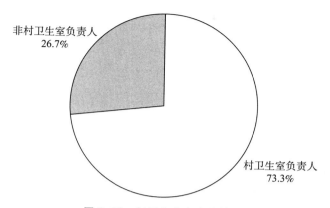

图 2-12　村卫生室负责人情况

（二）教育经历

目前村医最高学历以高中（或职高/中专/技校）学历为主，且在成为村医后会继续接受非全日制医学教育。如图 2-13 所示，初中学历的占比 7.0%，高中（或职高/中专/技校）学历占比 63.1%，大学专科学历占比 24.3%，大学本科学历占比 5.6%。但是，这些受教育程度多数是成为村医后的继续教育获得的，有 73.3% 在成为村医以后接受过非全日制医学教育，没有接受过非全日制医学教育的村医比例是 26.7%（见图 2-14）。

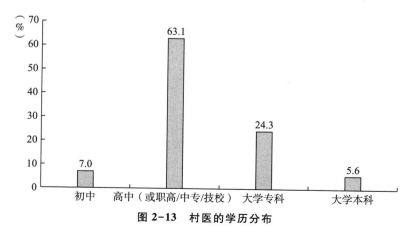

图 2-13　村医的学历分布

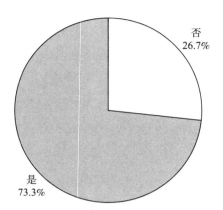

图 2-14　村医接受非全日制医学教育的比例

通过专业教育学习医学知识的村医比例高于接受非专业教育的村医比例。根据调查结果，53.0%的村医经历过专业医学教育；通过非专业教育途径接受医学知识的村医比例为 47.0%（见图 2-15），这部分村医通过拜师学艺、县卫健委或乡镇卫生院等安排的医学培训以及家学传承等方式掌握了村医职业所需的医学知识。

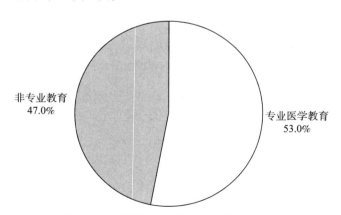

图 2-15　村医接受医学知识教育途径分布

（三）从业经历和居住情况

在成为村医前，村医多是学生和农民。调查结果表明，有 40.5%的被访者在从事村医工作之前的身份是学生，有 31.0%的村医之前的身份是农民，6.8%的村医曾是私营企业主或个体工商户，4.7%的村医有过在村委会工作的经历，另外还有较少的村医曾是机关、事业单位或企业的劳务工/劳务派遣人员，零工、散工或者无业/失业状态（见图2-16）。

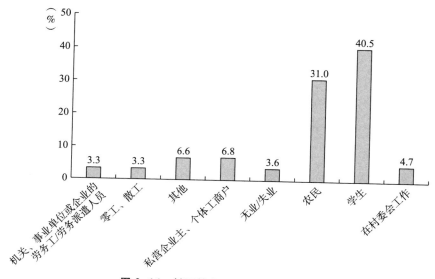

图2-16 村医的上一份工作情况分布

当前，村医多居住在所服务的村庄。图2-17表明在1047位村医中，有87%的村医居住在本村，住在本乡镇的其他村的占比为10.7%，住在本县其

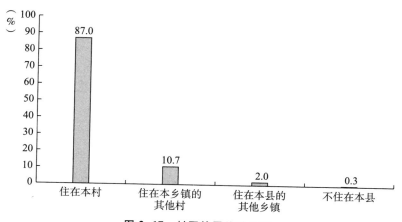

图2-17 村医的居住地分布

他乡镇的占比 2.0%，不住在本县的占比 0.3%，这说明村医充分融入了所服务的村庄，这在后文会进一步阐述。

三　工作内容

（一）基本公共卫生服务

基本公共卫生服务是村医工作的基础内容。在被调查的村医中，有 1011 位村医需要承担基本公共卫生服务，占比 96.6%，不承担基本公共卫生服务的村医仅有 36 位。进一步调查发现，村医的公共卫生服务主要集中在建立电子档案、老人健康管理和慢性疾病患者健康管理几个方面，2022 年服务的平均人数分别为 1021 人、195 人和 105 人；2022 年服务儿童健康管理和孕产妇健康管理的平均人数是 86 人和 10 人（见表 2-1）。

表 2-1　基本公共卫生服务项目服务人数

各项基本公共卫生服务项目	平均服务人数（人）
建立电子档案	1021
老人健康管理	195
慢性疾病患者健康管理	105
儿童健康管理	86
孕产妇健康管理	10

（二）诊疗业务

诊疗业务在村医工作中占有重要地位。单个季度村医所在卫生室平均进药金额为 7377.4 元。承担诊疗业务的村医数量是 916 人，其中，每日接诊人次在 10 人及以内的占比 55.9%，有 14.5% 的村医接诊人次在 11～20 人，每日接诊人次在 100 人以上的占比 11.9%（见图 2-18）。

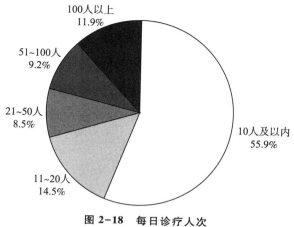

图2-18 每日诊疗人次

村卫生室业务以开药为主，承担打针输液、理疗服务的比例低。在916位开展诊疗业务的村医所在村卫生室中，有98.5%的村卫生室提供开药服务，提供打针输液服务的村卫生室占比48.4%，提供理疗服务的占比42.5%（见图2-19）。

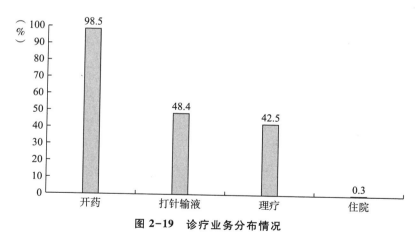

图2-19 诊疗业务分布情况

在接诊疾病类型方面，村卫生室主要负责村民的常见疾病和慢性疾病诊疗工作。99.1%的村卫生室承担村民的常见疾病救治工作，例如感冒、发烧、咳嗽、肠胃炎等，有88.3%的村卫生室承担村民的慢性疾病医治工作，17.4%的村医所在村卫生室有过处理村民的突发性疾病的经历，另外有

19.8%的村医曾收治过患有疑难杂症的村民（见图 2-20）。

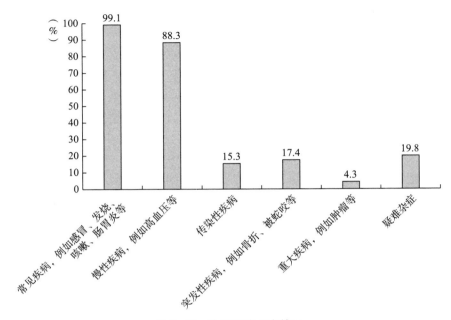

图 2-20　诊疗疾病分布情况

村卫生室的覆盖范围较广。45.6%的村卫生室覆盖一半以下的本村常住居民，有 40.2%的村卫生室能够覆盖本村常住居民的 50%～80%，还有14.2%的村卫生室能够覆盖本村常住居民的 80%及以上（见图 2-21）。另外，有 88.5%的村卫生室还有其他村村民来就诊的经历。

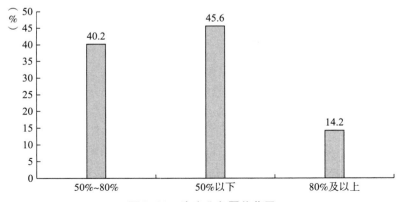

图 2-21　诊疗业务覆盖范围

四 培训和保障

绝大多数村医没有编制，与卫生院签订聘用合同的比例超过一半。在被调查村医中，没有编制的人数有992人，占比94.7%。与乡镇卫生院签订聘用合同的人数有633人，占比60.5%，没有签订合同的人数为414人，占比39.5%。

当前村医的职业培训工作开展有力。有1038位村医参加过由卫健委或乡镇卫生院组织的相关村医培训，占比超过99%。其中67.8%的村医还参加过其他组织例如中国红十字基金会等组织的培训，有95.7%的村医参加过网络在线培训。进一步分析发现有74.9%的村医认为参加这些培训对自己的工作有很大帮助，有19.6%的村医认为有点帮助（见图2-22）。

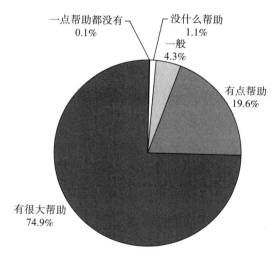

图2-22 村医培训满意度

在职业保障方面，当前村医的保障均属于基础水平。拥有城乡居民基本养老保险的村医比例是70.1%，15.2%的村医的养老保险属于城镇职工基本养老保险。但是与就业有关的保险拥有者比例低，只有13.8%的村医有灵活就业保险，拥有医疗事故强制责任险的村医比例只有5.6%（见图2-23）。

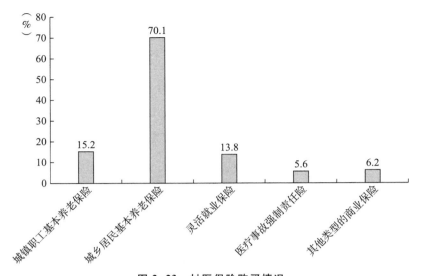

图 2-23　村医保险购买情况

五　收入和职业发展

（一）收入情况

村医的收入结构中基本工资较低。调查结果显示，有 63.5% 的村医拥有基本工资收入，没有基本工资的村医数量占 36.5%。月基本工资收入在1001~2000 元的占村医总数的 39.1%，18.1% 的村医的基本工资收入在1000 元及以下（见图 2-24）。

在收入来源方面，村医的诊疗业务收入占比要低于基本公共卫生服务业务。41.5% 的村医的基本公共卫生服务收入与诊疗业务收入差不多，有40.1% 的村医的基本公共卫生服务收入占比高于诊疗业务收入，有 18.4% 的村医的公共卫生服务收入低于诊疗业务收入（见图 2-25）。

村医自我感知的收入水平和声望水平呈现明显的差异，村医普遍认为自己收入在当地较低，但是在当地声望较高。只有 0.4% 的村医认为自己的收入水平在当地属于上层地位，但有 9.1% 的村医认为自己的声望在当地处于上层地位。认为自己收入水平位于中上的村医比例为 2.9%，但是认为声望处于中上的占比 35.9%。认为自己收入水平为中层的村医有 23.6%，认为声望为中层的村医有 35.6%。有 33.0% 的村医认为自己的收入属于中下层，但认为自己声望处于中下层的占比是 7.0%。认为自己收入水平在当地处于下层的村医比例为 32.5%，但是认为自己声望在当地处于下层的村医比例却最低，占比 5.1%（见图 2-26）。

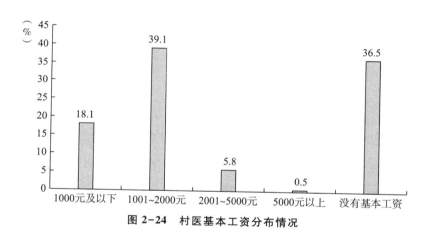

图 2-24 村医基本工资分布情况

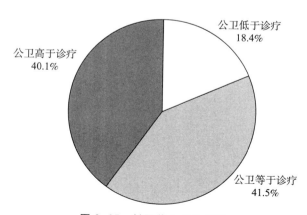

图 2-25 村医收入占比情况

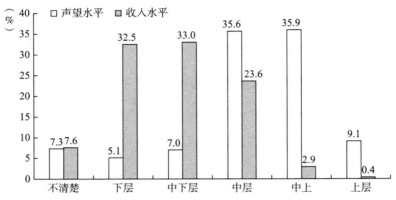

图 2-26 村医收入和声望自我评价情况

（二）职业发展

在职业方面，多数村医将"村医"作为自己唯一职业，村医逐渐成为专业化工作。57.9% 的村医没有从事其他类型的工作。另外有 35.1% 的村医兼顾自家农活，有 10.5% 的村医在村委会任职（见图 2-27）。

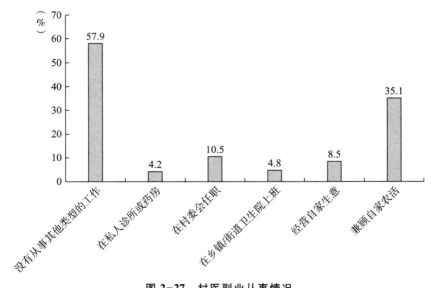

图 2-27 村医副业从事情况

村医对自己未来 5 年内的规划多以继续从事村医工作为主。超过 70% 的村医打算继续从事这份工作，有 4.6% 的村医选择前往乡镇/街道卫生院或县级医疗机构工作，有 5.5% 的村医准备做生意或外出务工（见图 2-28）。

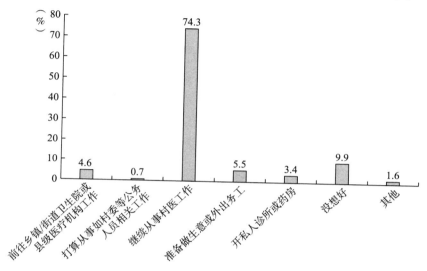

图 2-28 村医未来规划选择情况

六 与村民的关系

村医普遍与当地村民表现出良好的关系。有 62.7% 的村医非常认同村民生病后会向其咨询用药和就医问题，70.2% 的村医非常认同大部分村民能够随时联系到自己，有 66.3% 的村医非常认同村民对其很是信任（见图 2-29、图 2-30、图 2-31）。

在村庄活动参与方面，村医多有村庄的公共事务管理经历。有 78.2% 的村医在过去一年有过参与村庄公共事务管理的经历，有 16.8% 的村医参与过农村产业合作组织经营，有 14.7% 的村医过去一年还参与了宗族事务管理（见图 2-32）。

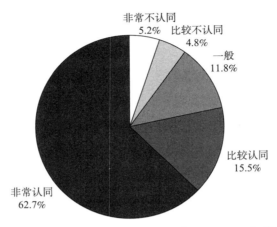

图 2-29 对"村民生病后会向我咨询用药和就医问题"的认同度

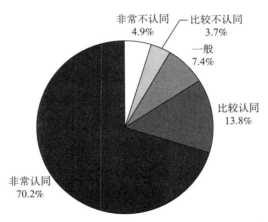

图 2-30 对"大部分村民能够随时联系到我（有电话、微信等）"的认同度

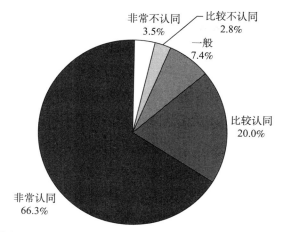

图 2-31 对"总体而言，村民对我很是信任"的认同度

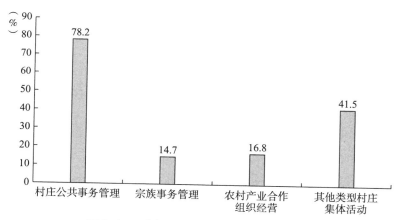

图 2-32 过去一年村医参与村庄活动情况

七 小结

本章对村医的基本情况进行了详细梳理，展示了当代中国基层村医的教育经历、从业过程、工作内容、基础保障、收入和职业发展，以及与村民的关系等方面的特征，得出以下几点结论。

首先，当代村医以高中（或职高/中专/技校）学历为主，大学专科学历的村医比例接近 1/4，超过一半的村医接受的是专业医学教育，且多数村医在工作后会继续接受非全日制医学教育，学生和农民是村医的主要经历。

其次，超过半数的村卫生室都在 2000 年后投入使用，且只有 1 个卫生室，每个卫生室的村医数量在 1~2 个。村卫生室的产权多归村集体所有，但是经营主体多是村卫生室的负责村医。村卫生室硬件设施良好，多满足"四室分离"的要求，配备有电脑、办公物品和医疗设备，但在网费、水电费等方面缺乏补助。村卫生室多靠近乡镇，距离在 5 公里以内，但距离县城较远，超过一半村卫生室距离县城在 30 公里及以上。

再次，村医的工作内容中，基本公共卫生服务是基础内容，且村医承担的基本公共卫生服务中，工作量较大的是老人健康管理和慢性疾病患者健康管理。87.5% 的村医有诊疗业务工作，且主要工作内容是常见疾病和慢性疾病的接诊，以开药业务为主。在村医工作之外，多数村医并没有兼职。工作内容与收入结构紧密相关，村医收入来源中，基本公共卫生服务带来的收入比诊疗业务收入要高。村医对自己的收入水平感知多处于负面位置。这可能和村医的保障待遇有关，在村医看来，乡镇卫生院是其上级管理单位，会与乡镇卫生院签订合同，参加相关培训，但是他们普遍没有编制，且在保险等方面缺乏稳定支持。尽管如此，大多数村医依然会选择继续从事村医工作。

最后，村医在村庄享有较高的声望，被村民广泛信任，成为村民遇到就医选择时的重要咨询对象，他们绝大多数居住在所工作的村庄，也经常参与到村庄的公共事务中，与村民的联系很是紧密，成为村庄中不可忽视的重要成员。

第三章

乡村医生职业生涯

　　对于个体来说，村医是一份工作，也是生命历程中的一个特定阶段。回首过往，这些村医有着怎样的历史，又是怎样一步步成为今天的自己；放眼未来，他们面临着怎样的职业分岔路，又将做出何种选择？职业发展的相关决策受到个人在社会结构中的位置及其提供的机会、社会变迁所创造的新机会，以及个体对过去生命经历的解释等多重因素的影响。本章将从生涯的视角出发，聚焦村医的生命历程与职业道路，不仅能看到不同生命历史时期个人选择与政策变迁和社会转型发生耦合与解耦，更能透过个体透视村医群体在基层医疗卫生体系中的位置、基层医疗卫生政策的运行逻辑及其变迁。

一　入行：职业选择与资质获得

　　村医入行前的生活经历各不相同，学医的方式也各有特色，这奠定了村医群体内部多样性的基础，也暗示着不同的职业发展道路。但不论个体通过什么方式获取医学知识与技能，想要成为村医就必须通过全国统一的考试，获取执业资格证书。在这灵活与固定之间，暗含了村医身份的双重面向：既有着较高的自由度与灵活性，又通过参加国家考试等行政性的过程与行政体制产生了千丝万缕的联系，与基层医疗卫生部门形成了默会的关系。在行政体制边缘与广阔的乡土社会来回游走的村医们也因这微妙的身份，走出了不尽相同的职业生涯。

（一）个人选择：期然的考量与非期然的机遇

1. 期然的考量

作为需要一定专业知识与技能的职业群体，村医在乡土社会带有一定的"能人"属性，他们往往是当地受教育水平较高、头脑较为灵活的人。在平均年龄 47 岁的村医群体中，最高学历在高中（或职高/中专/技校）及以上的占到了 93%，有 73.3% 的人在成为村医以后接受过非全日制医学教育（详见第二章）。他们中有不少高中毕业后没能考上大学，但又想摆脱田地生活，学一门好就业、能维生的手艺，此时具有一定"铁饭碗"性质的医生职业就成为他们的理性选择。

> 我当时当过教师，代过课，因为我当时个子比较小，要去做点比较苦的活的话，肯定吃不消，去打工的话，这个也不长远，我考虑一下，想去学点什么技术，也有人推荐我说，既然你高中毕业，学历这么高，要不去学一下医。我考虑了一下，学医也算是可以，比较轻松，说实话没体力（活）这么重。我们那时高中毕业，也就是 1996 年的时候，在一个村庄里比较少，一个村庄高中毕业的两三个、一两个人，基本上就是比较少。（访谈记录：202307HSYL13）

> 我们在九几年的时候就是这样，书没读出来，基本上就家里学一门手艺什么的，就这样维持生活。（访谈记录：202307HSYL08）

> 你知道你学门手艺生活可能比干农活会好一点，都是这种想法来着吧？所以都是听从父母之命。（访谈记录：202307HSYL03）

> 他（父亲）就说在我们农村，当医生能一辈子行医，还有一个行业

是老师，这些行业在什么时代都不会淘汰。（访谈记录：202307HSYL02）

　　我们读书那会儿，家里老人就想着读卫校、师范什么的，出来在我们这些地方相对好就业一点。（访谈记录：202307SXXY01）

"书没读出来""学一门技术/手艺"是很多村医在问及为什么选择这份职业时给出的回答。"书没读出来"具有双重含义，一方面暗示着他们曾是"读书人"且有通过"读出来"改变农民身份与生活处境的愿望，另一方面又指向升学失利、愿望落空的现实。愿望与现实之间，他们既不愿回归"面朝黄土背朝天"的农业劳动，又失去了接受大学教育的机会，只得退而求其次选择专科教育，选择一门不会过时的技术，"不会淘汰"意味着一种长久的保障、一份安全感。可见在当地人的认知结构中，读书上大学好过学一门手艺，因为读书代表着"正统"，代表着稳定与低风险；但不管怎样，这两者都强过种地，在他们看来，脑力劳动是强过体力劳动的。

　　当然，通过高等教育改变人生轨迹、实现阶级跃升是理想化的话语，对于经济实力一般的农村家庭，离开学校的框架、趁早找一份工作增加家庭收入，似乎是更实际的选择，这对于农村女性来说尤其如是。

　　当初家里面条件不是那么好，我原先没报卫校，我报的是高中，后面家里条件不好就读不起了，就没读。（在）昆明报了一个也读不起，后面我在家里待着，人家都开学了，我还在家里面，因为当时昆明那边的学校学费是两千六百多元，后面家里人在这边一打听，我们有个亲戚在州人民医院上班，原先他也在卫校那边教过书，后面他又跟卫校那边说了以后，（发现）那边又招了一个自费班，我这样的也可以去读。当时自费和非自费就差200块钱。我家离县城就十几公里，也比较近，家里老人考虑到这些，东凑西凑还是送我到这里读了3年卫校。（访谈材料：202307SXXY05）

那个时候，我们农村在这边家庭条件都是比较困难的，父亲就说你要去读高中的话就不供你了，只能读卫校或者师范。然后那个时候自己都不会填什么志愿，还是我们老师帮我们填的，因为老师刚好是我们村的，然后他就帮我报了卫校护理专业，可能我们思想比较单纯，家长也不懂得引导我们更好地学习。（访谈记录：202307SXXY01）

　　显然，这样的职业选择很大程度上受家里人——特别是家中男性长辈——的影响，当然，也不乏家族世代行医、继承父辈衣钵的村医。不论是父母之命还是亲戚介绍，年轻人似乎都欣然接受了家庭对于自己的职业安排，他们自己则处于一个懵懂与被动的状态，毕竟在他们看来长辈阅历深厚、经验丰富，听从长辈的话往往不是坏事，即使长辈给出建议时也无法给出具体的原因。

　　我有一个亲戚，他是做乡镇医生的，然后家里其他女人就叫我去学，选择这个专业，就是为了乡村医生选的专业。（问：家里人是觉得乡村医生哪方面好呢？工作比较清闲，还是说离家近之类的。）家里人也不太清楚，反正后来叫我去学医，然后自己也不懂，就选了一个专业。（访谈记录：202307HSYL12）

　　当然，也并非所有人选择成为村医都是出于理性的考量，也有幼年受村医影响长大后立志成为一名村医的故事。

　　我从小读二年级的时候，我父亲以前干农活就会打农药，以前出的农药是"1605"（指一种广谱性有机磷类杀虫剂）或者什么样农药，当时我父亲好像是做事太忙了，下午要赶农活，打药时天气又热，有可能中午没有吃饱饭，体虚出汗，出汗之后又没有冲凉的情况，在田里打药的时候，因为时间比较长一点，太晚了，后来就中毒了。当时我还不懂事，那边有好多做农活的，就叫他们立即来用板车拖到河对面，那边有个医生（那也是一个农村的乡医）。现在桥梁建好了，以前确确实实交通不便。当时我父亲已经昏迷不省人事，幸好也有点运气，相当于是救回来了。后来我就慢慢读书，读完初中之后休息了半年，之后还去读了私塾，读的就是以前的老书、古书，念些人之初或者什么的，就是先生自己开的，但是我读了半年就改行了，就去做学徒，到专门的中医医师那里去慢慢学……三年之后，刚好当时也有卫健委的那个机会可以去考。我是 1998~2000 年的时候，慢慢就考了，慢慢地学习，卫健部门也有培训，之后中途还去读了大学，再去这样深造，慢慢地这样过来的。（访谈记录：202307HSYL25）

2. 非期然的机遇

在成为村医的道路上有种种主观的考量和自主的成分，也有很多非期然的成分，其中影响最大的，莫过于乡村医疗卫生政策的变动。很多村医在描述自己走上村医道路时，都使用了类似"刚好""碰上"的表述："当时国家刚好出了一个文件""当时刚好卫健委有这个机会""当时村里刚好空出来一个村医的位置"……

> 是国家政策嘛。以前进乡卫生院不是有大集体吗，那一年好像是朱总理上台，中央到地方动了大集体（制度），不准转正。我就碰到风口上，刚好相差几个月，就没能转正了。就这样，没办法就只能出来搞生意了，如果成功转正了现在应该还在卫生院上班。（访谈记录：202307HSYL10）

> 那个时候也是巧合吧，2003 年学完医以后还是外出去打过几个月工嘛，不是 2003 年冬天嘛，好像是要搞（即推行）乡村医生，刚好是碰到我们这个县城要乡村医生证，是那个时候，以前都是没证嘛，是不是？他是说要考乡村医生，考到当地村里去当医生的。（访谈记录：202307HSYL20）

刚好到他们换届聘请村医的时候，就跟院领导商量了一下，就参加了。（访谈记录：202307SXXY01）

正是在种种期然与非期然的考量之下，不同背景、不同性格、不同能力的人获得了"村医"这一共同的身份。

（二）国家选择：乡管村用与定向委培

上一小节展现了村医主观的职业选择，而除了自下而上的求职过程外，还存在自上而下的国家选择路径，亦即国家通过乡管村用、定向委培等政策，有针对性地选择村医的过程。

1. 县聘乡管村用

从调研情况来看，乡村医生的录用过程一般是乡镇（街道）卫生院根据行政区域服务人口、服务现状和预期需求以及地理条件等因素，发布乡村医生招聘公告，由本人自愿报考，经县卫生健康局招考、培训、体检合格后录用、注册，最后由管辖地卫生院签字聘用，乡镇卫生院根据行政区乡村医生配置情况为村卫生室配备乡村医生。乡村医生的工作地点为村卫生室，工作考核以及工资发放则是由乡镇一级统筹管理。

乡镇卫生院按照《中华人民共和国劳动合同法》相关规定，与乡村医生签订劳动合同和聘用协议，明确各自权利和义务，并报县级人力资源和社会保障局备案。乡村医生纳入乡镇卫生院临聘人员管理，乡镇卫生院受县级卫生健康行政部门委托负责辖区内乡村医生的业务指导和管理。与乡镇卫生院签订劳动合同的乡村医生必须严格执行劳动合同法相关规定，并享受相应的社会保险待遇，依法办理养老保险，除个人按照规定缴费以外，单位承担部分由县级财政予以补助，不足部分从基本公共卫生服务项目补助资金中列支。

水县、银洞县和青门县都在一定程度上践行了"乡管村用"，通过公开招聘的方式主动寻找合适的村医人选。

你比如说我们卫生院是肯定空编，我才能打报告到我的上级主管部门卫健委去。然后卫健委应该是和编办协商一下子，今天你能给几个编给我们卫生系统。然后再把编制分到每个卫生院，然后通过我们社会面在网上发布，这些卫生院今年要招几个人。然后组织考试。首先第一个岗位的话报名不低于三个，另外像现在我们卫生院基本上是招不到人的。第一点本科的人是绝对不会报考，我们的要求也已经很低了，基本上都是专科。专科生的个人素质或者个人水平相对比较差，基本上笔试关就会被刷下去，根本就进不到面试里。因为我们的笔试它是设立一个及格线的，连最起码的笔试你都不及格，说明你学得就是一塌糊涂。（访谈记录：202307QMXZ04）

在基层医疗卫生部门主动"寻找"村医、聘用村医的过程中，存在先聘用后学习、先聘用后拿证的情况。

水县的代村医当时高中没有毕业就因为生病而回家，也是看到邻近地区木材生意比较繁荣，于是便外出打工。后来村里缺少村医，村委会便动员起了文化程度较高的代医生，2001年村委会初次动员时，代医生没有接受；2002年，他才上岗成为村医，填补了本村的空白。

当时说文化，我比他们要好得多，所以我就进入这个行业。卫生院要管控这边，这边没有人，也派不了人，就叫村委会推荐，然后村委会找到我。当时我也不想搞，后面想想，家也在这边，常年在××那边混，到最后如果××那边效益不好，我们打工也不是长久办法，所以我还是选择回来。现在××那边不行了，木材伐完了……当时我打工，每个月都是在一千几的。我回来也是为了可以照顾家里面。我是1998年结婚的，结婚后几年我们一直在××打工，想着回来离家也近，可以照顾家里老人，一家人都在家，安稳一些。（访谈记录：202307SXXY09）

决定入行后，代医生就开始自学医学知识，通过上级的培训，拿到了中专毕业证，后面又通过考试，拿到了村医资格证。水县的黄村医也非医学科班出身，她中专毕业，所学专业是商业会计，毕业后做过打字员、酒店前台，也有过一段时间在家待业。2007 年结婚后她来到水县市秤杆乡，开始做一些小生意。2009 年开始从事村医工作，因为当时村里面的村医嫁到外省去了，也没有合适人选，需要有点文化水平的人来做村医，于是村委会推荐黄医生担任村医。她 2009 年 1 月至 3 月在乡镇卫生院培训，11 月份左右参加州里面统一的乡村医生执业资格考试，通过后拿到资格证，才上岗村医，由水县卫生局发的执业资格证书，2012 年左右她又读了一个非全日制的医学中专（根据访谈记录：202307SXXY06）。

这种先聘用再学医、先发证再考证的例子在银洞县也存在。杨村医被聘用的时候由当地卫健委直接颁发乡村医生资格证，拿到资格证之后才通过学习去考国家平台的乡村全科执业助理医师。

> 我们"80 后"这一代人，其实我们有很多因素，不是说有机会一开始就进入好的学校学习，后面我们也有学习的机会，我是高中没毕业就出门打工好多年，后面又回来有这个机会可以去进修医学专业，就去学习三年。学习的时候我们是一边学习一边聘用的，2017 年的时候我们才拿到中专毕业证书，刚好毕业证书一年之后，我们就可以去考这个国家平台的证，2018 年的时候就可以去报考，可能运气比较好吧，一考就考到这个国家平台的证了。（访谈记录：202307YDXY05）

> 去应聘的，这边是公开招聘。找熟人介绍，2018 年过来的……学过（医），中专毕业。1998 年开始当卫生员（也就是村医），之后到卫校进修。因为计划生育外出打工，间断 9 年，2018 年到大平乡应聘。外面打工生活不下去，所以回来了……2018 年没有（聘书），每年一聘。有村医资格证，卫生局统一考核。每 5 年换一次，没什么大的过错就会自动续发，不需要再考核。（访谈记录：202307YDXY03）

先上岗后考证的情况在村医聘用制还没有发展起来的红山县却几乎未见。这与国家力量在当地医疗卫生体系的介入强度有关，还与基层医疗卫生结构中村级、乡镇级与县级的分工情况与权力关系有关，最直接地也与当地村医的供需关系有关。在水县和银洞县，基层政府部门主动出击大多是因为村医位置空缺，只能放宽条件、以受教育程度为最基本的要求而去寻找和动员合适的人选。

当时缺村医。没有经过考试，就看看学历和工作经历。（访谈记录：202307YDXY02）

之前的村医不需要注册村医资格证，而且因为工资偏低很少有人愿意从事这方面的工作。（访谈记录：202307SXXY08）

2. 乡村医生定向委托培养与大学生村医专项计划

乡村医生定向委托培养与大学生村医专项计划引导青年人才、高校毕业生到基层就业，可以充实优化乡村医生队伍，缓解基层医疗卫生队伍人数不足、素质不高的现象，也在一定程度上促进了高校毕业生就业。

乡村医生定向委托培养工作采取全日制教育形式，学制3年，按照全科医生培养要求单独编班教学，期满毕业颁发普通高等学校专科毕业证书。培养对象为本县户籍中取得当年普通高考和分类考试招生报名资格的高中阶段（含中职）毕业生。报名人员须与县卫生健康委、相关乡镇卫生院及村委会签订毕业后回村服务意向书，规定回村卫生室连续服务最低年限。定向委托培养对象取得毕业证书后，由县卫生健康委根据《乡村医生定向委托培养就业协议书》安排在协议村卫生室工作，并在县域医共体内实行"县聘乡管村用"。

2023年4月国家卫健委等部门联合发布了《大学生乡村医生专项计划》，将在19省（自治区）实施，高校医学生免试注册乡村医生，并到村卫生室提供医疗服务。有意愿从事乡村医生的医学专业高校毕业生，向县级卫生健康行政部门申请办理乡村医生执业注册，注册程序按照《乡村医生从业管理条例》有关规定办理。各地应将大学生乡村医生作为招聘引进的医疗卫生人才，由乡镇卫生院与大学生乡村医生签订服务协议，明确服务期限，按规定落实相应社会保障待遇。期满后，经考核合格、本人自愿的，按照《乡村医生从业管理条例》继续担任乡村医生。①

到中西部地区、艰苦边远地区、老工业基地村卫生室工作的中央高校应届毕业生，服务期在 3 年（含）以上的，按规定享受基层就业学费补偿国家助学贷款代偿。鼓励有条件的地区将到村卫生室工作的地方高校应届毕业生纳入当地基层就业学费补偿国家助学贷款代偿资助范围。各地可按照学历、执业资格、职称、工作地点等因素在单位内部分配中对大学生乡村医生予以倾斜，进一步提高其收入待遇和岗位吸引力。

不过，因为定向委培而留下来做村医的情况并不多见，规培生、委培生大多集中在乡镇卫生院一级。

定向规培生 5 个人，其中 2 个去年规培完成已经回来，3 个还在昆明医院规培，大学本科毕业后需规培 3 年，规培期间会拿到乡镇卫生院的工资（6000～7000 元/月），也会拿到规培医院的补助费（绩效和加班），在规培期间的收入总共有 1 万多元，规培回来后的工资会下降，规培生本科毕业后就是执业助理医师，本科毕业后 1 年就可以考执业医师资格证，规培生都已经拿到初级执业医师资格证。（访谈记录：202307SXXZ03）

目前我们全日制的本科就有一个，现在还在外面做规培，然后全日制的大专的基本上一半，剩下来就是全日制中专。现在第二学历，后来搞的继续教育基本上是大专本科。（访谈记录：202307QMXZ02）

① 《关于实施大学生乡村医生专项计划的通知》，中国政府网，2023 年 11 月 19 日，https://www.gov.cn/zhengce/zhengceku/2023-04/22/content_5752646.htm。

（三）资质获得：灵活的进入与固定的考试

1. 灵活的师徒制

在我们的调查中，以中医为主要诊疗手段的村医和以西医为主要手段的村医的差异尤为显著，首先就体现在知识与技能的获取上。中医因其独特的实践性、技术性和情境性而有着大量的隐性知识，师徒制成为中医教学的重要方式。我们调查的村医中，几乎所有以中医为主要治疗方式的村医都曾有过做学徒的非正式学习经历，更有一些堪称"传奇"的拜师求学经历。

彭医生早年在红山县当地的一所卫校学习了3年中西医结合，获取了乡村医生的执业资格，在当地比较激烈的卫生室竞争下，他调查市场、另辟蹊径、主营伤科、打开市场，成为最初7家卫生室中最终成活的3家卫生室之一。虽然在卫校里主要学习的是西医，但如今的彭医生以中医见长，甚至每年有很多外省的患者来他的诊所针灸、正骨，这主要归功于他四处拜师自学。当时他在订阅的一众杂志里看到了一个广东专家写的文章，比较认可这位专家的思想，就决定去广东拜师。

> 本来去学习，他是不带我的，他也是机缘，他是导师嘛。去之前我就跟他联系了，他说你不用来，你来我也不会带你，他的意思就是你不够他的要求。当时我胃不好，原来读书那时候都一直在治疗，效果不好，到省城医院治疗也是（没治好），在吃药的时候有用，停掉药又回原点，就是胃胀，其他症状都没有。我有两个目的，一个目的就是想拜他为师，第二个目的就是想帮我看看问题。我就挂了号找到他，先说我的目的就是想拜他为师，他感到有点惊讶，我说叫你不要来，你还是来了。但刚好来了一个病人就是腰痛的。因为当时我也会治嘛。他刚好准备给病人诊断的时候，院长办公室打来电话叫他去一下，他就叫那两个实习生，你跟他们看一下。他们（指两个实习生）坐在那里不动，那病人就坐在我这边上，我就跟他聊天，他（病人）就叫我

看一下，等他（医生）回来的时候他（病人）就可以自己走路了。后来那个病人说是你徒弟给我治疗的。然后我就接话，我的意思是我想拜你为师，能不能给个机会咯。这种情况相对来讲他是会（对你高看一眼），但还是要看你（到底行不行）。然后就先跟他三天，到时候也就认可我，就带了，是这样子的。（访谈记录：202307HSYL19）

很多中医像彭医生这样，有着正式的学校教育与非正式的拜师学习相结合的受教育经历，从学徒到能够获取正式学历的卫校，或是从卫校到学习临床知识的学徒，在村医们（特别是中医）技能形成的过程中，正式教育与非正式教育总是混杂在一起的（见表3-1）。

表3-1 村医学医路径一览

年龄段	非正式教育（人）	正式教育（人）
60岁以上	62	24
50岁世代	284	158
40岁世代	111	224
30岁世代	25	102
20岁世代	10	47

这与村医日常的知识结构相关，他们作为嵌入在乡土社会中的医生，一方面需要科学化、理性化的现代医学知识作为其职业合法化的基础，但更重要的是从临床经验中来的默会知识与乡土社会中的伦理人情知识，因而他们常常通过闲散的生产资料与社会关系来获取大量的隐性知识。

我喜欢老药新用，个人的看法，比如你用安乃近，你知道是头痛退烧药，但它还有其他用途，我可以不用吃，我外用，个人的疗法。也是经验（总结）出来的。（访谈记录：202307HSYL08）

2. 正式的学校教育

相较而言，以西医为主要诊疗手段的村医基本是专业院校出身，大多拥有中专学历，这种情况在较为年轻的村医中更为常见，展现出学徒制逐渐被正式教育制度取代的趋势。在问及正式的学校教育与学徒制的优劣时，谢村医作出了如下回应。

> 如果临床，我们师承就比较好，如果能学理论书本知识，肯定是正规学校好，比较系统、全面。（问：那您不是师徒制出来的吗？你后面有没有说上面有要求，你必须补充这些理论知识？）有！补得好厉害，补得我们自己都好辛苦。（问：是只有你们师徒制的补，还是说那些上过卫校的也一起补。）我们还要考我们的资格证、执助啊，这个就全靠我们自学，我考过了。（访谈记录：202307HSYL09）

可见，在现行的村医制度下，学校教育比师徒制似乎更有优势，因为对于村医的诊疗需求越来越小，而对其行政化、规范化管理的趋势却越来越明显，村医技能合法化的过程日益纳入正式教育与卫生行政部门，这一越来越行政化、规范化的趋势也在日益固定的村医考试流程中得以体现。

学校教育逐渐取代师徒制的另一例证则在于现在带徒弟的村医寥寥无几，师徒制传承接续的火炬渐渐晦暗了。黄村医的父亲是当时村里的老中医，医术精良，带了30多个徒弟。而到了黄医生这一代，对带徒弟一事则显出了动力不足、全靠机缘的态度。

> 至少我要带出一两个人来。（但是）我要考虑人，你要带着他，你要让他去考试能考得来。我带出了你，你又考不到，又说跟我白学了，也有点麻烦。就说你要读书，脑子也要有一点灵活的，你考又考不到，就很麻烦。
>
> （问：自己尝试收过吗？有没有遇到过？有没有带过？）没有带过。（问：我们假定就明年后年，你就遇到这么一个人，你打算怎么带他？）他跟我学就是了，学一点经验是吧。

（问：你怎么带他，怎么培养他，现在你有一套带徒弟的一些想法吗？）想法到时候再说。现在要看那个人适不适合搞。到时候再搞，读书都读不到的，高中都考不到，你就不要去带他。另外就是做事要本分，也不要太爱财的人。想发财的人，你就不要跟我学。

（问：就是那种既有点考试能力、学习能力，又本本分分，但是对经济要求不要太高。这种人好找吗？你自己留意过吗？）那说不清楚，到时候再说。（访谈记录：202307HSYL07）

可见村医师徒制的难以为继表现在"徒弟端"人才储备不足、"师傅端"培养动力不足，这可能与村医目前薪酬待遇不高、福利保障不足、生存压力较大、晋升途径较少等情况有关。

3. 日益规范的资质获取

一个村医想要在乡村行医，不光需要一定的医学知识与技能，（似乎更重要的是）还必须通过村医考试，获取乡村医生执业证书，所以虽然大家的求学经历是多样的，但是进入正式村医岗位的口径却是基本统一的。

还有好多现在年龄比较大的，他们以前都没有像我们这样经过学校毕业的，我们这种（卫校毕业的）在这个县城的话现在比较多一点，以前比较少，上了50岁的，基本上都是师徒，都是以前跟老头子拜师，最后出来了。后面有这个政策之后，统一要办乡村医生执业证了，统一去考试了，那就是统一考核，颁发这个证书。（访谈记录：202307HSYL13）

早年间，考试看似是固定的流程，但其实也有灵活的操作空间，甚至有一部分村医因为参加了"红色工程"（去当地的红十字会服务、学习5年）可以免去笔试。

考试没有那么严，去考我们那个证的都过了。它不是规范式的考试。你像他们那时拿的这个助理医师证的，你出现在这个题目他根本都做不出来，当时没有规范化，我听他们是考完回来说的，是像你们那几个人过来说两句，然后做题目，反正你去了就都过了。这种考试制度这是肯定直接放过去的。（访谈记录：202307HSYL14）

不过也有村医表示，近年来的考试越来越严格了，出题一年比一年难，特别是更高级别的执业助理医师和执业医师的考试，对村医们来说颇具挑战性。

考试通过、获取了村医证之后，村医还需要挂名注册，才能正式获得在某个村的村医岗位。每个村的村医岗位数量是按照人口规定的，不过事实上的挂名注册也是很灵活的，哪里有空缺岗位就挂到哪里，比如王村医是 D 村人，因为名额的关系被挂到了同镇的 C 村。

他考都考到了，没地方挂他（指分配工作）就想办法是吧？然后卫健委他就会给你调整哪个地方，比如说你这个村满了，那个村有3000 个人口，要两个医生，你就可以挂到那里去，反正同一个镇你就是哪个村也没关系是吧？同一个镇哪个村都没关系，你把户口转过去也可以。（访谈记录：202307HSYL05）

正是在这正式与非正式、规定与灵活、乡土性与行政性的暧昧不明中，村医们获得了在乡村行医的必备技能与合法性，这也构成了他们职业道路多样性的底色。

二　提升：职业培训与晋升渠道

找到合适的工作是个体步入成人世界的一次重大跨越，而在职业道路上如何获得提升与晋级，关乎着另一次重要的跨越。严格来说，村医一旦成为村医，就被固着在村医岗位上、嵌入在乡土社会中，再难在职业道路上有所提升；但由于村医与基层医疗卫生部门存在默会的上下级关系、编制内外明显的福利差异，乡镇乃至于县级的医疗卫生机构成为他们认知里更高层次的职业；同时，进入大城市的医疗卫生行业（比如社区卫生服务中心、药房、诊所等）意味着更多的收入、更城市化的生活方式，因而也被视为某种意义上的职业提升。可见，村医的"晋升"是嵌入在基层医疗卫生结构与城乡等级结构之中的。而这样的"晋升"是以更高级的执业资格证书为鲜明门槛的，为了获取晋升的敲门砖，很多村医陷入了不断学习、考试、学习、考试的循环中。

（一）职业阶梯：受限与超越

1. 扁平的职业阶梯

在现代科层制中，个体有一条较为明晰固定的职业上升路径，被称为"职业阶梯"。职业阶梯是指一个人职业生涯的不同阶段，通常包括起步阶段、职业发展阶段、职业提升阶段和高级管理阶段。在职业阶梯中，人们会经历不同的阶段和任务，逐步建立专业知识和技能，成为行业内的专家，最终退休。

对于村医来说，似乎并不存在这样一条理想化的职业阶梯，或者说，村医的职业阶梯是扁平的，这是由村医在基层医疗体系中的位置决定的。正如红山县的冯医生坦言的那样：

> 乡村医生，从根本上是边缘化的，没有什么优势，你（政策）没有统辖到乡村医生，可以说这个政策下来就是维护政府单位，不可能统辖到乡村医生。（访谈记录：202307HSYL14）

村医是医疗体系最基层的一环，他们虽要受到乡镇卫生院、县卫健委等医疗卫生部门的管辖，但没有正式编制，即使是聘用制下，村医与体制的关系依然是灵活的，因而在结构中晋升的可能性很低。但是村医通过参加国家考试、参与行政性事务（公共卫生服务）等，与基层医疗卫生部门又保持着默会的上下级关系，与上级医疗卫生部门打交道的过程中村医们也意识到上级医疗机构有着更多的资源、更多的政策倾斜、更多的福利保障，因而对于村医们（特别是年轻的村医）来说，进入正式的行政体制、进入高于村级的乡（镇）级乃至县级、市级的卫生部门工作，一定程度上等同于职业的提升。比如年轻的委培生会把村医的经历"当作一个跳板，最后如果有能力的话，会尽量去体制内工作"（访谈记录：202307HSYL19）。

> 父母比较支持（我做村医），他们感觉这是原来的那种"铁饭碗"。教师这种他们都是这样（认为），如果有编制确实是，但没想到现在越来越严格。他们（父母）说能考满就考满，事业单位也要去考。我现在还准备了好几个考试，除了就县里边拿执业医师，还有事业编的考试，就是往外扩，如果事业编可以就考，好像小学教师资格证也可以。（访谈记录：202307YDXY08）

除了继续从体制边缘徘徊到进入体制内的晋升可能，还有一种可能是直接放弃与体制的关系，外出打工或开诊所，以雇员或个体户的身份、遵照市场经济的逻辑继续在医疗行业中生存。离开乡土外出打工、脱离村医岗位的限制成为"自由人"，通常会带来更多收入，工作地点也往往在县城乃至外省的大城市，这对一些村医来说，也可以算作职业的提升。

> 年纪比较轻的，基本上还是愿意去外面发展，自由发展。我如果2003年直接出来的话，（也就是）直接考完去外面搞的话，我基本上不会是现在这个（情况）。我好多朋友现在在外面发展得还可以。（访谈记录：202307HSYL20）

> 他们好多人也通过自己的努力，考了执业助理医师证。到外面，比如说外面有熟人的这种，你就到那里，他聘请你，你也就找了个工作。（访谈记录：202307HSYL13）

2. 作为门槛的证书与学历

进入更"高层次"的岗位与考取更高等级的执业资格证书是密不可分的。按照法律（特别是被村医们频繁提及的《医师法》）规定，执业助理医师才有资格在乡镇卫生院工作，但依然不能申请个体行医、设置个体诊所，不能在二级以上医疗机构单独执业；只有拥有了更高等级的执业医师资格证书，才能够开诊所、到大医院工作。

（问：有想过自己开诊所吗？）想过，但是想了一下不会想，因为出去开诊所，你没有这个证就没有资格，你有乡村医生证都没用，助理医师这也没用，要什么执业医师证。（访谈记录：202307HSYL08）

我考这个证是为了以后自己可以再开（诊所），反正这个证对你以后（没影响），我假如到了60岁以后，我不在村里面，我可以到外面去打工。（访谈记录：202307HSYL14）

当时如果要去个人诊所或者其他单位都要证的，因为没证，而且要考试的话你得看书。当时家里面条件不好，也没时间看书，所以考试就落榜了。当时也就考了一次，以后竞争也是越来越大，就没考了。（访谈记录：202307SXXY05）

除了执业资格证书，制约乡村医生们职业选择的另一大因素是学历，"学历升级"成为普遍的趋势。

（问：当时招聘村医有和您一起报名的人吗？）当时没有，没有竞争对手。现在就多了，只要一个人干不了马上就有人来接。现在村里都是大学生村官，以后卫生室也面临这个问题，基本上都要大学学历，而且要临床、中西医专业，下去之后更好为老百姓办事，小病不出村。（访谈记录：202307YDXY02）

它（村医）现在的标准就是要大专医学学历以上的。（访谈记录：202307YDXY05）

而早年间较混乱的职业教育体系，也让很多村医直言"走了弯路"。

1997年，刘村医进入当地的一所与医疗卫生相关的中专学习，谁知学校出了问题，他读了3年连个毕业证都没拿到。后来他转到当地正规卫校又读了3年中专，学中西医结合方向，最终花了比正常多一倍的时间得到了属于他的那张毕业证，用他自己的话说："读了6年，都能拿个大专了"。谁知那张毕业证也颇有蹊跷，虽则刘村医在学校学的是中西医结合，但到毕业证上的专业却成了"乡村医生"，他说这个专业在全国都是独一份（除了江西，其他省份都没有乡村医生这个专业，只有农村医学专业），这意味着他只能从事乡村医生，就算他如今已经取得了执业助理医师资格证，在专业的限制下他到老也只能做个乡村医生。他曾到卫健部门申诉，却被告知这是教育部门的问题，如今这一专业已经被取消，而他们这批人成了历史的"遗留物"。刘医生现在寄希望于通过学习拿一个函授本科来解决问题，然后再考一个执业医师资格证，从而获取一个职业上向上流动的机会。在我们访谈的近30位村医中，和刘医生有类似经历的就有3名。

那个时候没发毕业证，所以我们不能考取执业医师证，（考）执业医师必须有学历、有毕业证。《医师法》过后我们就不能考这个，我们都是考的乡村执业，所以这就断掉了我们很多继续考试的（机会）。（访谈记录：202307HSYL15）

可见，学历与资格证书相匹配，构成了一套严密的医师分层体系，村医几乎处于这一体系的最底端，相对而言不高的学历和执业资格让他们在职业发展的道路上处处掣肘，因而不断地学习、考证，就成为村医们努力的主要方向。

（二）自主学习：生计与医术

对于年轻一辈的村医来说，考证是学习最大的动力来源。

> 有一些人像我们年轻一点的就怕以后会被淘汰，所以说我们就是想拿到更高的一些证。（访谈记录：202307HSYL27）

而考证是无止境的：执业助理医师资格证、执业医师资格证，考完了西医的证可以考中医，中西医都考完了还可以考全科；考完了医师相关的证书可以考药师证，此外还有药品准运证、规培证……证书多得让郭医生直言：

> 还有几本我都记不到了。（访谈记录：202307HSYL08）

不过，通过考试来提升学历与执业资格对于村医们来说是一件富有挑战性的事，年轻的往往要自学备考多年才能成功，也有很多村医直接放弃了。

> 以前考过（执业助理医师证）。那时候，第一点，考那个太全面了，对我们在乡下搞医的人来说，我们的知识量也没这么渊博。第二点，我们在村里行医，我们又有小孩又有父母，还有其他的事，其实你根本就没这么多时间去看书籍，没精力。我当时也考过（函授本科），但是后面放弃了。我们要每一科过关，考几十科，拿一个统一发的国家认可的证书。每年可以考，我也考了，过了4科，根本没坚持下去。因为太难了，真的是太难了，因为我们那时候要考什么，可以说你这个知识就非常渊博，还一定要努力，我们那里要考医古文，要考解剖，考生理，考病理，内科、儿科，考这些，所以说这个说实话真是太全面了，真的好难考。总之你考完之后，国家就发个证书给你，意思是国家承认你，你就有资格，就像我们，就是正规的医学院毕业。（访谈记录：202307HSYL13）

除了考证带来的学习压力外，医生本身就需要直面不断更新的医疗技术与治疗手段，直面很多新的问题，因而终身学习似乎是村医们职业发展不竭的内在要求，此时的学习是主动的、内驱的。

> 像我们的书多得不得了。有的时候不是说为了考试，你看了一个病很疑难的，你也会自然而然地去翻一下书。有一种不断学习的永无止境的精神。你不可能学够，今天你是 90 岁，你还学不够。（访谈记录：202307HSYL09）

对于半路出家的代医生来说，自学的压力更大、自我提升的动力更足。早年间他自学医学时，便自己找相关的学习资料，当时也有熟人（嫂子、妹妹）在医院，介绍要多看什么方面的书，多学哪些方面的知识。因为虽然在聘用之后卫生院会提供所谓系统的培训帮助村医们上手，但代医生坦言卫生院的培训和自学的东西是有区别的，对于成为一名医生来说，培训的东西还不够。

> 因为培训内容就是一些业务问题，说你要搞好预防接种。还有就是，我们村医在治疗的时候，相当关键的就是青霉素皮试、头孢类皮试，这些皮试怎么做，培训只负责这方面的知识。如果说你要系统地知道，我得了一般的感冒，我流鼻涕了，我还发烧了……怎么办。当时我没有系统地学医，也不知道怎么配药，你不自学，根本就找不了这方面的药配给他，风寒、流鼻涕，你顶多就会拿给他一种药，那效果不好啊。（访谈记录：202307SXXY09）

也有很多村医很好地发挥了主观能动性，将新设备与新疗法引入乡村，满足了村民日益增长的健康需求的同时，也很好地解决了自己的收入问题。在"老三样"（体温计、血压计、听诊器）占领村卫生室的普遍情况下，张医生自费 1000 多块钱给卫生室配备了一台心脑血管检测仪，又花了近 4000

元买了超导理疗仪。

> 他们那天说，我们看病还是老三样，我说老三样行医怎么行？是吧？像小孩这个做雾化的雾化机我也有，当然给人家测量血糖血脂、测血色素的仪器我都有，我都会弄……我还有一个超导药物导入仪，通过芯片把这个药物通过血液直接导入人体里。它就是通过电磁共振，把这个药物导入穴位里去……因为说实话，我跟他们讲，我在搞这一行，什么东西都要去学，不学是不行的。我跟我们下面的同事他们讲，我说你们老是待在家里不愿意出去学习，有什么用呢？我说你学的东西不可能用一辈子。（访谈记录：202307HSYL02）

他还通过私人关系到县人民医院学习生化检测和麻醉技术，在另一家医院学过住院病人的病历管理；2021 年的时候，在河南正骨医院学了三个月正骨技术，还跟北京的王教授学了几个月，现在治疗腰腿痛用的就是跟他们学的药敷、正骨等技术。技术好了，病人就多，病人多了，收入自然就高了。

> 找我看病的，基本上不会说要医保报销的，他们知道到我那里看病就是贵，效果好。我有一个病人我们一次性收费 3 万多元的，一次收费这么多，人家也愿意。（访谈记录：202307HSYL02）

郭医生近年来也引入了中医的绿色疗法来代替西医的抗生素治疗。

> 抗生素的确是见效快，但是我这五六年了，基本上我不挂水，我不打针，我用那个绿色疗法，我自己学了一点，今年去培训了。就是说我们不打针，全靠药，能不吃药了就外敷。打个比方你感冒了是普通感冒，我就给你用药贴一下敷，你不用吃药就可以了。敷贴是中成药自己研制的，就贴在身体贴在肚脐上什么的都有用，是穴位贴，这

就是绿色疗法。如果你紧急的腰椎间盘突出的，你消化不良的，扁桃体炎的，这也可以。

（问：能报销吗？）可以报，但是它的比例小，打个比方，你按我平常的报销一个人的看病，我83块钱我就可以报50（块）是吧？但是按我们这个疗法来说，报了50（块），你要120、130（块）以上才可以报到50（块），比例小。

（问：您这个是专门去哪学的？）绿色疗法也有公司（给推广），打个比方医药公司他推荐了药，你去学，你怎么样，你什么病，用什么药去配方去贴，那我自己也会去接受去研究一下。（访谈记录：202307HSYL08）

这样的特色疗法的特点在于基本是中医疗法，以治疗慢性病为主；报销比例普遍较低，从而能更多、更直接地增加村医的收入，也难怪近年来很多村医对中医更感兴趣。

我学的是西医，后面我对中医比较感兴趣，像张伟新老师讲课我都很认真听，也不会打瞌睡。我觉得中医中药蛮好的。后面去考那个药师，考的是中医。（访谈记录：202307HSYL10）

当然，这样的主动学习除了受到兴趣等主观因素影响外，一定程度上还直接与村医的收入挂钩。

如果讲的关于那些书上的一些知识的话，像我们就是说比较忽略了。如果说他讲一些病例，我们就会仔细、专心一点儿了。我们还是比较关心临床的，因为临床关系到我们收入上。（访谈记录：202307HSYL27）

因为在村医的收入结构中，公卫服务费是基本固定的，且村医间相差无几，如果想进一步提升收入，诊疗才是村医们真正能够发挥能动性提升收入的环节，也构成村医间收入差距的主要来源之一。医术更好的村医能有更多患者，而没有病人、没有"生意"也成为如今村医们抱怨的主要内容。

> 之前（每天接诊的患者）都是四五个、五六个都有。多的时候，七八个、十多个都有。现在就是一两个、两三个。（访谈记录：202307HSYL05）

> 反正现在"生意"就不好。其实疫情之后"生意"一直就不好。（访谈记录：202307HSYL06）

不论村医们是为了考证而学习，还是为了提升医术、提高收入而学习，这样的学习都是自发的、主动的，他们固着在当前的位置，只有通过不断学习与考证才能实现职业道路的上升。但随着村医行政化、规范化的趋势越来越强，他们也不断面临着很多被组织的、行政性的学习任务。

（三）组织化学习：培训与考核

红山县全县的村医每年都有至少两次集中培训，每次培训都会以考试结束，这样的培训基本是半强制的，培训内容主要为医疗技术和时事政治。当国家对村医的职能安排有所拓展时，官方组织的对村医的技能培训显得尤为必要。

> 当时的预防接种是全权下放到我们这里，交通也不方便，然后你去拿了，在这三天之内背着小药箱，必须把全村该接种孩子全部接种完。所以当时害怕出问题，几乎是一个月或者是两个月必须出去培训一次，都是针对这方面的知识，还有结核病这方面的知识。（访谈记录：202307SXXY09）

近年来随着线上教育等技术的发展，上网课、打卡学习视频、线上考试也成为村医们工作的家常便饭，村医的培训变得更为碎片化、形式多样化，对于村医们来说，压力也更大。但这样烦琐的、打卡式学习对村医们的帮助似乎并不大。

没有病人，我就坐在那里，反正左学习、右学习这么多学习，是不是？像前段时间我都搞四个学习视频（课程），看不了这么多。就你看基金会布置一个，还有我现在自己买了个学习考执业（医师）的（课程）。还有两个什么东西。总共四个视频。像这个基金会上次我学习了一个月，一个月都在看那个视频。上次考了，前几天又考了，现在又下这里培训了。（访谈记录：202307HSYL20）

培训是好的。但是像我们在手机里面培训根本没什么用。有的时候我们就把两个手机放在那里，哪有心思听。他们要你们看完之后要交个截图，考一个认证。手机的考试你不知道，中医和我们互相帮忙考，而且还有时间限制。（访谈记录：202307HSYL09）

真正要我们乡村医生提高，要分到人民医院什么科室再进修一下，要进修，学到真本事……叫临床经验，打个比方你这个病人你就看不好，医院就看好了，说明医药技术还不够，是不是？要到临床一线去学习，多交流，和书本上的知识相结合，临床与医书知识相结合，就提高得更快。（访谈记录：202307HSXY19）

每年有在手机上学习的，也有去县医院进行的讲座。我们一直也想到大医院去进行一个轮岗学习。对，如果有这样的机会的话，我们肯定是想去的，但是一直没有这样的机会。关键你也走不掉，我们这里每个村都（只有）一个村医，就一个村医的话你就走不掉。（访谈记录：202307QMXY05）

综上可见，村医们其实是有比较强烈的自我提升、终身学习的需求的，这一方面受到不断发展的医学技术的促动，另一方面与他们的收入挂钩，因而——和学生类似地——他们以学习、考试作为职业提升、自我提升的主要方式。但近年来日益繁多的组织化学习任务也有可能挤占他们主动学习的时间与精力，再加上考证难度大、生存压力大，村医们陷在日复一日的日常事务性工作中，对自主学习显现出了心有余而力不足的态度，职业提升也成为一个力所不逮的理想。

三 展望：职业发展与未来选择

村医们的身份具有两重性，一面与体制产生着千丝万缕的关系，受到体制的监管；一面游离于体制之外，拥有一定的自主性与自由度。正是这身份的双重性让村医们面临着自由与限制、风险与保障之间的张力，而如何运用自如、管理风险、应对限制、寻找保障，成为村医们决定是否留下继续做村医的重要考量。

（一）职业满意度：性别差异与收入差异

如上文所述，村医的群内差异性较大，因而他们对于职业的满意度也有所差异。

1. 性别差异

女性村医普遍对于工作的满意度较高，原因在于村医工作地点就在本村，对于工作环境相对熟悉；村医的收入较为可观；村医较为自由的工作安排方便女性村医及时照顾父母小孩；村医工作受到村里的支持（根据访谈记录：202307SXXY08）。

对于女性村医来说，传统"男主外、女主内"的性别分工依然在一定程度上发挥着作用，她们不用对家庭收入负主要的责任，家计的压力相对较小，因而她们往往会为了方便照顾家人、处理家务而留下来，较少有出去打工的想法，对于她们来说，村医更像是一份稳定的、自由时间较多的"兼职"。正如马医生所说。

说实话这个工作没有什么技术，你靠那个养家是不可能的，是不是？女性多的目的是带着干，是带着一起做妇保这方面。（访谈记录：202307YDXY06）

郭村医有两个孩子，大女儿已经大学毕业了在实习，小儿子从初中起就在县城读书，她从那时开始就在县城租房陪读，现在儿子高三。他们家在县城已经买下了一套房子，但还没有交房。郭医生的老公常年在东莞打工，是和机器相关的行业，已经做到了类似包工头的位置，丈夫在外打工的工资是家里的主要收入来源。虽然她对丈夫的收入绝口不提，但他们家里在县城买了房、能供儿子在县里上学，乡下的房子面积也不小，想来一年在外的收入不在少数。郭医生每天给儿子做完早饭、送孩子上学后，就会搭公交车回村里坐诊，下午5点多返回县城接孩子。虽然人在村里坐诊，但她的心总被在县城的儿子牵动着，有限的坐诊时间和有限的精力分配也限制了郭村医的诊疗能力，她为了不耽误回县城接儿子放学，基本会避免给患者输液。

因为我要到县城来了，有的看病的要吊针你也不敢打吊针，你要下县城，如果有人在吊针也走不了，小孩在县城上学我必须下来。现在如果要去县城也不安全，就怕万一有什么反应，输完液了之后有反应之类，不敢吊。（访谈记录：202307HSYL06）

因为郭医生生活的重心主要在家庭，所以她对于村医的工作比较满意。虽然存在福利保障不足等问题，但她说："反正工资就是这样，大家都差不多。想也没用。"在被问及会不会考虑换工作时，她也说："没有想过，在这里就挺好的。"（访谈记录：202307HSYL06）

青门县也有类似的案例。

我以前是做护士，然后考的乡村医生。2004～2005 年在马鞍山市妇幼保健院；2005～2009 年在上海黄浦区精神卫生中心；2010～2012 年在八六医院做护士，2012 年之后就在这边做村医。当时想回来做村医是因为小孩子需要照顾，所以就回来了。我家里人也都在这个村里，当时考试的时候，可以按照名次进行分流的，但是因为我本身就是这个村里的人，我对这个村子也比较了解，所以我当时就选择回了本村。家里五口人，父母，丈夫和小孩。小孩现在在青门县上初中，丈夫在青门县上班，我平常都是早上来村卫生室上班，晚上再回青门县。因为现在小孩上学，就天天晚上回青门县，白天都在村里。（访谈记录：202307QMXY05）

　　对于男性村医来说，影响满意度的因素有很多，收入水平、福利保障、工作压力、工作自由度、与上级医疗卫生部门的关系等，都会影响他们对于工作的满意度。有一部分村医表达了对这份工作的不满，他们（特别是年轻村医）表达了"村医越来越难做"的意思，收入低、风险高、行政任务重、没有养老保障成为主要的困境。

　　你一个卫生室工作人员在里面上班，不当主任不当任何（职务），只有 1200（元），我们的收入非常糟糕，因为我们没有完善的上面的支持，而且我们早上晚上随到随开诊，这个是我们要反对的。农村是习惯了，是你一个电话打过来找你了你就要过去。比如说我现在关着门下班了，那一个电话过来，我们没办法，因为也是一个人情。还有你来了一个人治疗一下 10 块钱，它有一个绩效给你，只先给你 4 块钱。他过来看病你不能不给他看，我们必须来，这一块我们是非常可悲的。（访谈记录：202307QMXY02）

　　这个东西高风险、低收入……乡村一体化你肯定要拿工资，要买社保，你不解决养老问题，怎么说乡村一体化，现在是干活一体化。我们这一批人，都是 40 多 50 岁的人，考虑的都是养老，再过 10 年大家都不要他搞了……再加上我们现在全部是医院管着，我们医保什么东西都走医院过去，弄来弄去弄了一点点钱给我们。以前医保不归医院，像现在医保都走医院，越搞越"啰唆"了。（访谈记录：202307HSYL09）

我们实话实说，这几年村医工作的话，因为直接面对基层的工作真的很难做的，然后如果说你不熟悉这个村的情况，因为第一你要对村情况比较熟悉，第二要具备一定的专业知识，第三相对来说对于我们这个地方的待遇还是有点低，有时候真的很多人不愿意做的。（访谈记录：202307YDXY05）

2. 收入差异

客观来说，村医的收入在乡村社会、与当地务农为生的村民相比，还是相当可观的。青门县的臧医生曾经考虑过参加当地八六医院、县医院的招聘，但由于单位只够买最低档的五险一金、与科室其他人员打交道需要磨合以及没有事业编制的问题，臧医生最终拒绝了这次应聘。八六医院的收入与村医的收入差不多。他的工资主要包括一般诊疗费、基本公共卫生服务经费和药品零差率收入。臧医生平均下来"月收入在四千到五千元"（访谈记录：202307QMXY04）。

也有一些村医能够利用村医工作的自由度，发挥自主性，依靠副业或自身超高的医术实现了年入六位数以上，比如红山县村医张医生就巧妙地把风险与卖保险相结合，化风险为机遇。张医生兼职做××品牌的保险已经将近10年了，借着村医工作的灵活性、医生身份的"权威性"和对村中民情的熟知，他如今已经是一支100多人团队的经理，疫情前行情好的时候月收入能达到6万~7万元。

找客户，我不讲，先找有车子的，车子的，他必然要（买），国家规定强制险，他肯定要交了，现在人的保险意识比较高，他第三这类险要买喽，就让他买了车险，然后你再跟他聊一下寿险之类的，他们就是有风险意识了，所以他慢慢（就买了），他有的是买了保险的，有的出了事故的，出了事得到理赔过的，他是会介绍身边的亲戚朋友之类的，来找你们，是这样，基本上转介绍更多。基本上是熟人转介绍很多……那个肯定，跟我是医生的名义也有很大的关系。（问：你会给村民去介绍这些保险吗？）肯定会啊，他们一些保险不是搞了几年，65岁以上的老人，一块钱的意外保险，就是推行了几年免费的，老人家就出一块钱，公司垫资，搞了几年的活动，他们有的老人家，也确实是因为意外险得到了赔偿，他们有的家的子女一看就说这个保险是真的，所以现在（卖）保险也是越来越好做了。（访谈记录：202307HSYL02）

除了张医生，红山县的村医们基本发展出了一个能够维生的副业，比如开小卖部、开药店、种植或养殖、简单投资……正如康医生坦言的：

> 我们就坐吃山空，像我们没有第二职业，没有第三职业，那是混不下去。（访谈记录：202307HSYL01）

不过，如果村医个体的观念较为保守、能力相对不足，无法较大程度地利用其身份便利和自由度的话，收入低可能会成为他们对工作不满的原因，特别是在聘用制、乡管村用落实的水县、银洞县和青门县，兼职与副业的情况并不常见。村医的兼职情况见表3-2。

> （收入在村里）一般。村里别的人还是做农业、搞养殖。（访谈记录：202307YDXY03）

> 上面工作肯定好，因为这一份工资很低的，只有基本生活保障。（访谈记录：202307YDXY08）

表 3-2　村医兼职情况一览

	频数	频率
没有从事其他类型的工作	606	0.579
在私人诊所或药房	44	0.042
在村委会任职	110	0.105
在乡镇街道卫生院上班	50	0.048
经营自家生意	89	0.085
兼顾自家农活	367	0.351

收入低的主要原因在于患者的流失，交通的便捷、收入的提高，让村民的就医选择越来越多元，县城的医疗资源已是触手可及，省会乃至外省大城市也不再遥不可攀，相比之下，技术有限、设备落后、药品不齐的村医失去了自身的优势。同时，在相应的医保政策下，在村级就医的报销比例较低，从经济因素考量，村医在很多时候也并非村民就诊的第一选择。一些村医很好地分析了村级医疗的困境。

我们现在在家里搞点乡医，真的是好难赚钱。为什么？人口流动太大了，第一点就是移民，比如三溪村移民出去的，压根儿就不在这儿住，移到县城、移到镇里来了，以前住在村里比较偏远的山沟里，国家政策移民了；第二点，现在经济发达了，有钱的人全部到县城买房了，我的小孩都转到县城去读书了；第三点，现在这么多年脱贫，还有乡村振兴，以前贫困人口在我们县城住院，报销比例要达到90%，在我们乡下住院，全免费，那所以说，我是一个农户的话，我到县城治病能报90%，回到禾源医院去都免费的话，我肯定不会到你乡村医生来啊，你看看病，到我那里看最少要（收）18、20、30（元）这样，是肯定要收费的，不可能我给你免费啊，对不对？这个生存真的，一个正常的上有老下有小的人话，在家里搞真的很难生存。所以为什么我现在要出来搞兼职呢，否则我在家里，就待不下去啊。因为你维持不了家里的生活，你每年在家里看病，还要欠账，还要什么的，你肯

定会考虑其他的，说实话。（访谈记录：202307HSYL13）

当然，村医在诊疗能力上的劣势也并非自身"不上进"导致的，更多是结构性的困境。在客观上，村医用药受到国家基本药物名录的限制，繁忙的公卫服务和培训要求挤压了他们提升医疗技能的自主学习时间，低微的收入让他们无法购置高级的医疗设备；而在主观上，对医疗风险的担忧也让他们自缚手脚，能看的病种越来越有限。

> 发展不好的就是看病那块。就是病人太少，病人少了，大病、严重的病基本上不敢，也怕医疗风险……搞得我们现在看病不好看，说实话，现在在家的基本是小孩跟老人，风险系数也大，也没什么保障，出了医疗事故的话（都是大事故），现在一个医疗事故（都要赔）五六十万（元）的。能用二三十万（元）解决都是蛮难搞。像媒体跟法律对我们医生……这个职业很难搞，特别是我们基层没有保障……像那个20年以前，医疗风险没这么大的时候，基本上好多相对是很严重的病，我还会跟他治，是不是？医院也是，不会推责任了。现在要这个责任，我怕，所以要走，这一推推到上面，上面重新给你讲了又怎么样弄一下？你这个住院费用不是要搞，搞到你这个合作医疗。（访谈记录：202307HSYL20）

> 像我们乡医根本就没什么保障，也没有说他们，只有等鉴定的。像我们乡村医生行业里说得好一点，在我们村里面比一些种田的人是好一点。你又说要其他的，你又没有一点保障，你出了一点风险都是我们自己承担的。一般大的医疗风险的话，你肯定要赔钱的，你要怎么赔。你赔得起的话，在自己能够承担的范围，那也就会去承担。你承担不了的话，那也没办法，就只有说通过法律什么的（途径）去解决了，是吧？现在的人只要是你出了一点问题，他也不管怎么样。反正现在的思想也是改变了，我感觉现在人的人情味是那个了。他只要

是出了风险，他也就是为了那一点钱，他也不管你是怎么样的原因。（访谈记录：202307HSYL27）

（二）现实困境：严格管理下的非编人员

1. 期待保障

对医疗风险的恐惧主要来源于保障的不足，福利和保障的问题也成为目前村医们普遍最关注、最期待解决的问题。村医目前的保险情况见表3-3。作为游离在体制之外的村医没有机构与保险兜底，这意味着村医须以一己之力应对潜在的医疗事故及其背后庞大的风险，这无异于赤膊上阵，政策法律没有相应的保障措施，再加上媒体的放大与引导，这些在刘村医眼里都像一根根无形的链条拴住了乡村医生的手脚。

现在的媒体就是倾向于（患者）这边，是不是？你要法律规定一下，现在死了一个要赔偿多少。基本上有些医生看病还是蛮大的负担，他不比你正规的大医院，大医院的除了医疗设备又齐全，基本上又有保障的，出了医疗事故那个医务科之类的是不是给你解决，是吧？我们遇到的话基本上是没有保证。一些病都是好难的，也没什么设备，是不是？（访谈记录：202307HSYL20）

日益强烈的风险感知让村医们普遍地期待社会保障和福利政策的跟进，特别是迫切地期待养老保障问题的解决。

（问：您的养老保险是职工养老保险吗？）我们当时（在八六医院做护士时）在那边买了两年的保险，后来回来之后是2013年给我们一次性买断，政府不知道交多少钱，我们个人交29000元。

（问：您觉得做了村医之后，您对村医工作的满意情况怎么样？）满意肯定是满意，但是我们村医觉得唯一得不到的就是所有（有编制）

的人都在进行的职工养老保险，我觉得我们这一点就还没得到满足。因为像工资，你给我少一点或者补助少一点我们都能接受，唯一这一块没有得到相应的满足。全国还这么多村医怎么能提得上来？我跟你讲疫情这三年都没给我们上保险，疫情结束后就更不可能有保险了。疫情这几年我们底下所有村医是最辛苦的。（访谈记录：202307QMXY05）

（问：当村医有没有其他的一些公共的福利，比如说政府帮你买保险，买养老基金这些？）有一个公司买的人身意外险，其他的像那种养老的（保险）没有，没有医保，都得自己交钱。（访谈记录：202307YDXY06）

即使是借助村医身份的灵活性实现"经济自由"的村医，也一定程度上期待将村医纳入乡村一体化之后的福利与保障，尽管进入编制意味着更少的自主性和更多的限制，及其带来的收入的降低。

要真正搞一体化，对我的损失肯定很大，但是怎么讲，我们年纪越来越大了，之后退休，我们就要享受退休养老这一块，事实上一体化后，养老那一块就有保障，是吧？（访谈记录：202307HSYL02）

表3-3　村医目前拥有的保险情况

保险类别	频率
城镇职工基本养老保险	0.152
城乡居民基本养老保险	0.701
灵活就业保险	0.138
医疗事故强制责任险	0.056
其他类型的商业保险	0.062

在村医们看来，进入体制就能解决养老保险的问题，这种对入编能够带来的福利的感知多来源于一种"相对剥夺感"，在访谈中，村医们都不自觉地把自己和村里的兽医和教师做比较，言下之意是在很多村医心目中，

自己在乡村中的位置与作用是与兽医和教师齐平的，自己本应隶属于体制、享受体制内的待遇和福利。

三年的疫情，我们没有（解决养老保险的问题），人家一次禽流感，那些兽医就已经解决了，解决了养老的问题，我们到现在，你想想经过多少次，我们经历得更多，比如非典、手足口病、禽流感、人感染禽流感……（新冠）疫情三年，你看看哪一次没有我们在前面，到现在，我们什么东西也没解决，不要说了，养老问题都没解决。有一次跟我们讲你们放心，这两年就会给你们解决这个养老问题。你看看到现在，我的耳朵都听出老茧来了，还没有，是不是？（访谈记录：202307HSYL04）

我们就算是农民，现在没有身份，都靠我们自食其力。国家层面能够给我们解决养老问题是最好，是吧？我们能够更好地服务于群众老百姓……第一年的禽流感过后，我们乡镇的兽医就转正了，国家正式工每个月发多少钱，现在我们乡村医生是经过了2003年的非典，到现在的新冠疫情这3年，我们全心全意付出了，但没有什么回报……我们建议从国家到省级层面解决我们的养老问题，我们省用300块钱就想要解决我们乡镇医生是可笑的事情……我是觉得就可以按照从医了多少年，给补是吧？补执照交满15年，我觉得是这样子比较合理是吧？或者说超过了60周岁的，一次性补多少钱，就和我们以前的那些民办教师一样的，是吧？……但是现在都没有，现在是退休的就是300块，你没退休的你是自己干的，你能够赚多少钱就赚多少钱，就这样自负盈亏，就像我们刚才说的"人医不如兽医"，是吧？我们"人医"在这些疫情中，我们都积极参与，可一分钱都没有，还要吃自己的。（访谈记录：202307HSYL03）

一些村医认为"转正"和"一体化"可能是村医的未来。

> 我刚才讲的乡村一体化，可能慢慢地转向做公卫。公共卫生服务，健康宣传是吧？可能就是村级不搞医疗了，如果实现了一体化，也有可能村级就不搞医疗了，直接办理转诊了，可能说一些职能的转变。（访谈记录：202307HSYL03）

2. 日益规范的管理

村医目前是基层医疗体系的重要组成部分，但是不论是否实行聘用制，大部分村医尚未正式进入体制内，还具有较大的自由度与自主性；但村医们在很大程度上依然受到乡镇卫生院、县卫健委等组织的管辖，而体制的监管与处罚也给村医们带来了很多的困扰，其中最为村医们不满的还是监管及其带来的处罚。

> 我去年（被）查了一次，我就是一盒药，当时也是医药公司的，拿了10盒那个药，就是其中有一盒过期了，罚了我2万块，我当时很不服，我一年才收入多少钱。就去年五六月的时候。他就这样，如果你跟他关系熟了拿1000、2000（元）给他，他一年不来查你，我关系不熟的话，查到我们就要罚多一点，我们拉关系没用……现在左检查右检查，反正稍不注意的话都进入罚款。（访谈记录：202307HSYL20）

> 半年考核一次，一年两次。公卫去抽到的村子里考核。考核是对乡镇整体考核。诊疗看开的处方对不对，一个月考核一次，开错了要罚款，罚掉诊疗费8块钱，最多有罚过两三千（元）的。比如代开、诊断不明确、开错都要罚，村医的知识是有限的。村医被罚款很多。公卫一般不会罚款。（访谈记录：202307YDXY03）

村医们不满的不仅是处罚力度与他们的收入不成正比，更在于这样的处罚主要基于运气和人情关系，不公正感在村医们心中油然而生。

> 反正我们这些乡村医生都会说，你跟困在一个鸡笼里面的鸡一样的，他随时抓一个，不知道是抓了哪一个。反正他年年抓，就这样循环着来。（访谈记录：202307HSYL27）

> 他考核就是看人，我看你不顺眼我就搞你，我进到家里吃饭什么的，你就考满分，是这样的。（访谈记录：202307HSYL08）

不过在村医的直接上级部门——乡镇卫生院看来，这样的考核与奖惩机制也是受到更高一级的医疗卫生部门牵制的，因而是合理且重要的手段。

> 我们有千分制考核，医疗占了50%，党建占50%。公卫服务和医疗服务占考核分数差不多。考核分数对我们医院的每个人，包括对医院的整体拨款都有影响……考核分数低于890分就会扣你钱，扣整体的，从院长考核到单位考核到你们家所有都要扣钱，然后你考得好，比如前三名还有奖励的。（访谈记录：202307QMXZ04）

在村医们看来，体制的"束缚"一方面来源于监管考核，另一方面则来源于繁重的公共卫生服务。

> （花在公卫上的时间比看病的时间）肯定得长几百倍，我看病（时间）有这么多了，我公卫就不干了。我看病能一天到晚这么做的话，我收入得高得多。（访谈记录：202307HSYL09）

> 做公卫（工作太）烦琐，全部（工作）都要搞，而且现在要到第一线，还要把人脸录入，就这么复杂，你给他一个精神病人看病，你要跟他沟通，你要跟他家里沟通，要随访一年一次，实际上（得有）

四次随访，去一次就要给他看（病），要问他情况，四次电子版纸质版档案都要有。（访谈记录：202307QMXY02）

体制的规制直接带来了村医们与作为其"直接上级"的乡镇卫生院的充满张力的关系，因为乡镇卫生院掌握着对村医的"生杀大权"，几乎全方位控制着村医收入的各个组成部分：首先，村医证的年审权力掌握在卫生院手中，如果年审不通过就会被吊销执照，下一年就是无证行医；其次，对于聘用制下的村医来说，他们受雇于乡镇卫生院，其考核结果会影响下一年的聘用关系；再次，乡镇卫生院负责对村医进行绩效考核，得分高的村医能够获得更多的公卫服务费，直接影响到村医的收入；最后，乡镇卫生院甚至能够控制村医的患者源。

（工作压力）不是很大，有些比如突击检查、好多工作一下子出现这种情况下，肯定就感觉压力要大一点，平时上下级统筹好工作也不是太难。现在卫生院都是清单式管理，比如说每次的事每一次调度，说今天必须完成这个事情，今天没完成，就计入考核，计入聘用的依据。现在还是一年一聘，如果工作不到位，到时候这个档案一上来就没办法。我们属于村聘，村级先统一，再到乡镇卫生院，再到县卫健局，任何一个地方不同意都不行。（访谈记录：202307YDXY02）

你们听过没有？乡村医生要给医院送病人！这是指标性的，这是硬性的东西。你没有给乡镇卫生院送病人，你就是没有完成他的指标；没有完成他的指标，年底的时候不能给你年审……干脆的，你们我们也不管，你们爱怎么弄怎么弄，自己想办法，我们还好一点，不用这些杂七杂八的东西困在你，你自己还好干一点，是不是？干好了，干多干少，看你的本事了，看你的这个专业了，病人多你得多，收入高一点，现在，你除了为自己那点儿收入，你还要为医院考虑到有没有收入，是不是？（访谈记录：202307HSYL04）

作为体制边缘人的村医大多对目前"无组织，有纪律"的工作状态不甚满意，不少村医都抱怨现在"好难搞"。他们没有编制，因而福利待遇较差、社会保障不足、风险抵御能力较弱，虽然由此获得了较高的自由度和自主性，如果能较好地利用自由的工作时间、自身的专业技能与嵌于乡土的人情关系，便能达到当地较高的收入水平；但自主性的发挥是有很大个体差异性的，如果一个"老实人"固着于村医的岗位，仅在村医框架内行事，便可能面临收入低、风险高、无保障的窘境（事实上在我们的访谈中也不乏这样的"老实人"）。同时，"无组织"不代表着"无纪律"，村医们受到基层医疗卫生部门的监管，大部分时间需要开展体制委派的公共卫生服务、应对体制的考核和处罚，这也构成了村医与以乡镇卫生院为代表的基层医疗卫生机构之间的张力，这也是他们对目前工作不满的来源之一。

（三）未来考量：家计权衡与政策福利

面对"好难搞"的工作现状，村医们会选择离开还是留下（未来打算情况见表3-4）？去留之间，影响决策的主要因素是什么？

表 3-4　村医未来打算一览

未来 5 年规划	频率
前往乡镇/街道卫生院或县级医疗机构工作	0.046
打算从事如村委等公务人员相关工作	0.007
继续从事村医工作	0.743
打算做生意或外出务工	0.055
开私人诊所或药房	0.034
没想好	0.099
其他	0.016

1. 家计权衡

收入是首要的约束条件。除了少数医术精湛、疗法独特、设备先进的村医（主要是中医）能依靠诊疗实现财务自由，以及少数依靠成功的副业实现收入跃升的村医，大部分村医都表达了生活的拮据。

> 没有存款，肯定是攒不了的。都负债了哪还有存款。我们搞乡医的，现在我估计至少有一半的人像我这种处境的，有一些像我这个处境都真是还达不到的。像我有一些在卫校出来的同学，我随便都可以拿几个人出来说。（访谈记录：202307HSYL27）

但收入并不是影响村医去留最关键的因素，比如目前负债10多万元的刘村医依然对换工作持保守态度。事实上，个体的收入需要放回整个家的运行中去考量，在乡村中，家庭成员的收入依然主要是为家计服务的，因而在收入的约束条件下，"家"的逻辑是村医决定去与留的关键，而"家"的逻辑也随着村医生命历程的变化而不断变化着。

对于年轻的、未成家立业的个体来说，"家"的约束主要来源于父母的意见。

> 那医院要打电话，父母又是打电话说要回来，年纪大了，你不回来建个房，人家都建房了，是不是？医院也打电话，你不回来就取消你的乡村医生资格了，等一下你就没有那个了。（访谈记录：202307HSYL04）

对于上有老下有小、经济压力较大的中青年男性村医来说，去留的决策是在维持家计和照顾老小的博弈中徘徊流动的，当村医的收入能够勉强支撑时，还是选择以照顾家人为主，往往会将就着留下，当然他们也随时可能为了生计而离开；如果收入难以维持家计时就会选择外出打工，未来也有可能为了老人养老和孩子读书再次回来。因而去与留的选择是流动的，是收入与家庭之间的动态博弈。

> 主要是小孩比较小，要上学了，在外边打工实在是不方便。也正好本村在招村医，想着自己也学习过，能为当地老百姓多服务点就多

服务些，然后就去乡镇卫生院里面去报考了，2018年就考上了，就顺利地一直搞到现在了。（访谈记录：202307SXXY05）

我出去打工的话可以啊，我去打工我（赚钱）更强了。但是我走不了，我有老人在家，有小孩。我出去打工的话一年能有10万。我现在有药师证出去到药房上班，8000（元）打底，到深圳、杭州、浙江这些地方，最少8000（元）。是的，就到药房去上班也有8000（元）打底。如果还能在门店跟（着）看一点病的话，赚的钱还多一点。我在家没办法，走不了。（访谈记录：202307HSYL10）

大部分结了婚的，都两三个小孩，像我们农村的，还有父母是吧？像有一些他父母是一个儿子的，他根本维持不了，到后面的话他也被迫的。像我们现在，基本的养老问题都没解决，到后面的话也看不到希望。也说像他们现在是中年了，小孩慢慢长大了，老人（的问题）又那么多，你自己又没保障。如果说家里面突然出一点什么意外的话，你那个家庭你都垮掉了。所以说很多人都是说，再干不下去的话，就直接去打工了。像这几年陆陆续续，都有些人就退出了，有很多人是因为一些收入的原因，他就被迫出去打工了。（访谈记录：202307HSYL27）

而随着年龄的继续上涨，村医不再是主要养家糊口的顶梁柱，他们在家庭中的角色发生了转变，因而对职业的态度往往变得更为保守，更倾向于安于现状。比如在问及想不想去县里行医时，谢村医回答说：

也想过，但是我们要看自己业务。业务如果好一点，我们就不打算出去，能养活自己就行了。我们这么大年纪，老是这样奔波也不好。（访谈记录：202307HSYL09）

2. 政策福利

其实对于留下的村医们来说，除了出于家计的现实考量和理性计算，他们对于村医的未来也是怀揣期待与信心的，他们期待着国家能把村医纳入编制，他们在观望，在等待一个属于村医的、政策的春天。

前年的时候，我们不是提到了要改善乡村医生的待遇，还有养老这一块，不是提了吗，现在他们在考虑把乡村医生转型。就是乡村一体化，他们不是讲，本来是去年就要弄，不是去年就要搞两个乡镇搞试点，他们不是说，今年下半年有可能要弄一个搞试点。（访谈记录：202307HSYL02）

第一看国家的政策，第二看家庭情况。我们还有小孩，比如孩子有点出息的时候，如果他需要父母，我们支持他，我肯定会选择退休了。如果我还在家里休息下，如果你们还会相信我，我就给人开个方子吧，我就不占着这个了。但如果家庭条件不行，后面政策没有，肯定还会选择继续。（访谈记录：202307HSYL13）

而村医们的期待也不无道理。面向未来，乡村一体化或许是大势所趋，县聘村用、乡管村用、村医聘用制在水县等地已经实现，乡村医疗卫生体系改革得到各级政府的重视，十四届全国人大即有针对完善村医培养、村医职业化和养老保障等相关配套措施的有关提案，国家释放出来的积极信号是村医信心的来源。

因此，去与留之间，是现实与希望的双重考量，在收入的硬性约束下，对家计的现实考量和对政策的未来希望交织在一起，村医个人的生命历程和职业生涯发展交织在一起，形成了一个动态的决策机制。

四 小结：形似质异的乡村医生

从村医的职业生涯看，村医群体内部存在显著差异。他们看似有着相同的身份、做着相似的工作，但作为基层医疗卫生体系的"边缘人"，他们在规范化和自主性之间、在没有编制和体制的严格管理之间，走出了不尽相同的职业道路。不过相同的是，从入行到职业提升再到未来走向，国家力量和个体能动交织缠绕，共同形塑着村医的职业生涯。

首先，国家不同时期的政策导向影响着不同年代村医的发展历程。"规范化"一直是国家对乡村医生发展定位的趋势，只是国家力量介入乡村医疗卫生体系的强弱，一定程度上决定了村医规范化与自主化的博弈情况。从"消失的赤脚医生"到"留下的乡村医生"，这一阶段国家对村医的约束相对宽松，老一辈村医往往通过非正式的学习（师徒制）获取职业技能，且没有严格、规范的准入机制，因而进入与留下主要依据以医术为基础的患者数（有些村医把它称为"生意"），更多地遵循市场的逻辑，因而村医更有动力提升技术。而随着 2002 年《关于进一步加强农村卫生工作的决定》的出台，村医的培养与准入日益规范化，对村医的定位日益行政化。正式的学校教育逐渐替代师徒制，村医技能形成与准入资格逐渐被医疗卫生系统垄断，并逐渐向"执业医师"转化。因而青壮年村医中专毕业后一般通过统一的考试进入村医岗位，他们职业提升的手段往往在于考更高级的执业证书。而未来，县聘村用、乡管村用、乡村一体化的普及成为趋势，村医去与留的抉择也与对入编政策的期待相关。

其次，对于还未入编的村医们来说，个体自主性的发挥和对村医自由度的利用也成为他们职业发展差异的重要来源。村医身份具有多重属性，他们一方面与体制有着千丝万缕的联系，却又不直接隶属于体制，既可以享受体制带来的在乡土社会的部分"权威"，又拥有自由的时间安排与活动空间；另一方面他们是连接着基层村民的医疗需求与政府公共卫生服务的重要中间人，他们来源于乡土、扎根于乡土，却拥有高于乡土的专业技能与特殊身份。在这多重性之中，村医们手握着特殊的策略性资源，而能否灵活地利用好每一重属性带来的便利就成为差异的来源。一部分村医，依托在乡村中积累的社会关系与社会声望，利用村医工作的自由性，发展出成功的兼业兼职，成为乡土社会中的"能人"；另一部分村医，特别是中医，发展出还未被政策规范的特殊疗法，通过自主学习、终身学习以提升职业技能，进而实现收入跃升；还有部分村医被固着在村医的岗位上，受困于日常繁杂的公共卫生服务与行政性培训，在日复一日的事务性工作中落入了收入低、风险高、限制多、福利保障不足的窘境。

最后，村医职业生涯的发展是与他们的生命历程纽结在一起的，不同人生阶段的村医面对相似的境遇可能会做出不同的职业选择。不同的年龄与性别及在家庭中不同的身份，都会让他们在职业发展的岔路口做出不同的选择，"家"的逻辑是贯穿村医的职业生涯的。在入行之初，多数村医就是听从父母或亲属的建议而选择成为村医的。而在工作不顺、决定去留之时，"家"成为收入约束之下首要考虑的因素，照顾家人的道义与养家糊口的压力在青壮年男性村医身上不断博弈，构成他们职业道路选择的动态机制。而对于没有养家糊口压力的年长村医与女性村医来说，安于现状似乎是更切实的选择。

总之，在种种期然与非期然的、主动与被动的、宏观与微观的因素之下，村医们走出了形似质异的职业发展道路。而未来，在村级医疗需求日益流失，村医群体日益行政化、规范化的趋势下，村医们又将走向何方？如何留住村医、吸引新鲜血液，或将成为更重要的问题。

第四章
乡村医生收入状况

乡村医生在中国农村地区扮演着至关重要的角色，他们是为基层人民群众提供基本医疗、基本公共卫生服务、家庭医生签约服务的基层卫生技术人员，其薪酬待遇和养老保障问题一直备受社会各界关注。长期以来，由于特殊的工作环境与职责要求，乡村医生工作任务重，服务范围广，薪酬待遇较低、养老保障机制不健全等问题突出，导致岗位吸引力下降、人才流失严重。落实和完善乡村医生收入待遇与保障，有利于提高乡村医生职业认同感、稳定乡村医生队伍、完善基层医疗卫生事业。本章主要围绕中国乡村医生的收入情况，探讨乡村医生的薪酬分配政策、收入构成、收入水平、收入差异、养老保障以及影响收入的因素等内容。

一 收入来源与收入结构

完善乡村医疗卫生体系，是全面推进健康中国建设的迫切要求，也是全面推进乡村振兴的应有之义。党的十九大以来，党和政府出台了多项政策文件以促进乡村医疗卫生体系健康发展、提高乡村医生薪酬分配和待遇保障。

2023 年 2 月 13 日，《中共中央 国务院关于做好 2023 年全面推进乡村振兴重点工作的意见》（中央一号文件）强调"推进医疗卫生资源县域统筹，加强乡村两级医疗卫生、医疗保障服务能力建设。统筹解决乡村医生薪酬分配和待遇保障问题，推进乡村医生队伍专业化规范化。"

2023 年 2 月 23 日，中共中央办公厅、国务院办公厅印发的《关于进一步深化改革促进乡村医疗卫生体系健康发展的意见》，将"乡村医疗卫生人才队伍发展壮大，人员素质和结构明显优化，待遇水平得到提高，养老等社会保障问题有效解决"列为目标任务，并明确"切实落实乡村医生多渠道补偿政策，统筹解决好乡村医生收入和待遇保障问题，健全多劳多得、优绩优酬的激励制度"，强调"严格落实乡村医生基本公共卫生服务补助、基本药物制度补助、一般诊疗费政策，动态调整补助标准，逐步提高乡村医生收入"，"提升乡村医疗卫生机构全科医生工资水平，使其与当地县级公立医院同等条件临床医师工资水平相衔接"。

2023 年 3 月 23 日，中共中央办公厅、国务院办公厅发布了《关于进一步完善医疗卫生服务体系的意见》，要求"落实基层医疗卫生机构绩效工资政策，合理核定基层医疗卫生机构绩效工资总量和水平。落实基层符合条件的高层次人才工资分配激励政策。落实乡村医生待遇，做好乡村医生社会保障工作"。

（一）乡村医生的收入来源

乡村卫生服务一体化管理后，乡村医生的收入可以分为基本工资、公共卫生服务补助、诊疗业务收入几大部分。下面将介绍乡村医生各项收入组成的具体情况。

1. 基本工资

基本工资是乡村医生工资的核心组成部分，通常是按月发放固定的薪酬，可以保障乡村医生最基本生活需求。乡村医生的基本工资水平和其他卫生体系中的医务人员不同，后者的基本工资水平根据工作年限和职级职称等因素影响而浮动，通常来说，随着工作年限的增加和职级职称的提升，基本工资会逐步增加；而对乡村医生来说，不同工作年限、岗位分工的基本工资都保持一致。

各地基本工资的额度各有差异。一般来说，受到财政能力的影响，发达地区的乡村医生基本工资较高，而在欠发达地区相对较低，如贵州省银洞县乡村医生基本工资为每月 1017 元，云南省水县为每月 1200 元，安徽省青门县政府基本工资补贴为 1500 元。但是也有部分地区乡村医生没有基本工资，如江西省红山县。

为了鼓励乡村医生持证上岗，部分地区对具有执业医师、执业助理医师资格的乡村医生、担任村卫生室负责人的乡村医生在基本工资分配方面给予倾斜。如安徽省根据村医持证的不同类型，分为乡村医生、执业助理医师、执业医师三类，还有一类是村卫生室负责人，按照在每月最低基本工资 1200 元基础上浮 200 元、400 元不等。如同时持有执业医师证和担任村卫生室负责人，就可以在基本工资 1200 元的基础上增加执业医师证 400元补助和村卫生室负责人 200 元补助，每个月基本工资可以达 1800 元。

2. 公共卫生服务补助

公共卫生服务补助是为了鼓励乡村医生积极参与卫生管理、预防和健康教育等活动而提供的收入补助。国家基本公共卫生服务项目有 14 项内容，包括城乡居民健康档案管理、健康教育、预防接种、0~6 岁儿童健康管理、孕产妇健康管理、老年人健康管理、慢性病患者健康管理（高血压、糖尿病）、严重精神障碍患者管理、结核病患者健康管理、传染病及突发公共卫生事件报告和处理服务、中医药健康管理、卫生计生监督协管服务、免费提供避孕药具、健康素养促进行动。[1] 根据国家卫生健康委、财政部、国家中医药局、国家疾控局四部门联合印发通知明确，2023 年基本公共卫生服务经费人均财政补助标准为 89 元。[2]

14 个公共卫生服务项目有不同的服务对象和服务内容，被称为包。每个乡村医生根据自己的岗位划分，完成公共卫生服务包内的内容，并在卫健系统进行健康管理记录，目前农村地区的基本公共卫生服务很大一部分

---

① 详见国家卫生健康委发布的《国家基本公共卫生服务规范（第三版）》，2017。
② 详见国家卫生健康委发布的《关于做好 2023 年基本公共卫生服务工作的通知》（国卫基层发〔2023〕20 号）。

工作量由乡村医生承担。下面以云南省水县木楠村卫生室为例说明公共卫生服务与收入的关系：

木楠村一共有堂医生、蔡医生、欧医生三位村医，他们的分工情况如下：堂医生主要负责儿保（0～6岁儿童健康管理）和孕产妇健康管理，蔡医生负责中医诊疗、慢性病患者健康管理（糖尿病、高血压、肺结核、重精等）和老年人健康管理，欧医生只负责开药诊疗，他虽然本身不负责公共卫生服务，但会协助另外两位村医完成公共卫生服务。

这些公共卫生服务的分工也会体现在收入里。木楠村卫生室没有统一的账户，三个村医每人有自己的银行账户，工资打到个人账户，工资包含的各个项目收入金额，账户上都会标记清楚，在工资单签字的时候，就能看到自己所负责公共卫生服务项目的服务人数、达标次数、是否有违规导致罚款扣钱的情况。例如，0～6岁儿童和孕产妇健康管理的公共卫生服务补助都属于堂医生，去年木楠村共有儿童132人，孕产妇18人，今年生育的产妇有8人。不同年龄段的儿童健康管理补助金额不同，初生婴儿健康管理20元/次，3个月、6个月、1岁、1岁半的补助依次递减。2022年堂医生所负责的0～6岁儿童和孕产妇健康管理两项公共卫生服务收入超过1万元。蔡医生负责的糖尿病、高血压病人、老年人的随访有次数规定，糖尿病患者上个月有63人，重症精神病有8人，65岁以上患病的老年人有100多人，每季度要去体检一次，没有疾病的老年人每年体检1次，蔡医生一个月要随访20～30个人。肺结核按照结案的人数来算，补助金额是每人600元，去年蔡医生负责的慢性病患者和老年人健康管理公共卫生服务补助是12000多元（根据访谈记录：202307SXXY10）。

对于部分村医，公共卫生服务任务量远高于诊疗业务，其收入所占比重也相对诊疗业务会更高，总的来看，随着乡村医生工作内容逐渐转向公共卫生服务，其补助占收入的比重也越来越大。

> 我们就是以公共卫生为主。基本工作都是围绕公共卫生服务，诊疗有人就去看一下，没人就不看了，因为我们公共卫生服务太重了。

村老年人比较多，有300多个，其实平常随访的压力挺重，还有一些慢病管理，各方面的东西太多了，我没见着说都说不出来。从收入来看诊疗（占比）不多，一个月就是几百块钱，公共服务的补助一年可能有2万多（元）。（访谈记录：202307YDXY07）

基本公共卫生服务补助作为一种调动乡村医生工作积极性的绩效工资，会根据实际工作量、工作任务完成质量和线上、线下考核情况进行发放。目前各地乡村医生公共卫生服务等各项内容都要通过卫健线上系统实现健康管理的信息化。信息化平台的搭建也方便乡镇卫生院、卫健部门对乡村医生进行日常管理与考核，以检查乡村医生工作是否完成、流程是否规范，进行诊疗标准规范管理和绩效评价，提升基层医疗工作管理效率。总而言之，不同项目的公共卫生服务有基本的健康管理次数要求和不同补贴标准，根据要求完成服务、通过考核即可拿到相应补助。

村医每年都会有一次考核，考核的内容主要是公共卫生服务的完成情况，比如提醒小孩子打预防针、到孕妇或慢性病患者家里随访。平时不定期也会有药监局等上级部门来检查和暗访，有时候检查前会提前通知，有时候不会。但如果检查的时候发现村医不在岗，村医则会被扣钱，拿不到先进的奖金，奖金一般是几百块钱。（访谈记录：202307HSXY01）

乡村医生是家庭医生团队重要组成部分，家庭医生签约服务补助也是乡村医生收入的重要构成。一般情况下，乡村医生会将家庭医生签约服务的收入和公共卫生服务补助合为一项，统称为公卫收入。家庭医生是为群众提供签约服务的第一责任人，需要为居民提供基本医疗、公共卫生和健康管理服务，包括中西医诊治、合理用药、就医指导、转诊预约、健康体检、预防保健等内容。根据卫健委与国家医保局等联合发布的《关于推进家庭医生签约服务高质量发展的指导意见（2022）》指出：签约服务费是家庭医生（团队）与居民建立契约服务关系、履行相应健康服务责任，打包提供医疗服务、健康服务以及其他必要便民服务的费用。

《关于推进家庭医生签约服务高质量发展的指导意见（2022）》中同时强调健全激励机制：家庭医生的签约服务费由医保基金、基本公共卫生服务经费和签约居民付费等分担，在农村家庭医生签约服务补助由乡镇卫生院工作人员和乡村医生共同分配。原则上将不低于70%的签约服务费用于参与家庭医生签约服务人员的薪酬分配，签约服务费在考核后拨付。按照家庭医生签约服务应当由家庭医生、护士、公卫医师等组成、采取团队服务形式的要求，一般由乡镇卫生院和村卫生室共同组成团队进行家庭医生签约服务。家庭医生签约服务期是一年，每年签约一次，签约服务过程中乡镇卫生院会拿走一部分比例的收入。也有部分地区是由村卫生院的乡村医生单独签约，由村卫生室的村医共同获得家庭医生签约的补贴。

家庭签约服务也有指标任务，不同人群的家庭医生签约服务指标要求、补助标准不尽相同，总的来说签约人数越多，乡村医生工作任务、家签补助也越多。部分地区要求签约服务覆盖率达到75%以上，基本实现家庭全覆盖，儿童、孕产妇、糖尿病患者、贫困户等重点人群签约服务覆盖率要达到100%，不同人群的家庭医生签约服务补贴也不尽相同。

> 关于"家签"的收入，我们卫生室一共签了2000多份，4个村医平分，一人大概发了1万块家签补助。家签的费用分两笔，普通人群只有12块，建档立卡贫困户和三类人员是24块。每个人都有的12块是医保给的钱，公卫还补贴12块。（访谈记录：202307SXXY01）

> 去年共和556位村民签了家庭医生，今年签了690位村民，每年签约一次，和公共服务的500位左右人群大部分重合，高血压、糖尿病、老年人、儿童、孕妇等是必签，剩下的基本是他们的家里人，补助12元一个人，老百姓不需要掏钱。另一位村医今年也签了600多人，总共签了1500多人，还有一些是和乡镇卫生院一起签约，也有200多人。（访谈记录：202307SXXY06）

多给一个慢性病患者建档便可以多得 20 块，体检一次则可以得 30 多块，目前村里有 70 多名慢性病患者，管理 450 个人可以得到 11000 元。上级机构要求将所有村民都建立健康档案，目前还没有建档的有 2% 到 3%。（访谈记录：202307HSXY01）

由于家庭医生签约服务和公共卫生服务工作内容相似、互补性强，存在一定程度的重叠。乡村医生自己在计算收入情况时也会将家庭医生签约服务的收入和公共卫生服务补助一起纳入公卫收入进行计算。

（工资收入）是由卫生院统一计算，我们之前了解到应该基本公共卫生服务的费用是 89 乘以村常住人口。是由乡镇卫生院他们统一划的，我没有接触过。它是划拨到每一个村级的。我的收入情况大致可以分为几块。一就是我们的基本工资，二就是诊疗收入，还有一块就是公卫经费。我们基本工资的话是 1117 元每个月。公卫收入的话就是你在村里的服务人群，然后它的经费跟你的服务数量是成正比的，就是你服务多少人满意，或者是儿童这些基本公共服务里面的经费，每年差不多 2 万块。（访谈记录：202307YDXY10）

3. 诊疗业务收入

除了基本工资补贴、公共卫生服务补助外，乡村医生收入的另一个来源是诊疗业务收入。诊疗收入又可以分为诊疗费收入和基本药物补贴两部分，一般诊疗费包括门诊登记费、诊疗费、注射费（含静脉输液费）和药品服务费等多个项目内容，门诊病人一般诊疗费的收费标准为 6~9 元/人次不等（云南省收费标准为开处方 6 元、肌肉注射 7 元、静脉注射 9 元），按开具处方的数量计算收入；基本药物补贴则是 2009 年实施国家基本药物制度以来，对乡村医生实行的基本药物零差率补贴。一般来说，村卫生室门诊业务量越大，乡村医生开具处方数量越多，诊疗费收入和基本药物零差率补贴的也会越多。

> 门诊一般诊疗费每一张处方是 8 块钱。但是一个人是三日之内不能开重复的处方。按理来说，还有一个收入是药品零差率的补助在诊疗里面。诊疗里面我们每开一个处方，就有医保上的补助，这就是属于诊疗的药品零差率的。（访谈记录：202307YDXY05）

> 药品零差率补贴也是根据你的诊疗量来的。村医也是按照国家政策执行药品零差率，就是说药品进多少卖多少，然后他也不赚钱，再去看一个病，就说这个药 15 块钱卖给你 15 块钱，但是上面允许他收一个一般诊疗费，就像大医院的他要挂号费，他不挂号，但可以收一个一般诊疗费 6 块钱。如果你刷医保卡就医保给你支付 5 块，个人支付 1 块，如果你没有参加医保或者什么你自费，然后你就付 6 块钱，这个才允许的，就是加 6 块钱，我给你吊个水吊 5 瓶水，那也是只能加 6 块，如果给你看感冒开 2 盒药也可以是 6 块，因为你吊水还有医疗耗材成本，但也只能是 6 块钱。（访谈记录：202307QMXZ02）

受到多重因素的影响，目前乡村医生的诊疗业务量呈现整体下滑趋势。乡村医生的诊疗以感冒、发烧、腹痛等常见病为主，诊疗服务对象也以在村的老人、小孩为主。

> 来看病的主要人群是儿童和老人。病人主要病症以感冒、腹痛或一些急症为主。慢病以前看得多，但是慢病改革之后，那些办了慢病卡的农民更多会去定点医院里看病拿药。（访谈记录：202307HSXY11）

> 作为村医每年的 3 万收入中，有 2 万来自日常的诊疗看病收费。一天会接收七八个病人，来看病的大多是村里的老人，患的多是风寒感冒这样的常见病。给一个病人看病的收入主要由药品费用与诊疗费构

成，一般会收三四十块钱。但是如果没有开药的必要，一般就不会收费。（访谈记录：202307HSXY10）

相比只能在村庄管辖范围开展的基本公共卫生服务，乡村医生诊疗业务可以突破行政区划的限制，吸纳其他村庄甚至其他乡镇的群众就医，提供服务的范围要比公共卫生服务更广。对于部分医疗水平较高的乡村医生来说，这样的情况可以进一步提高他们的收入。

2022 年的诊疗收入大约为 5 万。相比起村里另一个开小诊所的村医，自己这里的病人来源范围会更广泛一点，除了周围的本村村民，还有附近村、隔壁乡和一些比较远的地方来就诊的人。（访谈记录：202307HSYL16）

中医适宜技术也是诊疗业务收入的重要组成。2022 年国家将疗效确切、体现中医特色优势的中医适宜技术纳入医保支付范围，以此提升基层中医的诊疗收入。开展中医医疗和康复服务、中医预防保健服务等中医药服务也是乡村医生提高诊疗业务收入的途径之一。对于提供中医药服务、开展中医药适宜技术的村卫生室不仅方便患者，也能获得诊疗收入上的提高。在我们的调查中，部分地区的乡村医生会提供针灸、艾灸、刮痧、拔罐、敷贴、煎药等服务，以满足患者需求。

比如给村民针灸或者推拿一次，收他们 15 块钱，这是上面明文规定大概是 15 块钱，收费不能高的，还有诊疗费。（访谈记录：202307QMXY02）

4. 兼职收入

2022 年 8 月，国家卫生健康委印发《"十四五"卫生健康人才发展规划》，在"改革薪酬制度，创新激励保障机制"指出：落实基层医疗卫生机构绩效工资政策，提高基层卫生人员收入水平，乡镇卫生院、社区卫生服务中心全科医生工资水平与当地县区级公立综合医院同等条件临床医师工资水平相衔接，家庭医生签约服务费、医养结合服务收益等可用于人员分配，鼓励基层医务人员在政策允许的范围内通过兼职兼薪获取报酬。①

政策上，乡村医生兼职兼薪得到允许，实际工作中，乡村医生工作时间比较灵活，完成就诊、公共卫生服务之余，有一定空余时间去兼职其他工作。以江西省红山县为例，部分乡村医生也有兼职情况，如表 4-1 所示，乡村医生兼职主要集中于商贸、建筑业、种植业、养殖业等产业，是乡村医生对收入的一种自发性补充行为。

表 4-1　红山县乡村医生兼职情况统计

姓名 （匿名缩写）	村庄 （匿名缩写）	年龄 （岁）	村医年收入 （不含兼职） （元）	兼职情况
HSM	NM 村	—	50000	种地
HJ	CL 村	50	30000	窗帘安装
LXH	HZ 村	40	40000～50000	种茶
LWH	LF 村	52	40000	办幼儿园
LJH	CY 村	—	30000～40000	开小卖铺
TSP	GZ 村	44	70000	种水稻
ZTS	CY 村	49	30000～40000	养猪、开小卖铺
DFS	YT 村	51	30000	开小卖铺
GXP	YF 村	48	30000～40000	水电工
KKT	AZQ 村	52	30000	工程承揽

有部分乡村医生直言"不搞副业，难以生存"，单纯依靠乡村医生带来的收入难以维系一家人的消费支出，只能通过兼职兼业的方式从其他渠道增加个人收入。

---

① 详见国家卫健委《国家卫生健康委关于印发"十四五"卫生健康人才发展规划的通知》（国卫人发〔2022〕27 号）。

KKT 对门诊病人也只会收取药费，在 10 至 30 元之间，不单独收取诊疗费。公卫方面，管理一个人的健康档案可以得到 1 块 3 毛钱，一年的工资是 13000 多（元）。但是 KKT 表示在九几年零几年的时候村医的工资就有一万多了，以前这个工资水平完全足够生活，但是现在的工资也还是在一万多左右没有增长，这就导致村医如果没有副业，会很难生存。（访谈记录：202307HSXY01）

在水县，也存在乡村医生在乡镇卫生院兼职从事公共卫生服务的情况。一方面，乡村医生在乡村工作多年，积累了一定的临床经验和医疗技能；另一方面，乡村医生的工作内容，特别是公共卫生服务部分与乡镇卫生院有一定的重叠，因此可以胜任乡镇卫生院的部分工作。

我是 2020 年 9 月来的乡镇卫生院，没有编制的，属于编外外聘人员，当时是在药房工作，上了一年多的班，小浪坝寨村里当时有一名村医辞职不干了，也一直找不到合适的人，然后 2022 年 1 月我就签的村医，挂在这个村里。2022 年 9 月，我又转到乡镇卫生院公共卫生服务科。在小浪坝寨村我主要负责的妇幼和儿童保健这一块的，另一名村医主要是诊疗和慢病等。一般随访的工作我也会去，但是我参加的比较少，都是另一位村医负责入户采访，收集材料，我来上传系统。妇幼的话是我一个人在做。做村医又在乡镇卫生院兼职的话，相当于可以拿两份（工资），卫生院上班的一份，然后村医的一份，村医这边拿得相对少一点，因为诊疗那边我基本上不负责。（访谈记录：202307SXXY03）

总之，乡村医生的工资构成是一个复杂的体系，包括基本工资、公共卫生服务补助、诊疗业务收入和其他补贴等多个部分。其中基本工资保障了乡村医生日常基本生活维持，以公共卫生服务补助为主的绩效工资则根据业务的开展数量和质量进行补助，诊疗业务和基本药物零差率补贴则与处方数量挂钩。上级部门也会对这些工作进行线上抽查与线下实地考核，其结果与乡村医生绩效工资挂钩，直接影响着乡村医生的收入。通过这些工作激励措施鼓励乡村医生提供高质量的医疗服务，提高农村居民的健康水平。另外，部分乡村医生也利用兼职增加收入。

（二）乡村医生的收入结构

前文对乡村医生收入的相关政策、收入来源进行了梳理，本小节将以云南省水县掌镇和库镇 33 名乡村医生 2022 年的收入为例，讨论乡村医生总体收入结构。

与上一小节对收入项目来源的梳理情况类似，水县乡村医生的收入可以分为基本工资、公共卫生服务补助（包含家庭医生签约服务补助，以下简称公卫收入）、诊疗业务收入（以下简称诊疗收入）和其他收入四个部分。具体包括：每月基本工资补助 1200 元，其中省级财政支持 300 元，市级财政配套 900 元；公卫收入由基本公共卫生服务补助、家庭医生签约服务补助等组成，基本公共卫生服务经费按服务人口经费标准补足工作量应得的补助；诊疗收入由诊疗费和基本药物补助组成，诊疗费按 6 元/人次发放、基药补助按服务人口 5 元/人/年标准进行补助。

在公卫收入这一类别项目中，有的卫生室是按各村卫生室独立核算，多个乡村医生的公卫收入统一打到卫生室负责的乡村医生账户，再按个人进行划分；也有乡镇是根据个人分工和工作量将补助津贴直接打到个人账户。公卫收入发放标准主要依据乡镇卫生院和村卫生室的业务完成数量与质量等情况，并根据考核结果定期兑现，在水县基本公卫补助、家庭医生签约服务补助等项目工作量是按季度考核、核算。扣除须由乡村医生本人缴纳的社会保险费后，乡镇卫生院向乡村医生支付的基本工资和季度绩效工资。

表 4-2 列出了水县乡村医生 2022 年各项收入情况。乡村医生 2022 年年均收入为 72719.67 元，月均收入超过 6000 元。其中，基本公卫收入在所有收入项目中金额最高，达 29871.08 元，平均每月基本公卫收入接近 2500 元；其次是诊疗收入、基本工资、其他项目，三个类别的年收入分别为 19363.14

元、14400.00 元、9085.45 元。从收入的绝对值来看，基本公卫收入要高于诊疗收入，表明乡村医生收入主要来源为公共卫生服务，而非诊疗业务。

表 4-2 　水县 2022 年乡村医生收入统计情况（人均）

单位：元

类别	基本工资	公卫收入		诊疗收入		其他			
小项	基本工资补贴	基本公共卫生服务补助	家庭医生签约服务补助	基药补助	诊疗业务收入	计生宣传补助	养老保险补助	乡村一体化补助	其他
小计	14400.00	29871.08		19363.14		9085.45			
合计	72719.67								

从水县乡村医生收入占比情况来看（图 4-1），公卫收入占比高达 41.2%，是村医收入的最主要组成部分。基本工资占比 24.6%，诊疗收入占比 20.1%，养老保险补助等其他项目占比最低，为 14.1%。与诊疗收入占比相比，公卫收入占比要高出其超过 20 个百分点，是诊疗收入占比的两倍有余，说明诊疗业务在收入层面对乡村医生的重要度已经远低于公共卫生服务。

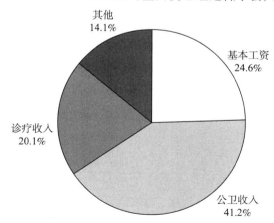

图 4-1 　乡村医生收入项目占比情况

注：图 4-1 并不是根据表 4-2 中的数据计算得到，而是根据个体数据生成，所以表 4-2 中数据计算的百分比和图 4-1 的百分比略有出入。后文的图 4-2、图 4-3、图 4-4 也是同样情况。

各收入项目的占比情况表明基本公共卫生不仅是乡村医生的主要工作内容，其补助也是目前乡村医生收入的主要来源，这也与我们的访谈情况中乡村医生反映工作内容上"之前以诊疗业务为主，目前以公共卫生服务为主"，工作收入上"公卫收入高于诊疗收入"的情况相符。

2018年之前我们的工作内容主要以诊疗业务为主，2018年之后诊疗和公共卫生服务各占一半。（再后来）公卫服务的比重越来越大，种类越来越多，收入也越来越高。刚开始工作时每个月（基本）工资60元，后来涨到400元，直到现在的1200元一个月。刚开始的工作以诊疗为主，公共服务只有孕妇和儿童，（补贴）只有几毛钱一次，健康档案都没有，那时候工作挺简单，而且公卫服务没有什么风险。公卫服务收入的增长幅度要比诊疗收入增长多。（访谈记录：202307SXXY06）

我们（水县）库镇卫生服务中心的收入高度依靠公卫，现在我们常规工作，说句实话，我们没有业务收入，很多工作包括一些笔墨纸张的费用，都靠基本公卫在支撑，其他经济来源我们是没有的，现在这个情况很困难。总体上，我们医师力量是很强的，但就是像吃饭，有碗了就没有筷子，有筷子就没碗。（访谈记录：202307SXXZ01）

（三）收入结构的地区差异

在前面的分析中，我们可以看到公卫收入和诊疗收入是乡村医生两类重要的收入来源。为了进一步了解不同地区乡村医生的收入结构，本小节使用问卷调查获得的1047份数据，根据乡村医生诊疗收入与公卫收入占比情况，统计了诊疗收入高于公卫收入、公卫收入高于诊疗收入两类情况，对乡村医生的收入结构进行地区比较。

表4-3展示了各地区乡村医生的收入结构。从整体上来看，诊疗收入高于公卫收入、公卫收入高于诊疗收入两种情况平均占全体样本比重分别

为 18.3%、40.1%（另外有 41.6% 的乡村医生诊疗收入和公卫收入基本持平），表明目前公卫收入高于诊疗收入的情况更为普遍，公卫收入高于诊疗收入的占比是诊疗收入高于公卫收入占比的两倍以上，仅有不到两成的乡村医生诊疗收入高于公卫收入。

云南省、四川省、江西省、贵州省公卫收入高于诊疗收入占比分别为 52.0%、43.8%、36.6%、32.1%，均高出诊疗收入高于公卫收入的占比情况，后者占比分别为 6.3%、13.3%、27.8%、14.9%。其中云南省选择公卫收入高于诊疗收入的乡村医生占比达到 50% 以上，远高于其他地区，其选择诊疗收入高于公卫收入的占比也在四省中最少，占比低于 10%。而贵州省公卫收入高于诊疗收入占比为 32.1%，在四省中是占比数最低的。诊疗收入高于公卫收入的情况在各省占比都大幅低于公卫收入高于诊疗收入的情况，其中江西省占比 27.8%，是四省中占比数最高的，但仍低于公卫收入高于诊疗收入的占比近 10 个百分点。这样的情况表明，目前公卫收入高于诊疗收入是全国各地区乡村医生普遍情况，但具体程度存在一定的地区差异。

表 4-3 收入结构的地区差异

	二者收入基本持平（%）	诊疗高于公卫（%）	公卫高于诊疗（%）	二者差距（百分点）
云南省	41.7	6.3	52.0	45.7
四川省	42.9	13.3	43.8	30.5
江西省	35.6	27.8	36.6	8.8
贵州省	53.0	14.9	32.1	17.2
平均	41.6	18.3	40.1	21.8

注：本表中的平均数，是由 4 个省的个体数据直接计算得到，与前 4 行中各省的平均数再进行平均得到的数值略有出入。

二 收入的多群体比较

前文对乡村医生收入的收入来源和收入结构进行了梳理，本节将继续以云南省水县掌镇和库镇 33 名乡村医生的收入情况为例，从群体比较的角度讨论乡村医生内部差异，并与乡镇卫生院事业编制医务人员、水县城乡居民进行外部比较，以便更好理解乡村医生的收入情况、经济地位。

（一）业务有别：两种类型的乡村医生

根据乡村医生承担基本公共卫生服务和诊疗业务的侧重程度，可以将乡村医生分为两个类别：一是以承担诊疗业务为主的乡村医生，二是以承担基本公共卫生服务为主的乡村医生。两类群体工作内容、职责分工、任务分配都存在一定差异，导致二者的收入情况也有较大不同。

> 基本公卫服务占用村医时间较多。例如，上个礼拜村医花费星期五一整天时间处理新生儿报表。如果日常诊疗任务中，则会在晚上加班填写报表。（访谈记录：202307SXXY13）

由于公共卫生服务任务较重，会挤占诊疗业务的人力资源与时间资源，上述情况不仅在水县出现，江西、贵州等地也有公共卫生服务和诊疗业务之间的分化，即公共卫生服务工作量增加和诊疗业务量下降。

> 说实话，你做诊疗，两个人都在这上班的话，我现在一个人都可以说（病人数量）难以维持（诊疗业务），两个人一起在这里就更恼火了，因为我们人口比较少。（访谈记录：202307SXXY09）

> 因为现在基层的医疗，它其实还包括基本公共卫生服务。在基本公共服务上面和花在诊疗上面时间都差不多，公共卫生包括预防接种，还有儿童体检，每个月要花 4 天，这个还要下乡，只要有空就下去随访。（访谈记录：202307YDXY06）

乡村医生在调查中也会强调基本公共卫生服务要求对村情民情熟悉，

随访次数要求和信息管理带来的规范化都使得公共卫生服务占据了他们越来越多的时间与精力，在公共卫生服务工作量较大的村庄，一个人往往难以承担全部任务，至少需要两个人一起配合。

> 每个月基本上差不多一礼拜，一周至少要干两天（公共卫生服务）。主要是针对慢病，要随时记录，普通人群基本半年去一次，长期驻村我们对每个人的情况基本很了解。（做公共卫生服务）我们两个村医都去，一个人做不了，现在所有工作都必须有照片，一个人要拍照，可能要用水印相机，考核的时候就是要查照片。上面来检查，比如说腰围，都是现场测量然后（核）对你的数据。（访谈记录：202307YDXY02）

为此，按照诊疗收入高于公卫收入、公卫收入高于诊疗收入两种情况将水县33名乡村医生分为以承担诊疗业务为主、以承担公卫服务为主两类群体，表4-4对比了二者之间的收入情况与收入差距。从收入的绝对值来看，以承担诊疗业务为主的乡村医生年均收入为100183.02元，而以承担公卫服务为主的乡村医生年收入仅为62420.91元，前者年收入高出后者近4万元，存在明显的收入差距。

表4-4　水县库镇、掌镇不同类别的乡村医生收入情况

单位：元

类别	基本工资	公卫收入	诊疗收入	其他	合计
全体乡村医生	14400.00	29871.08	19363.14	9085.45	72719.67
以承担诊疗业务为主的乡村医生	14400.00	29215.90	46197.27	10369.85	100183.02
以承担公卫服务为主的乡村医生	14400.00	30116.77	9300.34	8603.80	62420.91
二者收入差距	0.00	-900.87	36896.93	1766.05	37762.11

两个类别的乡村医生各项目收入呈现不同情况：在基本工资上两个类别的村医不存在收入差异；在基本公卫收入上，以承担公卫服务为主的乡村医生公卫收入高出以承担诊疗业务为主的乡村医生900元；而在诊疗收入

上，以承担诊疗业务为主的乡村医生的收入远高于以承担公卫服务为主的乡村医生，前者诊疗收入是后者的 5 倍左右，收入差距接近 4 万元；此外在其他收入项目上，承担诊疗业务为主的乡村医生收入也高出承担公卫服务为主的乡村医生近 2000 元。

尽管以承担诊疗业务为主的乡村医生以诊疗业务为主要收入来源，但其基本公共卫生补助的收入与以承担公卫服务为主的乡村医生基本持平，每年都在 3 万元左右。原因可能在于，在公共卫生服务所占时间精力越来越多、诊疗业务量收缩的背景下，公共卫生服务作为村医基本职能，具有一定强制性，且与辖区人口数量高度相关，二者收入差距不会太大；而诊疗业务不受辖区范围限制，村民可能趋于向少数医术高超、口碑良好的乡村医生问诊就诊，这部分乡村医生的诊疗收入也就更高。

图 4-2 展示了以诊疗业务为主的乡村医生的各部分收入占比情况。以诊疗业务为主的乡村医生占比最高的收入项目是诊疗收入，占个人收入比重达 46.1%，接近其收入的一半，其次是公卫收入，占比为 29.2%、公卫服务和诊疗这两个项目占到个人收入的 75% 以上，共同构成了收入的主要来源。

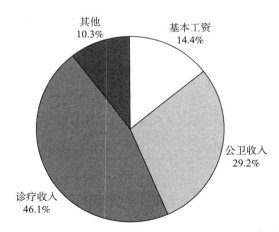

图 4-2　以诊疗业务为主的乡村医生各收入项目占比

图 4-3 展示了以公卫服务（包括家庭医生签约服务）为主的乡村医生的各部分收入占比情况，这部分乡村医生占比最高的收入项目是公卫收入，

占个人收入比重达46.4%，其次是基本工资，占比达27.3，这两个项目占到个人收入的73.7%，接近总收入的3/4。而诊疗收入占比仅为11.3%，显著低于基本工资和公卫收入的占比。

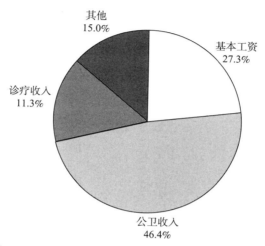

图4-3　以公卫收入为主的乡村医生各收入项目占比

以承担诊疗业务为主和以承担公卫服务为主的两类乡村医生占比最高的收入项目都各有侧重，以承担诊疗业务为主的乡村医生的公共卫生服务占比低于以承担基本公共卫生服务为主的乡村医生17.2个百分点，而诊疗业务占比高于后者超过30个百分点。尽管以承担公共卫生服务为主的乡村医生公共卫生服务补助在收入占比中远高于以承担诊疗业务为主的乡村医生，但在收入绝对值上差距并不明显。

此外，乡村医生内部也存在较大收入差距。最低收入的乡村医生月均工资为2808.49元，最高收入的乡村医生月均工资为15173.03元，是最低收入乡村医生的5.4倍，收入标准差高达3095.20元。

（二）体制内外：乡村医生与乡镇卫生院职工

同样以云南省水县掌镇为例，接下来我们对乡村医生与乡镇卫生院职工收入进行比较。水县的乡镇卫生院事业编制员工的工资由三大项组成：

基本工资（包括岗位工资和薪级工资两项）、绩效奖金（包括基础性绩效和奖励性绩效两项）和津贴补贴（包括艰苦边远地区津贴、护士工龄津贴、卫生防疫补贴、乡镇工作岗位补贴等项目）。同时扣除养老保险费与职业年金、医疗保险费、失业保险费和住房公积金等项目中个人缴纳部分和个人所得税，最后为实发工资。

掌镇卫生院共有 23 名事业单位编制职工，每月工资花名册由掌镇卫生院上报，水县机构编制委员会办公室、水县财政局国库股、水县人力资源和社会保障局三个部门审查核定公布。以 2023 年 8 月掌镇卫生院在职事业编职工工资为例，8 月应发工资总额为 202422.00 元，人均应发工资 8800.96 元，扣除五险一金中个人缴纳部分和个人所得税，实发工资总额 140448.34 元，人均实发工资为 6106.45 元。卫生院事业编制职工最高月收入 10745 元，最低为 7558 元，平均工资为 8800.96 元。收入差距主要体现在不同职称、职级、工作年限带来的基本工资上的差异，基本工资最高的职工为 4256 元，最低者为 2250 元。表 4-5 展示了掌镇卫生院在编职工的各项应发工资收入明细。

表 4-5 掌镇卫生院事业编制职工 2023 年 8 月应发工资情况

单位：元

类别	基本工资		绩效奖金		津贴补贴		
项目	岗位工资	薪级工资	基础性绩效	奖励性绩效	艰苦边远地区津贴	卫生防疫补贴	乡镇工作岗位补贴
全体工资	43324	25578	58597	50500	15105	1813	7505
全体小计	68902		109097		24423		
全体合计	202422						
人均工资	1883.65	1112.09	2547.70	2195.65	656.74	78.83	326.30
人均小计	2995.74		4743.35		1061.87		
人均合计	8800.96						

从调研问卷收集数据所得的收入占比来看，乡镇卫生院事业编制职工工资构成中绩效奖金（包括基础性绩效和奖励性绩效两项）占比最多，超

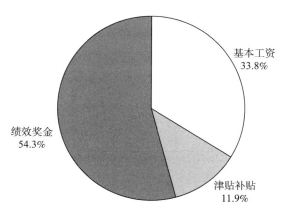

图 4-4 受访的乡镇卫生院事业编制职工工资构成占比

过工资总额的一半，达 54.3%，基本工资（包括岗位工资和薪级工资两项）占比 33.8%，津贴补贴等占比最少，为 11.9%。

乡村医生与乡镇卫生院事业编制职工收入绝对差距较小，二者待遇差异主要体现在工作稳定程度和社会保障上。按照到手工资比较，乡村医生月收入 6060 元，乡镇卫生院在编职工月收入 6106 元，乡村医生与乡镇卫生院事业编制职工人均月收入比值为 0.99，二者收入差距较小。但在养老保险、职业年金、医疗保险、失业保险、工伤保险、生育保险、住房公积金等社会保障项目上，乡村医生与乡镇卫生院事业编制职工存在较大差距。乡镇卫生院事业编制职工工作稳定，收入保障度高，且享有住房公积金、事业编制养老保险等，而乡村医生只参保企业基本养老保险，没有享受失业保险、工伤保险、生育保险、住房公积金等其他社会保障，部分地区的乡村医生甚至没有购买任何养老保险（详见本章第三节）。

（三）职业比较：乡村医生与其他群体

与城乡居民收入进行比较可以了解目前乡村医生收入所处的经济地位。2022 年，水县城镇常住居民人均可支配收入为 31913 元；农村常住居民人均可支配收入为 9515 元。① 表 4-6 将水县乡村医生与城乡居民收入进行了

---

① 数据来源：水县统计局《（云南省）水县 2022 年国民经济和社会发展统计公报》。

对照比较。

表 4-6　水县乡村医生收入与城乡居民收入表

单位：元

乡村医生人均年收入	乡镇卫生院事业编制职工人均年收入	城镇常住居民人均可支配收入	农村常住居民人均可支配收入
72719.67	73272 *	31913	9515

* 乡镇卫生院事业编制职工人均年收入由 2023 年 8 月掌镇卫生院工资表测算而来。

相比之下，水县乡村医生的人均年收入不仅高于城镇常住居民人均可支配收入，也远高于农村常住居民人均可支配收入。由表 4-6 可见，乡村医生人均年收入是城镇常住居民人均可支配收入的 2 倍有余，超过农村常住居民人均可支配收入的 7 倍。可见乡村医生的收入水平在水县处于相对较高水平，即便是掌镇收入最低的乡村医生 2022 年人均年收入也超过 33000 元，依然高于水县城镇常住居民人均可支配收入。水县乡村医生的收入也比较可观，水县乡村医生自己也对工作收入水平比较满意。

一个月加上医疗门诊收入有三四千元，在本地属于中等水平。（访谈记录：202307SXXY12）

我们村有三个村医，我的年收入在 3 万~4 万元，相较那些外出打工的属于比较低了，但是比（在家）种地的要好，（在水县）总体是属于中档。（访谈记录：202307SXXY10）

去年的总收入 4 万多一点，公共卫生服务纯收入 2 万 5 千左右，基本工资一年有 1 万 4 千左右。2020 年诊疗关闭之前，每年有 6 万~7 万的收入，现在村卫生室主要是自己在工作，主要是公共卫生服务。村子里那些没有外出去外地打工的人每年年收入 1 万~2 万。（访谈记录：202307SXXY06）

三 社会保障

除了收入水平外，养老等社会保障问题也关系着乡村医疗卫生人才队伍的发展。2023 年中共中央办公厅、国务院办公厅印发的《关于进一步深化改革促进乡村医疗卫生体系健康发展的意见》中明确要求要让乡村医生"待遇水平得到提高，养老等社会保障问题有效解决"。由此可见，落实乡村医生待遇，不仅要在收入水平上做文章，也要做好乡村医生社会保障工作，进一步提高乡村医生的职业获得感和乡村医疗卫生岗位吸引力。加强改善乡村医生的基本保障，让乡村医生不仅有体面的收入，也有充足的社会保障，才能真正让乡村医生人才留得住，队伍能发展。

在各项社会保障中，解决乡村医生养老保障问题既是促进乡村医疗卫生体系健康发展的政策重点目标任务，也是调查过程中乡村医生反映最为普遍的切身实际。为此，本章关于乡村医生社会保障的讨论以养老保障为主。

（一）乡村医生养老保险

2023 年中共中央办公厅、国务院办公厅印发的《关于进一步深化改革促进乡村医疗卫生体系健康发展的意见》中指出：分类解决乡村医生养老和医疗保障问题。已纳入事业编制的乡村医生，按照有关规定参加机关事业单位基本养老保险、职工基本医疗保险等社会保险。未纳入事业编制的乡村医生，按照有关规定参加企业职工基本养老保险或城乡居民基本养老保险、职工基本医疗保险或城乡居民基本医疗保险等社会保险，有条件的地方可以结合实际给予适当补助。对年满 60 周岁的乡村医生，各地要结合实际采取补助等多种形式进一步提高其养老待遇。

目前，部分地区实行在岗乡村医生参加企业职工基本养老保险制度。乡村医生与乡镇卫生院签订劳动合同、建立劳动关系后，依法参加企业职工基本养老保险并依规享受退休养老待遇，乡镇卫生院和乡村医生个人按规定比例共同缴纳基本养老保险费。乡镇卫生院所交乡村医生养老保险费用，由县级财政纳入乡镇卫生院正常支出范围予以核拨。

在云南省，要求各地为签订劳动合同的乡村医生统一缴纳企业职工基本养老保险、城乡居民基本医疗保险、工伤保险和失业保险。取得执业（助理）医师资格、乡村全科执业助理医师或乡村医生执业资格证并注册在村卫生室执业的在岗乡村医生，均应参加城乡居民基本养老保险或企业职工基本养老保险，以县（市、区）为单位统一参保标准和参保档次。[①]其中，养老保险按照《云南省人力资源和社会保障厅云南省财政厅关于进一步做好企业职工基本养老保险工作有关问题的通知》（云人社发〔2016〕15号）规定，申请延长缴费的人员，仍在单位工作的，可按单位参保办法继续参保缴费；与单位终止劳动合同人员、自谋职业或灵活就业人员，可按灵活就业人员参保办法继续参保缴费。《社会保险法》实施（2011年7月1日）前参保、延长缴费5年后仍不足15年的，按灵活就业人员上年度缴费标准，一次性缴费至满15年；《社会保险法》实施后参保、达到法定退休年龄时累计缴费年限不足15年的，逐年延长缴费至满15年。延长缴费人员累计缴费至满15年时，按规定办理退休手续，享受相关养老保险待遇。此外，根据《云南省卫生健康委员会关于做好近期乡村医生队伍建设有关工作的通知》（云卫基层发〔2020〕7号）文件规定，省级财政补助乡村医生每月200元专项资金用于购买养老保险。

在为乡村医生统一购买养老保险时，原则上其购买了企业职工养老保险、灵活就业人员养老保险的可续接购买年限，费用标准实行补差；其购买了城乡居民养老保险（含新农保）的只承认个人所缴费用，不能续接购买年限。45岁以上的乡村医生，不愿意统一缴纳企业职工基本养老保险的，与卫生院和医共体签订聘用协议后，自己继续缴纳的城乡居民基本养老保险（以社保部门提供的资料为依据，可以按照最高档次3000元/年的标准补助）和基本医疗保险（以缴费凭据为依据）由县级财政予以补助，不足

---

① 详见《云南省卫生健康委员会关于做好近期乡村医生队伍建设有关工作的通知》（云卫基层发〔2020〕7号）。

部分从基本公共卫生服务项目补助资金中列支，并由县卫生健康局统一购买意外伤害保险。①

尽管给乡村医生购买养老保险的政策出台多年，省级、县级也在国家政策文件指导下不断下发工作方案与文件，但在实际的调查中仍然很多乡村医生没有参加企业职工基本养老保险，这意味着他们无法依规享受退休养老待遇，这样的情况也影响他们对乡村医生这份工作的认可度。

> （问：做了村医之后，您觉得您对村医工作的满意情况怎么样？）满意肯定是满意，但是我们村医觉得唯一得不到的就是一个所有（有编制）的人都在进行的职工养老保险，我觉得我们这一点就还没得到满足。因为像工资，你给我少一点或者补助少一点我们都能接受，就唯一这一块有没有得到相应的满足。保险的问题一直是有人在提，但就是提不上来。（访谈记录：202307QMXZ04）

> 上级有给我们买工作意外险，其他的比如说医疗保险、职工养老保险这些都没有。其实我们村医都很渴望他们给我们解决这个问题，因为我们觉得我们当村医时间也很长，其实我们也很努力地干，不管我们做得怎么样，但我们始终真真实实、兢兢业业去做。我其实觉得也不需要编制不编制，就是说给我们买一份（养老）保险，我觉得很踏实。（访谈记录：202307YDXY01）

> 什么养老保险、医疗保险，现在还都没有，都在计划，现在是职工养老保险，医疗方面我不太清楚，（其他）以后可能会有吧。五险一金可能达不到，医疗保险和养老保险肯定会有的，去年3月份这些事都发过一次文件，要搞养老保险，但是现在还没实施。（访谈记录：202307YDXY06）

---

① 详见云南省姚安县卫生健康局《关于印发姚安县全面实施乡村医生县聘乡管村用加强村卫生室管理的工作方案（试行）的通知》（姚卫健发〔2020〕27号）。

由于并没有得到统一购买养老保险的待遇部分有条件的乡村医生会自己购买灵活就业人员养老保险，也会通过补缴的方式达到养老保险的年限要求。因为村医没有社保，每年我给自己买了城市灵活就业社保，现在每年缴8472元，等到退休了每个月能领1000多元。（访谈记录：202307HSYL16）

根据国务院办公厅《关于进一步加强乡村医生队伍建设的实施意见》（国办发〔2015〕13号）要求建立乡村医生退出机制。各地要结合实际，建立乡村医生退出机制。确有需要的，村卫生室可以返聘乡村医生继续执业。如云南省部分地区要求乡村医生年满60岁必须办理退出手续，县级财政未补助购买养老保险的乡村医生，按照工作年限给予600元/年/人的一次性生活补助，补助资金由县财政承担。县财政或乡镇卫生院已补助购买养老保险的乡村医生，到政策年龄可按月领取养老金，离岗时不再享受一次性生活补助。县财政或乡镇卫生院已经补助购买养老保险的45岁以上的乡村医生，达到退休条件但缴费年限不满15年的，离岗时不再享受一次性生活补助，可按灵活就业人员参保办法继续参保延长缴费至满15年，延长缴费期间的所有费用由乡村医生个人承担。①

参加企业职工基本养老保险的个人达到法定退休年龄后，累计缴费不足最低年限的，可以按照灵活就业人员参加企业职工基本养老保险办法，由乡村医生个人缴费至满规定年限，也可以申请转入城乡居民养老保险，并享受相应的养老保险待遇。未转入城乡居民养老保险的个人可以书面申请终止其企业职工基本养老保险关系，并将个人账户储存额一次性支付本人。

买了15年，一次性买完了。是叫灵活就业人员保险还是什么保险，

---

① 详见楚雄州卫生健康委员会《关于印发〈楚雄州全面实施乡村医生乡管村用加强村卫生室管理的工作方案〉的通知》（楚卫通〔2019〕34号）。

反正是我们好几年前一次性就给它买断的，一把买了 15 年，就是保证在退休的时候能对他们的生活进行支持。反正现在我们退休的老村医，现在都能拿 1000 块钱一个月，如果当时没有买灵活就业保险的，我们政府还给他们补补钱，几百块钱一个月。（访谈记录：202307QMXZ03）

（二）乡村医生的担忧

国家一直强调提高乡村医生待遇水平，解决村医养老等社会保障问题。但在实际情况中，以城镇职工或企业职工养老保险的方式，为在岗或到龄退出岗位的乡村医生解决养老保障并没有实现全国普及，很多地方没有为乡村医生购买职工养老保险，只有城乡居民基本养老保险。

例如，红山县泉镇螺溪村的村医彭医生，因为医术高超，在当地享有名声，很多其他乡镇的居民也会来找他看病，甚至有广东、福建的病人经熟人推荐来找他看病。这显著提高了他的收入，就算不输液、不售卖基础药物，年纯收入能达到 10 万多元，在乡村医生中属于相当高的收入。尽管如此，作为一个编制之外的医生，他也和其他村医一样为养老保险发愁，一直担心自己的养老保障问题。碧镇安子前村村医康医生也为养老问题而苦恼，他称加入村医行列之前听消息以及医院宣传说村医的工作包含劳动保险，但实际上并没有，康医生说自己是"被骗了"。他也表示希望未来村医的权益保障可以落实到位，这样等他们退休之后也还能有一个稳定的保障。

我们到现在为止没有五险一金，就买了一个一次性灵活就业保险，一次性交了 3 万块钱，以后（退休）一个月领一千一百块钱。他们职工就有职工保险。其他的养老保险自己也没有买，现在买了灵活就医保险其他的就买不起来，除非买商业保险。当初他一次性地把我们推出来，我们就到现在没有任何的保障，我最担心的问题就是我们老了的养老、医疗保险。（访谈记录：202307QMXY02）

乡村医生也会和乡村学校教师、村干部进行比较，认为相比之下都在村庄做同样为人民服务的工作，而后者有更好的社会保障待遇，所以工作中难免有怨言，普遍希望能够提升基本待遇。我们（乡村医生）就抓得严，他们（小学老师）休息的时间比较多，工资又高，三四千四五千。他们的钱最少也有四五千。他们还有保险，我们干了几十年保险都没有。小学老师有编制，以前他们民办老师都转正了。他们都是领工资，领那五险一金。（访谈记录：202307HSYL11）

　　（当时）父母比较支持，他们感觉乡村医生是原来的那种铁饭碗，像教师这种他们都是这样。如果有编制确实是，但没想到现在越来越严格。我现在还准备好几个考试，除了就县里边拿执业医师，还有事业编的考试，就是往外扩，小学教师资格证也可以。（访谈记录：202307QMXZ02）

　　你像村干部他们都解决了五险一金，但其实我们乡镇的村医的收入在我们当地也还算可以了，但是现在我们只给他们买了最简单的灵活就业保险，大概也就交17年就结束，哪怕工作30年也不续交，这也是他们自己最担心的，也就是养老的问题。他们没有像我们一样按时交养老保险或者有职业年金那些都没有。他们现在的收入还可以，他们的医保也大部分买的是农村的居民医保，也不是买的职工医保，因为没有政策买不起来。其实按说他们就不是在编也是我们长期聘用的，按照劳动法来说，我们应该给他们买五险一金，但是我们村医都没有解决，反正青门现在肯定没有解决，据说安徽省也没有这个先例。好多上面调研他们自己也提他们的养老问题，因为我们在那买灵活就业保险，他退休以后，哪怕他工作30年，按照现在的标准，他就能拿到一千一两百块钱一个月的退休工资。其实你看村干部他们不都解决了养老问题，村医也没有解决问题。（访谈记录：202307QMXZ02）

贵州省银洞县金寨村杨医生的这段话或许可以体现他们对村医这份工作感到荣誉之余的担忧与无奈，乡村医生需要同时熟悉基层情况、不断改进专业知识和服务水平，但往往得不到相应的待遇与保障。

> 我们村医是不属于正式编制的人。我们目前的情况是一年一聘，实话实说，这几年村医工作的话，如果你不熟悉这个村的情况，直接面对基层的工作真的很难做的。因为第一你要对村情况比较熟悉；第二要具备一定的专业知识；第三相对来说我们这个地方的待遇还是有点低，有时候真的很多人不愿意做的。其实我的话可能都已经习惯了，因为首先我是本村的人，我是住在我这个村，一般的这些医疗服务大家都比较熟悉。其实我刚开始的时候也挺难的，因为虽然我是本村土生土长的，但也要熟悉整个村的情况，还是需要一定的时间的。因为现在年轻人跟我们这一代可能有点不一样，现在新来的医生里有的人可能会吃不了苦，或者是感觉待遇太低，有时候我觉得大家配合不好的话是挺难的。（访谈记录：202307YDXY05）

四　收入影响因素

（一）医疗改革的影响

从"赤脚医生"到"基层医疗卫生体系的一员"，医疗改革对乡村医生收入产生了深远的影响。在"赤脚医生"时代，医疗服务提供者的工作和收入来源不稳定，存在身份正规性、合法性问题。随着医疗体系改革，乡村医生被纳入国家卫生体系中，其职业地位得到官方认可，收入来源更加稳定，国家也不断加大激励和保障力度，引导大学生乡村医生服务农村、扎根农村。医疗正规化也伴随着薪酬制度的建立和改进，这种转变对乡村医生的收入稳定产生了积极影响，乡村医生的薪酬由以前的自负盈亏到现在由基本工资与绩效工资共同组成，实现工作收入和责任相符，激发了他们的工作动力，薪酬制度的透明性也有助于减少非法行医、售卖假药等不正当收入来源。此外，公共卫生服务领域绩效奖励和激励机制的引入，也为乡村医生提供高质量医疗服务和促进健康中国提供了保障。

医疗体系的改革也提供了更多的职业发展机会，例如部分地区提供了乡村医生通过降低报考学历要求、放松年龄限制等条件，以鼓励乡村医生考取执业医师证、执业助理医师证，获得乡镇卫生院事业编制等机会。乡村医生应持有乡村医生执业证书上岗，并按规定进行注册登记。在安徽青门县、贵州银洞县、云南水县等地，所有乡村医生都具备乡村医生执业证书，从事护理等其他卫生技术服务的人员也具备相应的执业资格。

但具有执业医师证、执业助理医师证的乡村医生少之又少，如云南水县，仅有洛乡邓村的和村医这一名乡村医生具有资格执业助理医师证。国家强调优先聘用具备执业医师、执业助理医师资格的医生到乡村医生岗位执业，并鼓励有条件的乡镇对取得乡村全科执业助理医师以上资质的乡村医生在绩效工资分配方面给予倾斜。为此，和医生也获准在乡镇卫生院担任全科医生，提高了他的工资收入。

尽管医疗体系改革带来了收入稳定性和管理的规范性，但也伴随着更多的职责和责任。乡村医生在医疗改革后需要承担更多的公共卫生服务、健康教育任务等，诊疗业务收入在收入结构的比重逐渐下降，公共卫生服务收入的比重上升。

> 现在收入不高，因为人口有限。当时没有医改的时候，他们是很羡慕我的。就是2007年到2009年的样子。2002年到2003年我刚进去收入不行，之后就高了。医改之后到现在又不行了。主要影响的是药物，什么都不能用。还有就是老百姓的经济条件也好了，路也好了。以前路不好经济不好，老百姓大病小病都跑到你跟前来。你进入那个水田，时间就比较长，都是在水里泡着，容易生病。一般就是感冒、

关节炎等。以前主要收入是诊疗，现在主要是公卫，公卫的钱比做诊疗的钱还要多一点。（访谈记录：202307SXXY09）

（二）人口流动对基层医疗的冲击

农村居民外出务工人数增加，就诊人数变少。随着人口流动的增加，这导致了在城市和发达地区就诊的人数增加，村卫生室等基层医疗机构的就诊人数相对减少，加上目前很多村卫生室不再进行输液业务，门诊就医人数进一步减少，这造成乡村医生诊疗业务收入大幅下降。乡村医生面对更少的患者，诊疗工作压力减轻，但由于村里留下的以老人、小孩为主，公共卫生服务的压力并没有随之减轻，农村常住人口的逐渐减少也导致以常住人口计算的基本公共卫生服务经费财政补助额度下降。

当村医到现在，村子里看病的人是越来越少，老年人也越来越少，小孩一般去县城上学，我们这个村是一个留守村，年纪稍微年轻一点的肯定都去外面打工了，留在这地方的都是老年人。平常来看病的老年人比较多一点，比如感冒多发、换季的时候，他可能人会比较多一点，你像今天下雨，人也会多一点，因为天好的时候别人都要干活或者忙其他事情。（访谈记录：202307QMXY05）

现在整个村里面就是老人小孩多，年轻人出去打工了，因为没有产业，而且现在土地也流转了，没有什么做的。村的主要的一个收入来源就是靠小孩出去打工，政府安排补贴一点。（访谈记录：202307YDXY06）

赚不到多少，外出的人多了，诊疗平均下来两三千块钱。公卫不多，服务的对象很少，每年不一样，看服务量，有时候能五六千块，有时候没有。（访谈记录：202307YDXY06）

但国家应该是按照人头预拨下来，一个人我记得好像是 89 可能。是按服务的，你服务多少就给多少。很多人都出去打工了，村民都没在。我们村子 1300 多人现在大概常住人口只有 800 多。我们两个村医也能忙得过来。（访谈记录：202307YDXY06）

交通便捷度提高，健康意识变强，外出就医人数增加。基层医疗资源在不同地区之间的分布不均，交通便利性的提高使得人们更容易前往县城、大城市等其他地区寻求医疗服务。由于县域内、跨区县、跨省的交通都日益便捷，一些家庭经济条件较好的患者可能更倾向于外出就医，而不是在村卫生室、乡镇卫生院基层医疗机构就诊。目前城市和发达地区的医疗资源更加丰富，加上人们的健康意识逐渐增强，农村居民普遍追求更好的就医条件与就医服务，从而导致基层医疗机构的门诊量减少，也直接造成基层医生收入的下降。目前业务量整体下滑的现状，乡村医生普遍认为门诊业务量急剧下降的原因是多方面的。

首先是（新冠）疫情之后，大家的防病意识增强了。其次是现在农村的整体搬迁现象严重，青年人外出打工，很多家庭为了让小孩读更好的学校把孩子送到乡镇或是县城。最后是现在人们的看病意识也发生了改变，以前身体不舒服会先在村医那里看一下，村医不能治了才去医院看，现在是一有不舒服就会去医院做个检查。现在平均一天来就诊的也就 5~6 个人。2022 年流感期和疫情开放的时候，每天来的病人比较多，平均每天有 20~30 个人。来看病的主要人群是儿童和老人。主要病症为感冒、腹痛或一些急症。慢病以前看得多，但是慢病改革之后，那些办了慢病卡的农民更多会去定点医院里看病拿药。2022 年的诊疗收入大约为 5 万。一般病人上午来看病的情况会偏多一点，不过总的来说，在乡下做事没有固定的上班时间。村民因为发烧、骨疼等一些急诊半夜来找医生的情况，在农村是比较常见的，他们来就诊之前会提前先给医生打个电话。（访谈记录：202307HSYL16）

五　小结

完善乡村医疗卫生体系，是全面推进健康中国建设的迫切要求，也是全面推进乡村振兴的应有之义。乡村医生是国家医疗体系的基层一线工作者，是农村人民群众的健康守护者，是保障农村群众健康的重要力量。党的十九大以来，党和政府出台了多项政策文件以促进乡村医疗卫生体系健康发展、提高乡村医生薪酬分配和待遇保障。

从收入结构来看，乡村医生的收入主要包括基本工资、公共卫生服务（包含家庭医生签约补助）、诊疗业务（包含基本药物补助）三个部分。公共卫生服务是乡村医生收入最主要来源项目，约占工资收入的四成，高于基本工资和诊疗业务收入。这表明基本公共卫生取代了诊疗业务成为乡村医生的主要工作内容，也是目前乡村医生收入的主要来源，一定程度上弥补了目前诊疗人数减少带来的收入降低问题，调动了村医的工作积极性。

从实际收入水平来看，乡村医生年收入超过 7 万元，远高于其他农村居民与城镇居民，与乡镇卫生院职工等基层医务人员差距不大，部分乡村医生收入还高于乡镇卫生院职工。尽管乡村医生收入没有明显低于上级医疗机构的医务人员，但双方在五险一金等社会保障上与编制内医务人员差距较大。特别是对于退休后养老问题，乡村医生不能享受编制内人员同等的退休待遇，普遍认为缺乏社会保障，这也是造成乡村医生认为待遇差的原因之一。为此，部分乡村医生认为自己的投入与回报不相符，一定程度上影响了乡村医生队伍的稳定和农村基层医疗卫生服务的供给。

此外，乡村医生内部薪酬差距较大，以承担诊疗业务为主的乡村医生年收入远高于以承担公共卫生服务为主的乡村医生年收入，存在明显的收入差距。相比以承担公共卫生服务为主的村医，承担诊疗业务为主的乡村医生，一方面，他们诊疗业务量大，诊疗收入和基药补助高，使得其诊疗收入远高于其他村医；另一方面，他们接触村民多、熟悉村庄事务，也提高了他们在公共卫生服务工作中的便利度。

第五章
乡村医生工作Ⅰ：基本公共卫生服务

一　历史变迁

中国在初级卫生保健领域积累了丰富的经验，无论是过去的"赤脚医生"还是现今的乡村医生，他们都在我们的公共卫生服务体系中扮演了不可或缺的角色。中国最早的初级卫生保健服务可以追溯到新中国成立之前的"定县模式"，1929 年，陈志潜等人在河北定县创立"三级农村卫生保健网"建立了县、乡（区）、村三级卫生机构，这一做法受到了国内外广泛的认可。[①] 新中国成立后，我国逐渐完善了农村三级医疗预防保健网络、乡村医生队伍以及城市卫生服务体系，[②] 并由这些机构提供相应的卫生和基本医疗服务。然而，进入 20 世纪 80 年代，随着社会主义市场经济的发展，基层卫生医疗体制发生了变化，一定程度上导致了对预防保健的忽视。为了促进预防保健的发展，1990 年，我国出台了《我国农村实现"2000 年人人享有卫生保健"的规划目标》，[③] 强调将初级卫生保健纳入经济社会发展规划。

[①]　苏志：《著名公共卫生学家陈志潜的医学实践和医学观》，《现代预防医学》2019 年第 13 期。

[②]　王延中：《合作医疗 30 年的经验与教训》，《中国卫生政策研究》2008 年第 2 期。

[③]　1990 年 3 月，由卫生部、国家计委、国家环保局、全国爱卫会颁布。该规划目标文件中明确提出"2000 年人人享有卫生保健"的各种最低目标，其中包括在经济发达地区和经济不发达地区分别实现 60% 和 50% 的所谓"集资医疗覆盖率"。

但是，随着社会的快速发展和人口老龄化的加速，居民疾病谱和死因谱发生了变化，人群的双重疾病负担不断加重，一系列公共卫生问题也随之浮现。

2003 年上半年，我国内地共有 24 个省份、自治区和直辖市相继暴发了传染性非典型肺炎（SARS）疫情。成功控制"非典"疫情后，时任总理温家宝在全国防治"非典"工作总结会议上明确提出了未来公共卫生建设的目标和方向："我们可以确定我国公共卫生体系建设的总体目标是：力争在大约 3 年的时间内，建立并完善我国应对突发公共卫生事件的紧急处理体系、疾病预防控制体系以及卫生执法监督体系；并在更长的时间内，逐步完善我国农村卫生保健体系、城市基本医疗服务体系、卫生科普宣传体系和财政经费保障体系。"①

2009 年 7 月，卫生部、财政部、国家人口计生委出台了《关于促进基本公共卫生服务逐步均等化的意见》（卫妇社发〔2009〕70 号），明确了促进公共卫生服务均等化的目的、目标、原则、措施、要求等。2015 年 10 月，党的十八届五中全会提出推进"健康中国"建设，将卫生与健康事业发展摆在经济社会发展全局的重要位置。② 2016 年全国卫生与健康大会在北京召开，习近平总书记在大会上强调，要坚定不移贯彻预防为主方针，坚持防治结合、联防联控、群防群控，努力为人民群众提供全生命周期的卫生与健康服务。③ 为了实现"健康中国"的战略目标，国家制定了《"健康中国 2030"规划纲要》（以下简称《纲要》），明确指出：优化健康服务，强化覆盖全民的公共卫生服务，成为推进"健康中国"建设总体战略所遵循的重大原则，也是中国公共卫生工作的准则。④ 2016 年底，国务院印发两个重要文件即《"十三五"深化医药卫生体制改革规划》和《"十三五"卫生与

---

① 田伟、张鹭鹭、欧崇阳等：《我国公共卫生服务系统的历史沿革和存在的问题》，《中国全科医学》2006 年第 17 期。
② 《中国共产党第十八届中央委员会第五次全体会议公报》，《求是》2015 年第 21 期。
③ 邓峰、吕菊红、高建民：《推进"健康中国"建设的主要策略分析》，《中国公共卫生管理》2016 年第 6 期。
④ 胡兴强、任军：《中国公共卫生服务发展与改革历程》，《中国公共卫生管理》2019 年第 3 期。

健康规划》，提出中国公共卫生政策要更加注重预防为主和健康促进，更加注重工作重心下移和资源下沉，要推进防治结合，建立专业公共卫生机构、综合性医院和专科医院、基层医疗卫生机构"三位一体"的防控机制和防、治、管整体融合发展。①

二 政策与标准

国家基本公共卫生服务项目以基层医疗卫生机构为载体，以儿童、孕产妇、老年人、慢性疾病患者为重点人群，并提供相应的公共卫生服务，致力于解决和改善居民的健康问题。基本公共卫生服务是涉及全生命周期的服务项目，其目标在于：一是解决一些需要面临的主要公共卫生问题，提高居民健康水平；二是提高居民获得基本公共卫生服务的公平性和可及性；三是推动完善基层医疗卫生机构运行新机制，强化基层医疗卫生机构公共卫生职能，体现公益性。② 自 2009 年项目实施以来，国务院、国家卫生健康委员会等多部门出台了众多有针对性的文件、规范等，为项目的有效执行提供了保障与支持。

（一）国家基本公共卫生服务的政策

国家基本公共卫生服务政策不断更新扩充，第一类是国家基本公共卫生服务规范的政策文件：2009～2017 年，国家卫生计生委先后制定了《国家基本公共卫生服务规范（2009 年版）》（卫妇社发〔2009〕98 号）、《国家基本公共卫生服务规范（2011 年版）》（卫妇社发〔2011〕38 号）、《国家基本公共卫生服务规范（第三版）》（国卫基层发〔2017〕13 号）。③ 第

---

① 胡兴强、任军：《中国公共卫生服务发展与改革历程》，《中国公共卫生管理》2019 年第 3 期。
② 胡同宇：《国家基本公共卫生服务项目回顾及对"十三五"期间政策完善的思考》，《中国卫生政策研究》2015 年第 7 期。
③ 秦江梅：《国家基本公共卫生服务项目进展》，《中国公共卫生》2017 年第 9 期。

二类是关于基本公共卫生服务项目补助资金管理办法的政策文件：2010 年财政部、原卫生部出台了《基本公共卫生服务项目补助资金管理办法》（财社〔2010〕311 号）；2010 年财政部、原卫生部出台了《基层医疗卫生机构财务制度》（财社〔2010〕307 号），同年，财政部出台了《基层医疗卫生机构会计制度》（财会〔2010〕26 号）；2015 年 12 月，财政部、卫生计生委、食品药品监管总局、中医药局联合印发《公共卫生服务补助资金管理暂行办法》（财社〔2015〕255 号）。① 第三类是关于基本公共卫生服务项目的绩效考核：2010 年，原卫生部、财政部出台了《关于加强基本公共卫生服务项目绩效考核的指导意见》（卫妇社发〔2010〕112 号）；2015 年，为进一步规范国家基本公共卫生服务项目绩效考核工作，国家卫生计生委、财政部、国家中医药局又出台了《国家基本公共卫生服务项目绩效考核指导方案》（国卫办基层发〔2015〕35 号）。② 详见表 5-1。

表 5-1　国家基本公共卫生服务政策

政策类别	年份	颁布单位	文件名称
服务规范	2009	国家卫生计生委	《国家基本公共卫生服务规范（2009 年版）》
	2011		《国家基本公共卫生服务规范（2011 年版）》
	2017		《国家基本公共卫生服务规范（第三版）》
项目补助资金管理办法	2010	财政部、原卫生部	《基本公共卫生服务项目补助资金管理办法》《基层医疗卫生机构财务制度》
	2010	财政部	《基层医疗卫生机构会计制度》
	2015	财政部、卫生计生委、食品药品监管总局、中医药局	《公共卫生服务补助资金管理暂行办法》
绩效考核	2010	原卫生部、财政部	《关于加强基本公共卫生服务项目绩效考核的指导意见》
	2015	国家卫生计生委、财政部、国家中医药局	《国家基本公共卫生服务项目绩效考核指导方案》

注：表中数据资料依据秦江梅《国家基本公共卫生服务项目进展》一文中的内容整理而成。

---

① 秦江梅：《国家基本公共卫生服务项目进展》，《中国公共卫生》2017 年第 9 期。
② 秦江梅：《国家基本公共卫生服务项目进展》，《中国公共卫生》2017 年第 9 期。

（二）国家基本公共卫生服务的项目与标准

1. 项目主要内容

2009 年国家基本公共卫生服务项目包括建立居民健康档案、健康教育、预防接种、传染病报告与处理、0～3 岁儿童健康管理、孕产妇健康管理、老年人健康管理、慢性病患者（高血压、2 型糖尿病）健康管理、重性精神病患者管理等 9 类 35 项。[①] 2011 年增加传染病和突发公共卫生事件报告和处理、卫生监督协管 2 类，服务包为 10 类 41 项。[②] 2013 年增加老年人和儿童中医药健康管理，确定的服务项目为 11 类 43 项。[③] 2015 年增加结核病患者健康管理服务，确定的服务包为 12 类 45 项。2017 年《国家基本公共卫生服务规范（第三版）》确定的服务包为 12 类 46 项。[④]《国家基本公共卫生服务规范（第三版）》合并了《中医药健康管理服务规范》和《结核病患者健康管理服务规范》，对有关服务规范内容进行了修改完善，精简和优化了部分工作指标。详见表 5-2。

表 5-2　基本公共卫生服务规范文件及内容

年份	文件名称	服务包种类	《规范》的主要类别
2009	《国家基本公共卫生服务规范（2009 年版）》	9 类 35 项	居民健康档案、健康教育、预防接种、传染病报告与处理、0～3 岁儿童健康管理、孕产妇健康管理、老年人健康管理、慢性病患者（高血压、2 型糖尿病）健康管理、重性精神病患者管理
2011	《国家基本公共卫生服务规范（2011 年版）》	10 类 41 项	在 2009 年基础上增改项目：0～6 岁儿童健康管理、传染病及突发公共卫生事件报告和处理、卫生监督协管
2017	《国家基本公共卫生服务规范（第三版）》	12 类 46 项	在 2011 年基础上增改项目：严重精神障碍患者管理、肺结核患者健康管理、中医药健康管理

注：此表参考北京协和医学院陈新月的硕士毕业论文《国家基本公共卫生服务项目实施过程研究》制作而成。

---

① 卫生部：《国家基本公共卫生服务规范（2009 年版）》，2009 年。
② 卫生部：《国家基本公共卫生服务规范（2009 年版）》，2009 年。
③ 国家卫生计生委：《中医药健康管理服务规范》，2013 年。
④ 国家卫生计生委：《国家基本公共卫生服务规范（第三版），http://www.nhc.gov.cn/ewebeditor/uploadfile/2017/04/20170417104506514.pdf》。

2. 基本公共卫生服务项目健康管理率及经费标准

自 2009 年后的每一年，国家卫生健康委均会发布"关于做好当年国家基本公共卫生服务项目工作的通知"，主要指出服务项目该年的经费标准、服务重点内容、组织管理及任务目标等方面的细则。具体的任务目标中各子项目过程考核指标均有明确达标要求，随着项目的深入实施，各子项目健康管理的目标要求也不断提高，并保持较高的标准（详见表 5-3）。[①]

表 5-3　基本公共卫生服务项目主要目标任务

单位：%

项目	2014	2015	2016	2017
电子健康档案建档率	70	75	75	75
国家免疫规划疫苗接种率	90	90	90	90
新生儿访视率、儿童健康管理率	85	85	85	85
早孕建册率和产后访视率	—	—	—	85
孕产妇系统健康管理率	85	85	85	—
老年人健康管理率	65	65	65	67
高血压患者管理率	—	35	40	—
高血压患者规范管理率	38	50	—	60
2 型糖尿病患者管理率	—	30	35	—
2 型糖尿病患者规范管理率	25	50	—	60
严重精神障碍患者规范管理率	—	—	—	75
肺结核患者管理率	—	—	90	90
老年人、儿童中医药健康管理率	30	40	40	45
传染病、突发公共卫生事件报告率	—	—	—	95

注：表中任务目标来源于每年关于做好国家基本公共卫生服务项目工作的通知，以县（市、区）为单位，需达到表中数值及以上；其中国家免疫规划疫苗接种率以乡镇（街道）为单位、中医药健康管理以各省（区、市）为单位；"—"表示缺失，因每年服务项目的重点工作会产生调整。

此表数据来源同表 5-2。

根据各个年度《关于做好基本公共卫生服务工作的通知》，基本公共卫

---

① 陈新月：《国家基本公共卫生服务项目实施过程研究》，北京协和医学院硕士论文，2021。

生服务的人均经费补助标准从 2009 年的 15 元提高至 2023 年的 89 元，经费直接下拨至县区级。详见表 5-4。

表 5-4　基本公共卫生服务项目资金补助情况

年份	2009—2010	2011—2012	2013	2014	2015	2016	2017	2018	2019	2020	2021	2022	2023
人均补助（元）	15	25	30	35	40	45	50	55	69	74	79	84	89

注：本表数据参考自范宪伟《基本公共卫生服务项目的实施现状及机制优化》，《宏观经济管理》2017 年第 11 期，并参考《关于做好基本公共卫生服务工作的通知》补充了最近几年的数据。

三　服务的内容

本部分将从基本公共卫生服务的视角出发，结合调研收集的资料，详细描绘村医在执行公共卫生服务时的工作内容和流程。需要指出的是，由于部分基本公共卫生服务项目（如老年人体检中的心电图、抽血化验、B 超等）的技术性和专业性的程度较高，在实际操作过程中，作为基层医疗卫生服务机构的乡镇卫生院也承担着一定的基本公共卫生服务职责。因此，本部分对于村医开展公共卫生服务具体过程的描述，会不同程度上涉及乡镇卫生院的工作。

此外，还需要说明的是，在实际工作中，关于乡镇卫生院和乡村医生各自负责的公共卫生服务比例，不同地区情况不同。在我们的访谈中，乡镇卫生院的工作人员和乡村医生对这个问题给出了不同的答案。乡镇卫生院的负责人认为，他们承担了大约 60% 的基本公共卫生服务工作量。

> 卫生院作为一个补充，公共卫生服务有 12 大类 44 小项，这里面大概有四成的工作是村医的，其实还有六成的工作（是乡镇卫生院来做），比如妇保，带着孕产妇做体检，这个村医他做不了，他需要有一定技术含量。（所以说）就是（一些）技术含量高的，像儿童保健、预

防接种，这些都是由卫生院负责，卫生院在里面做的工作大概占了 60%。就整个公共卫生来说，卫生院做了至少 60% 的工作量……（访谈记录：202307QMXZ03）

而乡村医生则认为，绝大部分的基本公共卫生服务工作实际上都是由他们来完成的。

> 我们的关系乡管村用，他们要什么数据我们就去做。基本公共卫生服务这块的话，基本上具体工作都是我们村医在做，乡镇卫生院其实就是起一个监督的作用，我们所做工作质量的一个把控。老年人的一个健康体检的话乡镇这边还是要来做的，因为我们这边没有设备，比如心电图、抽血化验、简易 B 超等。（访谈记录：202307SXXY05）

2017 年国家卫生计生委颁布的《国家基本公共卫生服务规范（第三版）》规定，基本公共卫生服务包括 12 项内容，[1] 即居民健康档案管理、健康教育、预防接种、0~6 岁儿童健康管理、孕产妇健康管理、老年人健康管理、慢性病患者健康管理（包括高血压患者健康管理和 2 型糖尿病患者健康管理）、严重精神障碍患者健康管理、肺结核患者健康管理、中医药健康管理、传染病及突发公共卫生事件报告和处理卫生计生监督协管。[2] 另外，虽然家庭医生签约不属于 12 项基本公共卫生服务项目，但是因为其服务内容与 12 大项基本公共卫生服务项目有重合，并且，实施家庭医生与 12 项基本公共卫生服务的人员也同样包含乡村医生，所以也将家庭医生签约服务放在本部分。

---

[1] 有的地方（如安徽等）也称 14 项基本公共卫生服务，另包含免费提供避孕药具和健康素养促进运动两项，在这里我们以《国家基本公共卫生服务规范规范（第三版）》为准。

[2] 国家卫生计生委：《国家基本公共卫生服务规范（第三版）》，2017 年 2 月，http://www.nhc.gov.cn/ewebeditor/uploadfile/2017/04/20170417104506514.pdf。

（一）居民健康档案管理

建立居民健康档案是基本公共卫生服务的核心组成部分，它为居民提供了一个全面记录其健康状况和医疗服务历史的可查档案。这些档案对于提高医疗服务质量、促进疾病预防和控制以及支持公共卫生决策具有重要意义。村医在其中扮演了非常重要的角色，负责收集辖区内居民的个人信息，包括基本身份信息、健康状况、生活习惯等，特别是对重点人群如老年人、慢性病患者、儿童等进行详细的健康评估。随着居民健康状况和医疗需求的变化，村医需要定期更新健康档案，确保档案信息的准确性和时效性。在进行家庭随访时，村医通常遵循以下步骤：首先，在进行入户随访时，他们通常会提前打电话确认居民是否在家，确认居民在家后，村医会开始准备医疗箱，这个箱子里通常包括血压计、体温计、血氧仪等医疗设备，以便能够在随访时进行必要的健康检查和问题反馈。村民也可以选择在来卫生室拿药的时候或者自行前往村卫生室接受随访服务，但对于那些行动不便的人来说，入户随访是必不可少的。

> 随访之前一般会提前打电话，询问家里人管理对象是否在家，一般称老年女性为"孃孃"，老年男性为"叔叔"，稍年轻女性为"阿姐"，（入户后）一边询问管理对象最近在吃什么药、询问最近的睡眠状况如何，一边测量血压……随访也可以让人来卫生室，但活动不方便的就必须入户。（访谈记录：202307SXXY07）

乡镇卫生院（或社区卫生服务中心）通常需要设置健康档案室，指定专人负责档案日常管理、归档录入。

> 2010年回去之后，做的第一件事情就是（建立）居民健康档案。建档案需要天天入户。那时候刚回去，不熟悉。虽然在那边长大但是出去上学了，然后不熟悉。工作时经常是我妈去拿着棍子跟我一家一

家走，去入户。建档一年也记不全，因为他每一年都有新生的，他每年都有新增长。（访谈记录：202307SXXY13）

> 黄医生负责的 500 多个人，每个人既要有一份纸质档案，也要把纸质档案输入系统里去，形成电子档案。这项任务需要在 10 月底之前做完。（访谈记录：202307HSXY04）

在乡镇卫生院（或社区卫生服务中心）所在的辖区，此项基本公共卫生服务是由乡镇卫生院（或社区卫生服务中心）来完成的。

> 有的我们卫生院所在的辖区，你比如说我们卫生院所在的辖区就是个××村，他的公卫是由我们医院承担，为什么？因为我们卫生院所在辖区没有村卫生室，在这个情况下就由我们乡镇卫生院去管公共卫生。（访谈记录：202307QMXZ02）

此外，记录居民健康档案的工作，也可能由乡镇卫生院（或社区卫生服务中心）外派给聘用人员负责。

> 我平时需要使用电脑做健康档案，同时纸质的也要做。没有病人的时候，我就做一点。平时要看病的话，我就晚上加班赶进度。重点人群主要是 65 岁以上的老年人，还包括高血压、糖尿病、精神病、肺结核患者。在我负责的片区中，重点人群有 100 多个，还有普通人群1000 多个。之前重点人群健康档案录入系统都是乡村医生自己在做，后来乡镇医院以他们录入不规范为由，不让我录了，而请了其他人专门录入重点人群的健康档案。去年疫情的时候，各项事务繁多，医务人员分身乏术，录入重点人群健康档案的活又重新交给了我，我们每天晚上都加班，弄到晚上 10 点才录完。（访谈记录：202307HSXY03）

（二）健康教育

健康教育项目旨在通过宣传资料〔如《中国公民健康素养——基本知识与技能（2015年版）》〕，设置宣传栏，开展公众健康咨询、举办健康知识讲座、开展个性化健康教育等方式来提高公民的健康素养。村医在这一领域的工作包括分发和张贴宣传资料，组织宣传健康讲座，以及针对青少年、妇女、老年人、残疾人和0~6岁儿童家长等特定人群开展个性化健康教育。乡镇卫生院（或社区卫生服务中心）不同科室的医生会针对特定的人群开展不同的健康知识讲座，所有这些活动都有助于规范和常态化居民健康教育，促进居民掌握健康技能和知识，从而改善不健康的生活习惯和行为。

宣传是我今年前几个月才开始接的，每个季度、每个月的宣传都不一样，像医院有宣传栏那些，然后我就要做医院的宣传材料，村医的（宣传资料）是各个村报过来的，然后我又跟着给他们做那些宣传栏上的贴画、横幅等。（问：这个海报的主题是我们自己设计还是？）你的主题是什么，然后你统一报给办公室，办公室有专门的人来给印刷店，印刷店他们会根据你的题目，然后会给你选。一般局里也会给我们发放一些东西，像漱口缸、袋子，还有那些纸杯之类的，我们就带着宣传册去做宣传。（问：我们会有那种宣传讲座之类的吗？）有知识讲座，还有宣传栏。知识讲座的话，讲的那个人就是我们乡镇卫生院的医生啊之类的，讲座会对应相应的人群，比如今天的讲座是有关老年人方面的话就通知老年人来，如果是别的方面的那种就通知对应的人来。知识宣讲，乡镇卫生院的话是每个月一次。这块我接触的时间也不长，还不是很熟悉。（访谈记录：202307SXXY03）

（三）预防接种

预防接种的服务对象是辖区内 0~6 岁儿童和其他重点人群，其内容主要包括预防接种管理：为适龄儿童建立预防接种证、采用适当的方式通知儿童监护人进行接种、同时每半年对辖区内儿童的预防接种卡（簿）进行 1 次核查和整理，查缺补漏，并及时进行补种；根据国家免疫规划疫苗免疫程序，对适龄儿童进行常规接种等，这些措施确保了儿童能够按时接种预防性疫苗，从而减少疾病的发生和传播，保护儿童和社区的健康。为了确保接种服务的安全性和有效性，接种单位和接种人员都必须符合一定的条件和标准，预防接种的接种单位必须为区县级卫生计生行政部门指定的预防接种单位，承担预防接种的人员应当具备执业医师、执业助理医师、执业护士或者乡村医生资格，并经过县级或以上卫生计生行政部门组织的预防接种专业培训，考核合格后持证方可上岗。

预防接种的话就是要通知，因为像我的话管理着那些，像每个月儿童的体检。他在体检的时候，你就会跟他（父母）说几号打预防针，然后就他们本子上也给他们写了预防接种的日期，所以他们也是按时来。[问：他是来我们（村卫生室）这边做还是去乡镇卫生院？] 就是看如果方便，有时候我来村这边的话，我就来这里，把需要做体检的儿童通知过来。但是像我的话大部分我不在这边，所以另一位村医能帮我做他帮我做，他做不了的话，他们（儿童）去卫生院打预防针的时候，然后我一次就给他们那边看了……结束了以后又做疫苗的盘点，做下个月的需求，查验他们接种的情况，就是把预防接种本和系统进行核对，是不是能对得上……每天他们接种完以后核对疫苗库存。（访谈记录：202307SXXY03）

在实际接种过程中，由于上述条件限制，很多时候是由基层医疗卫生机构，特别是乡镇卫生院（或社区卫生服务中心）来执行，村医的主要工作是协助乡镇卫生院（或社区卫生服务中心）建证、建卡、通知监护人进行儿童预防接种等，在一些偏远地区或者条件更好的村卫生室也同样可以承担预防接种任务，他们在确保疫苗接种全覆盖和准确记录方面发挥着至关重要的作用。

（像）需要有一定技术含量，像儿童保健、预防接种，这些都是由卫生院负责。（访谈记录：202307QMXZ03）

因为之前我们是我们自己给孩子接种，后来为了规范化，然后全部集中在乡镇社区卫生服务中心了，以前我们也可以负责接种工作。（访谈记录：202307YDXY01）

0~6岁的儿童打预防针可以直接在我们村卫生室进行接种……因为小孩有点多，像预防接种，第一天要去街道社区服务中心拿疫苗，第二天通知打疫苗，一天疫苗是打不完的，要打两天。（访谈记录：202307SXXY05）

预防接种现在统一到了乡镇卫生院来做，由我通知并协助工作。（访谈记录：202307SXXY06）

（四）0~6岁儿童健康管理

0~6岁儿童健康管理的主要服务对象是适龄儿童，其服务的项目主要包括新生儿家庭访视、1岁内儿童健康检查、1~3岁儿童健康检查、3~4岁儿童健康检查、4~6岁儿童健康检查。由于村卫生室设施和设备条件有限，村医的角色通常集中在新生儿家庭访视上，这是他们的主要责任。在条件允许的地区，村医还可能负责血红蛋白检测和生长发育监测等更为复杂的健康管理服务。在偏远地区，由于资源和交通的限制，村医的角色更加重要，他们需要承担更多的健康监测和管理任务。这些服务对于早期发现和干预可能的健康问题至关重要，有助于确保儿童能够健康成长。

> 村医需要在婴儿出生1周内、满月时、3个月、6个月、8个月、1岁、1岁半、2岁、2岁半，3岁、4岁、5岁、6岁、7岁时分别记录0~6岁儿童的体检结果。其中儿童在幼儿园期间，也就是3岁、4岁、5岁的体检由幼儿园负责，到水县妇幼保健院进行，村医只需要负责录入数值即可。幼儿园毕业进入小学的体检由村医负责，归档结案。（访谈记录：202307SXXY08）

> 儿童健康管理的工作流程：出生到6个月，每个月做一次体检；6个月到2岁半就是半年做一次体检；到3岁以后就是一年做一次。全村一共有108个0~6岁的儿童。（访谈记录：202307SXXY12）

> 小孩的话，每一个组基本上就只有三五个，我做慢病随访的时候，我基本上不做小孩的体检，小孩的话我们多数是下午才去，因为早上我去的话，小孩都是没有起床，也不方便。（我）负责的小孩，（我）大部分还是上门去给他们体检的，因为附近的（孩子）有点少，然后他们（家长）带着小孩在路上也不安全。（访谈记录：202307SXXY01）

> 儿童（健康管理）主要是疫苗注射工作，1个月、3个月、6个月、8个月、1岁、1岁半、2岁、2岁半、3岁、5岁、6岁都要注射疫苗。（访谈记录：202307SXXY13）

（五）孕产妇健康管理

孕产妇健康管理的服务对象包含三类，一类是育龄妇女，一类是孕产妇，还有一类是产妇。针对育龄妇女，村医所做的工作就是要主动巡视，及时发现孕妇并登记报告；针对孕产妇所要做的工作就是掌握孕产妇的动态，按时动员孕产妇到乡镇卫生院开展产检、开展产后访视，同时协助乡镇卫生院、社区卫生服务中心开展管理，工作中发现异常情况及时上报；针对产妇，村医所要做的工作就是要对产妇产褥期进行健康管理，指导产妇进行母乳喂养和新生护理指导工作。村医在这一过程中扮演着桥梁和联络员的角色，确保孕产妇能够接受连续的、全面的医疗服务。乡镇卫生院（或社区卫生服务中心）作为技术性更强的医疗服务机构，会承担更为重要或者技术性的工作。

> 孕妇的早期发现，要通知村子里怀孕的产妇在三个月之内去卫生院建档，然后建档了之后就是卫生院的事情了。卫生院有专门管这方面的，会让孕产妇定期做检查，去哪里做，然后每个月打电话问。后期的话村医等产妇出院回来了以后做产后访视。就看孕妇出院之后的反应，她的各方面情况，比如她的恢复情况，儿童的情况等。（访谈记录：202307SXXY03）

> 孕产妇的工作流程：发现孕妇，将信息上报到卫生院；让孕妇到市保健院做产检，注册建档，然后每个月都要随访一次。发现孕妇主要依靠走访以及听闻来获得孕妇怀孕的信息，然后打电话确认，除此之外就是要靠村民的主动上报，这个主要是因为之前村卫生室负责开生育证明，现在这个证明的开具主要由街道负责。（访谈记录：202307SXXY12）

> 孕妇的话，现在我们多数时候电话追踪就可以了，通知她到时间了，要到卫生院去体检。（访谈记录：202307SXXY01）

（六）老年人健康管理

老年人健康管理针对的服务对象是 65 岁以上的老年人，主要的服务内容是对 65 岁以上的老年人的生活方式和健康状况进行评估、中医体质辨识。村医在老年人健康管理中的角色至关重要，他们不仅是信息的收集者和服务的动员者，还是连接老年人与更广泛医疗资源的桥梁。通过村医的服务，可以有效预防和管理老年人的慢性疾病，提高他们的生活质量。

老年人体检，一般是先通知居民来卫生室，远一点的就直接去入组，"到组里面然后把人集中在一起"（访谈记录：202307SXXY01）。多数事情是卫生院的人做，村医主要负责去通知人。动员村民做体检有时也会遇到问题。

> 我们这些地方有一个弊端，就是有一些老百姓怎么动员他都不来。前几天我打了电话，叫他们来做体检，然后就有一些老人不愿意来，我们还要去家里面再去动员，他说好嘛你不抽血我就去，然后去那里了，要做思想工作，要把血抽了。有一些老百姓还存在这样的问题，就是说他已经到那里了，但是因为早上的话，老年人比较集中，要排队他又等不及，然后有一些就跑了。这个工作真的不好做。（访谈记录：202307SXXY01）

> 体检是每年一次，乡医院会把设备搬到村里来，然后让乡村医生通知那些应该来检查的人群，特别是老年人和重点人群。（访谈记录：202307HSXY11）

冯大夫承担的公卫服务工作内容，主要包括协助乡镇卫生院开展每年的体检。针对普通人群每年一次的量血压抽血检查，针对重点人群更为全面细致的项目检查与每季度一次的监测。体检之后，冯大夫需要完成村民的个人健康档案，进行网上电子档案信息的录入（根据访谈记录：202307HSXY10）。

下乡随访主要是指帮老人量一下血压。常规体检每年一次……乡镇卫生院会派医生和设备来到村里，黄医生负责通知和组织老人和重点人群来体检（根据访谈记录：202307HSXY04）。

但是，老年人体检需要更加专业的人员和设备来对 65 岁以上的老年人进行全面的健康评估，通常包括血液检查、心电图、B 超等检查项目，这些检查往往超出了村医的能力范围和村卫生室的设备条件。因此，这部分工作通常由设备更齐全、人员更专业的乡镇卫生院（或社区卫生服务中心）来负责。乡镇卫生院（或社区卫生服务中心）不仅能提供更全面的检查，还能对检查结果进行专业的解读和必要的后续治疗建议，村医更多地对乡镇卫生院（或社区卫生服务中心）的工作进行协助。

> 多数事情是卫生院的人做……老年人体检的话，上面还是有要求，就必须有什么心电图、血常规，还有 B 超这些（检查的）指标。所以这几年卫生院是每一年都要安排时间下来，我们各个村各个组，我们要去做老年人体检，医院参与，我们去做，因为像 B 超那些设备，那些我们做不了血尿常规那些（检查）。（访谈记录：202307SXXY01）

> 测血型设备的来源是卫生院，后来老年人体检由卫生院集中来做，相关工作就不放在村卫生室了，当时的确是弄了一批来，但后面卫生院好像也可以说是资金问题吧，不可能长年累月拿给你老百姓来做，后面我们做公卫，就是做建档这个，它本来都要做，所以就不需要放到我们手里了。（访谈记录：202307SXXY09）

> 乡镇卫生院会派六七名工作人员携带设备进村体检，体检项目包括身高、体重、抽血化验、心电图、B 超等。行动不便的村民工作人员会入户进行体检。（访谈记录：202307HSXY02）

（七）慢性病患者健康管理

慢性病患者健康管理的服务对象包括高血压患者和 2 型糖尿病患者。针对高血压患者，村医所负责的工作在于对 18 岁以上的人群首诊测量血压，开展高血压筛查，对于已经登记在册的高血压患者，村医需要每年开展 4 次面对面随访，进行血压变化测定、用药和其他的健康指导。对血压控制不满意的患者，增加 2 次随访管理。关于 2 型糖尿病患者，村医的工作内容就是及时发现，对新发现的糖尿病高危人群测空腹血糖，登记台账，同时将糖尿病高危人群中的血糖异常者推荐至上级医院进行糖尿病诊断，并登记台账。对于慢性病的管理，是村医基本公共卫生服务工作中的重中之重。

公共卫生服务方面，需要下村为慢病的病人进行巡诊，需要将过程图片与巡诊结果上报在系统中。一般一个月下去一次，一次下去几天，一次检查 100 多人，虽然人很多但是居住得比较集中，所以需要花费的时间不是特别多。系统会告诉他这周、这个月需要检查哪些人，以保证一个季度覆盖一次所有应检村民。（访谈记录：202307YDXY11）

比如有慢病的（病人）来到我们这儿，量血压查血糖，采集照片也属于随访，因为有些（病人）看病开药的时候，我就可以跟（病人）讲这些身高体重这些全部检查了……（访谈记录：202307YDXY04）

随访要么是重点人群来看病拿药的时候，顺便给他们把血压、血糖测了，要么就是去他们家里帮他们测。（访谈记录：202307HSXY11）

我会对慢病人群进行管理。正常情况下我会对慢病患者进行一季度一次的随访，按相关规定督导患者吃药、监测病情、询问日常情况等，并提供医疗建议。当患者病情有变化随访次数也会增加。患者

平时不舒服时、没事路过时也会来我这里测血压。（访谈记录：202307HSXY02）

慢病，比如高血压、糖尿病这些每季度随访一次，高血压若控制不好则需要增加 2 次，每年封顶 6 次（额外的不纳入补贴范围）。若病人同时患有两种疾病，则会在一次入户中一并处理，以提高效率。（访谈记录：202307SXXY13）

如果我们维护这些人，就是说他是高血压，哪怕不稳定，比如说第一次不稳定，我们会在两周之内给他去，如果稳定了我们就按季度。（访谈记录：202307YDXY01）

（八）严重精神障碍患者健康管理

严重精神障碍患者健康管理的服务对象为精神病患者，村医需要按照《重性精神病患者个人信息补充表》《重性精神病患者随访服务记录表》的相关内容要求开展服务，每年对服务对象进行健康检查 1 次（含辅助检查项目）。村医的主要工作就是要报告病人，协助专业机构开展工作，同时协助乡镇卫生院、社区卫生服务中心开展随访工作，每年需要进行随访 4 次。由于农村地区专业精神卫生资源的稀缺，村医的这些工作对于早期识别和管理精神病患者至关重要。尽管重度精神障碍患者通常需要在专门的医院接受治疗，但村医在患者的日常管理和社区融入中仍然发挥着不可或缺的作用。

（问：咱们这精神病人多吗？）病人多啊，我们后面住了九十几个（病人），长期住院，都是不出院的，三级以上的。（问：是这几年才多起来的吗？）一直多，只不过以前不重视。像小时候出现了好多大家口中的"疯子"，都是这些人，以前都是在社会上面，现在把这些人全部弄起来，放到医院治疗，相对来讲好一点，环境各方面对吧？家属，家里人也安心一点对吧？你毕竟在医院里面，比如不下雨时，你在外面跑，下雨了在这里，起码身边有人看着。（访谈记录：202307QMXZ05）

（九）肺结核患者健康管理

针对结核病患者的健康管理分为三类，第一类的服务对象是针对全体城乡居民，主要服务的项目是对可疑症状者的推介，村医所需要做的工作是及时发现，并推荐至当地结防机构开展结核病筛查，并及时登记台账和进行转诊登记。第二类的服务对象是针对已经确诊的普通患者，按照相关要求，对居家治疗的肺结核患者强化期每 10 天随访 1 次、继续期每 1 个月随访 1 次，并记录对患者的随访评估结果，普通肺结核患者常规治疗期初治 6 个月、复治 8 个月全疗程中至少完成 10 次、12 次家访和健康教育等服务，治疗超过常规治疗期随访次数根据延长的强化期或继续期随访要求相应增加。第三类的服务对象是针对耐多药或广泛耐药患者，按照相关要求开展耐多药或广泛耐药结核病患者居家治疗期间的督导管理，注射期每天 1 次帮助患者完成全部注射治疗，同时注射期每 10 天询问记录随访 1 次、非注射期每 1 个月随访 1 次，并记录对患者的随访评估结果。耐多药、广泛耐药肺结核患者 24 个月、30 个月全疗程至少完成 34 次、52 次随访评估，患者住院不能随访的需记录未随访原因。一般来说，结核病患者在乡村并不十分常见。

比如像我们的村就是 9 个结核病人，2000 多人中有 9 个人。这些病都是需要跟他家人监护人沟通的，我们要随访的，我们 10 天要随访一次。随访内容就是看他一个情况，吃得规律不规律。吃了有什么反应没得，就是这些。从第一次诊断为结核病以后，从开药给他开始，我们就要到他家去，然后 10 天一次要随访，有时候是电话方式，有时候是直接到他家去。

（问：如果他就是说吃完药之后有不良反应那怎么办？）有不良反应就找专科医院，对找专科医院，该管的还得管。（问：或者是他有了不良反应之后，你发现了让他去，还是说假如说他们有了不良反应，接下来你该怎么做？）我没有这个权限治疗，只能建议他换个医院做。（问：你发现了不对劲，然后让他再去医院？）对，因为我们不是专科了，几个专科门诊在县级医院。我们只能是指导他们服药，上面一次发两个月的药，然后要记录服药的情况。（访谈记录：202307YDXY04）

（十）中医药健康管理

中医药健康管理主要对 65 岁以上老年人和 0~36 月龄儿童进行健康管理，分别为二者提供中医体质辨识、中医药保健指导①和儿童中医饮食调养、为家长传授穴位按摩等服务。国家推进中医药服务的目的是利用中医药的优势，提高人民群众的健康水平，尤其是在预防疾病和提升生活质量方面。在一些地区，甚至要求每个村卫生室至少有一名懂得中医并能够开展中医服务的乡村医生，这体现了国家对中医药在基层医疗卫生服务中所给予的充分肯定。

（20）18、（20）19 年，哈医生来之前都是自己负责村卫生室，（20）20 年左右因为（要求）开展中医诊疗村卫生室调换村医……（访谈记录：202307SXXY12）

中医药分老年人中医药和儿童中医药。老年人的话是每年家签之后去开展，每个村的老年人体检是卫生院带村医，还有我们家签团队一起，但是儿童的中医药的话，是我们自己弄，哪个人负责就哪个人

---

① 中医体质辨识：按照老年人中医药健康管理服务记录表前 33 项问题采集信息，根据体质判定标准进行体质辨识，并将辨识结果告知服务对象。中医药保健指导：根据不同体质从情志调摄、饮食调养、起居调摄、运动保健、穴位保健等方面进行相应的中医药保健指导。

做。（问：儿童的中医药是给他开展什么工作？）之前给我们进行过给儿童进行按摩的视频培训。教家长们给儿童进行按摩，你该按的按，然后家长也就跟你学了。（这个儿童按摩）是从6个月大才开始一直到2岁。（访谈记录：202307SXXY03）

（十一）传染病及突发公共卫生事件报告

传染病及突发公共卫生事件服务项目明确基层医疗卫生机构，尤其是乡村医生应该在乡镇卫生院（或社区卫生服务中心）乃至更高的医疗服务机构的指导下，协助开展疫情和突发卫生事件的风险排查、提供和收集信息，参与风险评估；发现疫情和突发公共卫生事件要及时登记相关信息报告卡并进行报告，协助处理包括病人医疗救治和管理、流行病学调查等。乡镇卫生院（或社区卫生服务中心）也会通过对传染病和突发公共卫生事件的培训来提高村医的相关技能。

> 基本上每月一次例会加培训。大多数是在公共卫生上面，然后就是医疗上面的，像疫情防控，一些专业的知识培训，我们也会再来进行培训。（访谈记录：202307QMXZ02）

> 基本上两三个月就要开一次会，培训肯定有各方面的培训，传染病，然后一些急救措施，一些突发公共卫生这些都培训的。（访谈记录：202307QMXY05）

通过这种方式，不管是乡村医生还是乡镇卫生院（或社区卫生服务中心）不仅能够在紧急情况下为病人提供必要的医疗服务，还为防控疫情和处理突发公共卫生事件争取更多时间。

（十二）处理卫生计生监督协管

卫生计生监督协管是指乡镇卫生院、村卫生室及社区卫生服务中心（站）等基层医疗卫生机构，协助区（县）卫生监督机构，在辖区内依法开展食品安全信息报告、职业卫生咨询指导、饮用水卫生安全、学校卫生、非法行医和非法采供血信息反馈报告等工作，并接受卫生监督机构的业务指导。①

（十三）家庭医生签约

家庭医生签约服务是我国深化医药卫生体制改革的关键组成部分，旨在通过建立稳定的家庭医生与居民之间的服务关系，推动分级诊疗制度的实施。家庭医生签约服务面向辖区内所有居民，特别关注重点人群（如老年人、慢性病患者等）和普通人群。

家庭医生签约服务与基本公共卫生服务相互补充。虽然两者在体检方面可能有所区别，但很多村医更加倾向于认为家庭医生签约也是基本公共卫生服务中的一项。

（社区卫生服务站）负责人认为家庭医生属于公共卫生服务的一项，目前家庭医生团队里的成员都是卫生服务站里面的。（访谈记录：202307QMXZ01）

家庭医生是我们 12 项公共卫生服务里面的其中的一项。（访谈记录：202307QMXY02）

这些共同构成了居民健康管理的整体框架。根据调研反馈，家庭医生

---

① 国家卫生计生委：《国家基本公共卫生服务规范（第三版）》，2017 年 2 月，http://www. nhc. gov. cn/ewebeditor/uploadfile/2017/04/20170417104506514. pdf。

签约服务在实际操作中主要是对村民进行健康体检。老年人体检是基本公共卫生服务的一部分，而家庭医生签约服务则是另外的一项服务，两者每年都是分开进行的。家庭医生签约服务的推行，有助于提升基层医疗服务质量，加强医患之间的联系，促进健康管理的规范化和个性化，同时也为实现医疗资源的合理分配和有效利用提供了支持。

> 家签的覆盖人群应该是多于基本公卫的，基本公卫的话，平时我们主要是重点人群，普通人群平时就是不做。但是家签的话，只要是你片区长期居住的，都可以做。上面还是给了一个指标，就是说你必须完成百分之多少这样子。非重点人群的话平时我们就不一定都去做，但是家签就是说我们要全覆盖，只要在家的，能签的，能做这些服务的，我们都做，都给他们提供这个条件。（访谈记录：202307SXXY01）

> 主要是签约家庭医生，随叫随到，签约1年1次，补贴公共卫生经费2/3元每年。高血压、糖尿病随访花时间。贫困户必须签，慢病的推荐签。2016年开始签约。（访谈记录：202307YDXY14）

签约服务团队一般由三名成员组成：乡镇卫生院的医生、护士和乡村医生。

> 村医与乡镇卫生院的医生构成了一个家庭医生团队，包括全科医师、内科主治医师、公共卫生医师以及公卫的护士……（访谈记录：202307QMXY04）

> 签约服务由三个部分组成，一个是县医院的专科医生，一个是乡镇卫生院的全科医生跟全科护士，然后还有一个是村医，是三级来进行管理。现在没有新农合的支持，只有国家一个口头上面的就是签约服务，然后我们在做，但是效果比以前差，以前我们做过签约之后，它有个免费体检，那样子的话它对老百姓的吸引力会大一点。（访谈记

录：202307QMXZ02）

家庭医生签约的时候，先由村医通知召集重点人群（老人、儿童、孕妇、残疾人，以及有大病的，重病的，高血压、糖尿病等慢性病的）来签约，其次是正常人群。重点人群名单由村医掌握，建档立卡户名单由政府通知村医，签约率等考核指标由上面发放，同时村医有自己村子每户的花名册。如果实在找不到人，还有入户签约。因为签约人数较多，如果全凭入户去做这项工作，"做不完，很耽误时间"。

家签的具体流程，比如说明天我们去这个地方签约的话，我们就前一天晚上给组长打电话，辖区里面所有的人都可以来参加签约，我们就定在组长的家里面，让他提前给我们准备好桌子凳子，我们会带着我们所有的量身高的、量体重的、量血压的、量血糖的、HIV 扩大筛查的设备还有血红蛋白仪。然后我们就通知组长说有病的所有的什么病都带来，如果出现什么特殊的，比如说我们知道他有白内障，我们就可以把它记着，到时候有什么项目说免费做，我们又可以通知到这个人。同时，会通知老年人携带自己的病历单，防止老人自己没有办法说清楚自己有什么病。当场会对村民进行体检（常规的信息：身高、体重、过敏史等），将信息录入家签系统中，这些信息会同步到公共卫生系统之中。再加上血尿常规、肝肾功能、血脂、血糖、B 超以及自理能力评估等体检的部分，就可以完成公共卫生系统要求的 65 岁以上老年人一年一次的体检。（访谈记录：202307SXXY08）

家签体检覆盖的是一些比较简单的项目。

家签的话，如果血型没有我们就做一下血型，然后艾滋病检测，然后就身高、体重、血压，35 岁以上的人还有血糖，然后如果这个是儿童的话，我们可以帮他做一下血红蛋白检测，18 岁以上的话就量血压。反正他的体检也就是一个基本的情况，家庭每个人的。比较简单的，就是身高、体重、血压、血糖、血型、艾滋病这些，如果说他有检测出来血压偏高、血糖偏高这些，我们给他们做健康教育，少抽烟喝酒这些。

反正35岁以上我们都有一年一次的血糖监测，还有35岁的话血压这些都要做。我们的工作最主要的就是健康教育，还有就是说他原来没有的一些病，现在有可能会发生了，像你测了他血压偏高，血糖偏高这些，你就要督促他，生活上要注意，要去医院再进一步确诊什么的。（访谈记录：202307SXXY01）

乡镇卫生院在家庭医生签约中扮演了重要的角色，家庭医生签约服务的实施，往往需要乡镇卫生院提供医疗人员，包括医生和护士，以及村医组成家庭医生团队。在这个模式下，签约医生、护士、村医会定期对签约居民进行健康检查，管理慢性病，提供预防保健服务，以及在必要时进行疾病的初步诊断和治疗。此外，他们还会根据需要为居民提供转诊服务，确保居民能够及时得到更专业或更高级别医疗机构的医疗服务。

和公共卫生服务有重叠部分，签约是一起去签，但是在公共卫生服务相关项目的任务完成过程中还是有分工的。乡镇卫生院的工作人员一般工作是录入系统，如果达不到签约要求乡镇卫生院的人员会下来签。签完约乡镇卫生院没啥工作，一般提供就医指导，村民打电话咨询的时候指导就医手续。（访谈记录：202307SXXY10）

四　时间投入与分工

（一）乡村医生在基本公共卫生服务项目上的时间

由于基本公共卫生服务项目繁多，涉及居民健康档案的建立、慢性病管理、儿童和孕产妇的健康管理、老年人健康管理、预防接种等多个方面，村医在日常的诊疗工作之外，需要投入大量的时间和精力来完成这些基本公共卫生服务项目。很多村医直言公共卫生服务项目耗费了他们大量的时间和精力。

> 公共卫生太忙，占用时间太多，没有时间学习，占了 80% 时间……（访谈记录：202307YDXY14）

> 主要的工作是公共服务，每天都要花下午两三个小时入村 20 多家，进行慢病等公共卫生服务，也包括家庭医生上门诊疗的服务。慢病老人有 304 个，0~6 岁的小孩有 140 多个，主要服务的就是这 500 个人，这些人每个季度需要覆盖一次。（访谈记录：202307YDXY13）

> 在公共卫生上投入的精力占一半，其中最多的是高血压、糖尿病这些慢病，需要为他们提供上门服务，然后将结果、现场截图上传到合医平台，这是考核的依据。在具体操作上，如果第一次慢病检查时出现问题，则需要进行指导并在 14 天之内进行回访，如果多次没有恢复则需要转诊或进行后续处理，如果没有问题那么一年只需要随诊 4次。（访谈记录：202307YDXY12）

> 学习和考试对于我来说就是上级布置下来的任务，和繁杂的公共卫生服务一起，占据了我日常工作的绝大部分时间，就好像我在做公务员的职务。我们现在公共卫生服务的内容也确实像公务员的行政工作：更新档案、做健康宣传、通知体检、重点人群随访……（访谈记录：202307HSXY15）

> （问：所以一般诊疗和基本公共卫生服务，您花费的一个时间的比例大约是多少？）一半一半，他们来看病大部分都是早上比较多一点，

下午的时候我们可能去卫生室的路上碰到老人家，他们会叫我说你来帮我测量一下血压，我就会跟他们说我先干吗干吗，之后我再回来给他们测血压这样，因为有的老人家在路上遇到他们就不想走，有时候有的老人他们什么都不方便，我们就去给他们测量血糖之类的。（访谈记录：202307YDXY05）

2018年之前以诊疗服务为主，2018年诊疗和公共服务各占一半。（访谈记录：202307SXXY06）

基本公卫服务占用村医时间较多。例如，上个礼拜村医花费星期五一整天时间处理新生儿报表。如果日常诊疗任务中，则会在晚上加班填写报表。总的来说，儿童的健康档案花费时间最多，因为每一个月都要更新健康系统，同时还要上传纸质版材料。重复劳动现象比较严重，每年卫生院医生都会下来检查，然后指出材料不规范之处，医生需要重新填写整张表格并更新系统。（访谈记录：202307SXXY13）

公共卫生服务现在的工作量较大，一天到晚地下任务，大概要占到45%的工作量，每天平均要投入3~4个小时。主要工作在于填表，老年人体检的信息（其中还要克服老人不认字、不会写字的困难），家庭护理到位情况需要签字和拍照确认，同时看病的药品和报销情况要公示（医保局会委托第三方机构拨打公示人的号码来核实日期、药品种类规格价格以及具体的收费情况）等。（访谈记录：202307QMXY04）

（二）乡村医生基本公共卫生服务项目的不同分工

调研发现，村医在基本公共卫生服务上存在几种不同的分工合作模式，第一种是基于地域的分工，如按照划片/组/原则来进行分工；第二种是基于基本公共卫生服务项目的不同类别进行的分工；第三种是基于数字技能的分工。这些模式展现了基层医疗卫生服务在面对任务时的应对策略。在只有一名村医的村卫生室，村医无疑是承担所有基本公共卫生服务项目的主要责任人。然而，在拥有两名或更多村医的村卫生室，分工合作模式就会变得多样化，每位村医可能负责不同的服务项目，或者在服务提供上相互协作，以确保所有项目都能得到妥善执行。这种分工合作的模式提高了工作效率，从而提供更高质量的服务。这也在我们调研过程中得到了证实：

> 按照 1000（名）居民配一名乡村医生原则，目前有三个乡村医生，都是本村人，三个人主要负责余下 2000 多名村民群众的医疗、卫生服务，搬迁至安置点的 6 个自然村由安置区卫生室负责。我主要负责村里的公共卫生服务，另外两位村医分别负责妇幼保健和计划免疫、慢性病工作。（访谈记录：202307SXXY04）

> 我们这儿一个村两个村医是标准的配置。每个村有两位村医的，我们主要是从事公共卫生工作，还有一位主要从事临床。（访谈记录：202307SXXY07）

1. 基于地域的分工

据《青门县完善村卫生室一体化管理实施方案》规定，2000 人以下（包括 2000 人）的村原则上核定 2 名村医；2000 人以上 3000 人以下的行政村核定 3 名村医；3000 人及以上的行政村按服务人口的 1‰核定，不超过 5人。其他各地方基本上都是此种情况。

> 本村的公卫任务是按区域划分，不是按种类，这个是我们自己协商的，就说你去管理几个组，所有的公卫什么的都是你去负责，像慢病随访、老年人体检什么的，需要入户什么的。我们是按组来划分，打比方，一组和二组是在一个片上的等。就像我们现在住的马地洼（音）一二三四组也是在同一个小片上，所以我们也就不按人数来

分，我们就按组来分。你管的就是相对集中一点的。（访谈记录：202307SXXY01）

我们村健康档案建档 2000 多人，达到 80%。其中重点人群中有 100 多名慢性病患者、100 多名糖尿病患者及 300 多名高血压患者。草林村有多名乡村医生，每人分片管理六七百人。（访谈记录：202307HSXY02）

也一样，我们都同样做的，就是分路段，就是说我们慢病公卫这一块。他的地盘要附近一点，因为我是后边来，以前他是一个人住，他这个路段是他分给我的，他分给我的就全是边缘的，所以我人不多，我就走不到。（访谈记录：202307YDXY01）

公共卫生服务的收入主要是由每个村医负责的村民人数决定的，我所在的村一共有 3 个村医，每个村医都有划分的片区，需要负责六七百人。（访谈记录：202307HSXY09）

公卫服务的任务是乡卫生院下发的。村里现在有两个有证的村医，两个人按照所在区域进行公卫服务，钟医生负责 8 个组，另一个村医负责 7 个组，主要负责管理村民健康档案以及健康体检等。2022 年，钟医生获得公卫收入为 23000 元左右，一年分两次发，上半年按照人头发了 11000 元左右，下半年的金额则会根据考核，主要是考核公卫的完成情况，如平日材料的真实度、随访次数是否完成等。（访谈记录：202307HSXY11）

我们街道分上片下片，上片有两个卫生室，我这个卫生室相当于是一个分支机构，但也算一个单独的村卫生室。我这个卫生室叫街道卫生服务中心医疗点。两个卫生室各只有一个人，我们两个人负责 2000 多人。下片也有一个村卫生室，里边有两个村医，负责另外 2000

多人。像下片的村卫生室他们两个人可以轮流上班，但是我们就只能是每天上班。（访谈记录：202307SXXY05）

2. 基于公共卫生服务类别的分工

基本公共卫生服务类别的分工是指在基层医疗卫生服务中，根据不同的公共卫生服务项目，将工作任务分配给不同的医疗卫生人员。这种分工通常考虑到村医的专业所长，确保每项服务都能由具备相应能力和知识的人员来执行。

> 因为我们是分工合作。比如说我负责老年人的中医药保健，或者是高血压、糖尿病这一类的随访，另一个人负责妇幼保健这方面工作，那么属于妇幼保健的钱就打（给）他，属于老年人的就打给我。（访谈记录：202307YDXY09）

> 三位村医的分工和收入情况：堂医生主要负责儿保（0~6岁儿童）和孕产妇，蔡医生负责中医诊疗、慢性病（糖尿病、高血压、肺结核、重精等）和老年人体检，欧医生只有开药诊疗，不负责公共卫生服务，但是会帮忙。（访谈记录：202307SXXY10）

> 卫生室分工是戴医生负责儿童与妇保，另一个医生负责老年人以及慢性病。（访谈记录：202307SXXY12）

> 我就是负责慢病这块，我负责全盘。他就负责儿童、妇保，然后随访这些。我们村不是600多户，是400多户，有2480人。这是加上流动人口（的数量）。不加上流动人口，本村都有2000多（人）。（访谈记录：202307YDXY04）

> 除了诊疗是由她独立完成，妇儿保由我独立完成，剩下的健康教

育、高血压、糖尿病、重精，还有别的临时性加的一些所有工作，还有疫苗接种都是由4个人一起完成的，因为现在工作质量要求提高了，一个人没有办法完成这些任务。（访谈记录：202307SXXY08）

同样，在基本公共卫生服务项目的实际运作中，基于性别角色的传统观念，或者是基于实际工作中的便利性和效率考虑。性别分工往往成为影响工作分配的一个重要因素。例如，女性村医会被认为更加适合孕产妇或者儿童保健等基本公共卫生服务项目，因为她们可能更能了解这些特定群体的特定需求。

> （问：我们村目前是两个。一个儿童保健，一个妇幼保健。他是男的还是女的，咱们是不是村里必须有个女的村医，是有这个说法是不是？就必须有一个是女的？）女的，是。是因为她要做儿童妇幼，要是没有女的话只能男的来做（妇幼保健）。都可以做。（访谈记录：202307SXXY02）

> 除了我之外，目前卫生室还有一个女村医，30多岁，已进卫生室6年，她主要负责妇幼保健。而我主要负责公卫的老人、慢病，还有药房和门诊。（访谈记录：202307SXXY09）

此外，如果村卫生室的村医是夫妻搭档，他们之间的分工也可能会根据各自的专长和偏好来决定。村医夫妻团队可能会根据个人技能和经验，以及对村民的了解，来分配谁负责哪些项目。这样的分工合作不仅能提高工作效率，还能确保服务的质量和覆盖面。

> （问：您和夫人有没有分工？）基本上都有分工，有侧重点。她主要负责儿童妇保，妇女这一块她比较方便做一点，农村这个风俗习惯和城里不一样。公卫两个人都有做。农村有时候思想不是很开通，开

展相关工作的时候有时候村民不说，了解不了相关情况，但时间长了还是可以的。平时也要进行宣传，定期体检每个月都要进行电话调度，微信朋友圈也会发。现在基本上打电话比较多，老年人不懂微信，有时候要晚上才能打通，其他时候村民干农活去了，不带手机。（访谈记录：202307YDXY02）

妻子和四个小孩。妻子是另外一个村的村医，受我的影响开始学医，是我送她下去的。两个村距离几公里。我们有时住在家里，有时住在卫生室。她的卫生室也是两个人。平时下村两个人一起，给老年人体检、测血压，有一个人拍照。下村的时候卫生室就叫妻子过来，她是负责公卫的。（访谈记录：202307YDXY03）

（问：您妻子的职业是什么？）护理，也是在村卫生室。（问：你们两个人是一起做？）对的，她搞后勤、妇保、输液方面的，她有护士证。（问：我们这个村卫生室有几个人？几个村医？）两个，就我跟我妻子。（访谈记录：202307YDXY06）

3. 基于数字技能的分工

随着我们逐渐进入数字时代，基本公共卫生服务的电子化给那些不熟悉电子设备和信息技术的村医也带来了很大的挑战。现代公卫服务越来越依赖于电子健康记录系统、数据管理系统和其他电子工具，这种技术鸿沟可能会导致村医在执行公共卫生服务任务时遇到困难。

这位医生不会在系统中进行公卫信息录入，但是自己是本村人，所以自己会采集信息，让年轻的同事帮忙录入系统。但这是近一年发生的情况。一年前公卫系统的要求并不严格，可以在手机上录入。现在换成电脑系统，不再录入。另一位村医只录入公卫系统，并不从事诊疗。平时也不居住在村里。（访谈记录：202307SXXY11）

　　健康宣传的主题是另一位村医选，有时候一些宣传的 PPT 她不会的，是我在做，但主要是她来做。村医这方面慢性病我们两个一起做，她来入户弄这些照片，然后我来系统录入，纸质档案的填写。我是 2020 年 9 月份来的乡镇卫生院（属于编外，外聘人员），当时是在药房工作，上了一年多的班，这个村里当时有一名村医辞职不干了，也一直找不到合适的人，然后 2022 年 1 月我就签的村医，挂在这个村里。2022 年 9 月，我又转到公共卫生服务科。一般随访的工作我也会去，但是我参加得比较少，因为我不是本村的人，也主要不太了解，一般都是另一位村医负责入户采访，收集材料，我来上传系统。（访谈记录：202307SXXY03）

　　乡镇卫生院（或社区卫生服务中心）鼓励年龄较大的村医与年轻村医或外聘人员合作，以便村医可以专注于他们擅长的非电子化的公卫任务，同时也能从年轻同事那里学习电子技能。乡镇卫生院可以确保所有村医都能有效地参与到基本公卫的工作中，无论他们的年龄或技术熟练度如何。同时，这也有助于确保公卫服务的连续性和高质量。

　　在公共卫生的事务上，乡镇卫生院也会分去一部分他们的工作，比如填写村民健康档案，这是乡村医生的公共卫生工作里最重要的一项。我现在只填写纸质版的健康档案，重点人群的电子版健康档案一般是由乡镇卫生院请人来填，但是请人的花销却是由乡村医生承担的，所以我所从事的公共卫生服务的补助中还有一部分需要返给乡镇卫生院请来的人，我们每年大概需要返还 3000 元。去年乡镇卫生院没请到人，所以我只能自己完成电子档案，我觉得还行，也没花什么时间，我自己就能搞得完，但是今年卫生院以"更工整一点"为由又要求乡村医生们继续付钱请人填写，今年，我还得出这 3000 元钱。（访谈记录：202307HSXY08）

五　考核

（一）绩效考核与工资收入

乡镇卫生院统一绩效考核，统一工资发放。以水县为例，根据州、县考核标准，年初按照辖区服务人口，根据工作内容，核定其任务量。按月发放乡村医生工资报酬，按月发放的工资为基本药物制度补助、基本医疗收入、乡村医生补助、基本公卫补助、家庭医生签约服务补助的预拨资金，按月发放的工资不能低于州劳动用工最低工资标准。基本药物制度补助、基本医疗、乡村医生补助原则上全额发放，基本公卫、家庭医生签约服务补助根据实际工作量、工作任务完成情况和绩效考核情况发放。结算资金扣减每月预拨发放工资，并除去药品、设备、办公用品、耗材等所得的纯收入作为乡村医生绩效工资发放。由乡镇"一体化办公室"统一考核评分后根据上级资金到账情况及时发放。

日常核查与不定期抽查相结合，线上、线下同步进行绩效考核。村医每年、每季度都会固定考核，既有线上系统的检查，也有线下实地考核。线上考核的内容主要是公共卫生服务的完成情况，乡镇卫生院会检查是否按时间、按次数完成健康指导、诊疗是否规范，例如家庭医生签约率就是考核的重要内容，家庭医生签约服务属于年终绩效考核，一年一次，这些工作考核与绩效工资挂钩，影响着乡村医生的收入。线下考核是对线上管理的补充，同时包含了公共卫生服务和诊疗业务的检查，现场抽查系统登记信息与实际是否相符。

上级对医院的考核，一年四个季度，两个季度是线上考核，两个季度是实地考核。对村医的考核不在系统上，都是现场考核，还有纸质档案的考核。线上考核的方式是按上级规定需要上传些什么内容，设置一个时限，后台可能抽查具体的档案，只要各项指标都有，就算

合格。（访谈记录：202307SXXZ02）

> 县里每个月都随机检查，卫健局的考核是半年一次，年中和年终。下去人就多了，随机抽，比如这个村随机抽 10 个高血压（的村民），服的是什么药，系统里边登的是什么药，每一处数据都要相符。平时调度就是电话，比如说系统登记去过一个村民家 3 次，他就要问是不是去过 3 次。（访谈记录：202307YDXY02）

除了公共卫生服务项目的核查外，也有很多是对诊疗台账记录、消毒消杀、医疗废弃物处理的检查。此外，上级也有不定期对处方规范、用药规范、药品日期、卫生室消防安全等的抽查。一旦发现小病大治、浪费医保资金、使用过期药品等行为会对卫生室和乡村医生进行罚款。

> 考核不是很严，医院里面的院长、副院长或者管理卫生工作的领导经常下来看，看你的去向，入户还是在岗。其他就是看工作有没有完成，公卫那块比如高血压，年底考核时间看你的村里面有多少个高血压病人，随访次数达到没有，是不是规范地管理。一年考核两次，半年一次。其他基本上就是看平常工作服务态度、服务质量。诊疗还会罚款，比如说检查看到你有过期药品，或者小病大治，也要罚。罚的也不是太多，这次被罚下次就注意再也不做了。一般被罚个几十块钱几百块就很多了。（访谈记录：202307YDXY09）

有的地区则会采用工作积分制进行绩效考核管理，工作考核的成绩会直接与绩效挂钩，按照得分情况对收入进行酌情扣减，工资考核得分乡村医生的收入也越高，反之，则会扣除相应比例的工资。

> 工作考核总分为 10 分，如果有哪一条做得不好，就会扣 0.5 分或1 分，分对应着钱，按照得分情况对收入进行酌情扣减。比如说一年上

级医疗机构给乡村医生补助了 1 万元，总分 10 分，但该乡村医生被扣了 1 分，只有 9 分，实际拿到的收入为 1 万元的 90%，是按照实际得分占总分的百分比计算的。平均能够得八九分，总会在一些地方被扣分，难以拿到满分。（访谈记录：202307HSXY03）

（二）数字技术与乡村医生管理

在乡村医生的管理中，数字化起到了日益重要的作用。一方面，数字技术管理通过就诊全过程数字化管理，驱动了基层医疗卫生服务的标准化、规范化建设，有利于规范健康管理、临床诊疗行为、提高医疗质量。例如对某一个病种，国家制定出医务人员必须遵循的诊疗模式，通过电子病历、电子档案等形式使病人从入院到出院依照该模式接受检查、手术、治疗、护理等医疗服务，也可以提供诊疗建议，辅助乡村医生进行就诊。另一方面，卫健部门可以通过线上系统对乡村医生进行日常管理，实时了解村医日常履职情况、工作任务完成情况，掌握村级老年人、慢性病人、孕妇儿童等健康信息，以保证健康信息畅通、医疗服务接续，实现全生命周期的健康管理。此外，数字化可以推动优质医疗资源下沉到农村地区，提高优质医疗服务辐射能力，可以打破时空制约，通过远程医疗实现医疗资源共享，以缩小城乡间、各级医疗机构间的医疗服务能力差异。调研团队发现，乡村一级的数字化/电子化水平都很高，在诊疗和公共卫生服务都有相应配套的电子系统。

在公共卫生服务方面，银洞县使用"医事通" App 覆盖了主要的公共卫生服务内容，主要起上传数据照片以供追踪和检查的作用。以高血压病人为例，系统会根据档案信息，提醒村医应该对某些特定高血压病人进行随访。村医入村为患者测量血压后，不仅需要将测量结果填入系统，还需要将测量的现场照片拍照上传，照片中需要同时体现村医和患者两人。测量结果以及图片会共同作为考核的依据，并且影响该部分医疗补助经费的发放。

　　数字化也被纳入乡村医生的日常工作考核中来。乡村医生使用的电子系统包括上门随访、健康体检、病历管理、健康档案等多项功能。乡村医生可以在系统上进行建立、调取、维护健康档案，方便乡村医生完成家庭医生签约，实时查询病历，了解过往诊疗情况等。

　　目前各地乡村医生公共卫生服务、家庭医生签约服务、上门诊疗服务等各项内容都要通过电子系统留痕取证，以实现健康管理的可溯、可查。信息化平台的搭建也方便乡镇卫生院、卫健部门对乡村医生进行日常管理与考核，因为系统信息上下联通，上级可以通过终端，实时调出居民健康档案、慢病管理信息、就医就诊流程、用药情况等诸多内容，以检查乡村医生工作是否完成、流程是否规范，进行诊疗标准规范管理和绩效评价，提升基层医疗工作管理效率。

　　　　我现在做"医事通"是专门搞公共卫生的，开处方的话另外也有个系统，是另外一个系统，不是公共卫生系统。做档案这些都是，档案多，一个慢病什么的，里边都是。慢病登记、慢病随访、肺结核登记、肺结核管理等，所有随访记录都在里面。这里面牵扯得多。里边有高血压，还有糖尿病，这些是在这上面随时都有的。如果你要开处方，那个都是专门有一个小的机子。（访谈记录：202307YDXY04）

　　例如，银洞县就使用"医事通"App方便乡村医生的日常管理，"医事通"App是县域统一的卫生医疗平台，上面可以建立并查看村民电子档案，记录医疗处方开具，采购药品（村医根据村用药情况上报然后由平台统一采购，基本是常规用药），根据系统中村民健康档案安排医疗工作，如健康追踪随访，由此对全村村民健康状况有较好把握，村民健康电子档案只有村医有修改权限，上级可以通知村医让其修改信息。

　　　　公卫是零几年开始做，建档是2012年。公卫开始比较精细、管得比较严是在2017年、2018年之后，现在跟以前的差别很大。我们以前就给他量一个血压数值是多少，我们往表上填一个数据就行，一年是两三次的。现在不一样了，那些值不仅是现场采集照片，而且要精准到个人信息，所以完全是两码事情。现在一年你做3次、4次随访，必须是他本人的现场照片。（访谈记录：202307SXXY09）

数字化便利了乡村医生的工作，但同时，我们也发现数字技术增加了乡村医生的工作负担。有乡村医生反映现在通过数字化信息管理虽然规范了健康管理流程，但也加重了日常工作负担，花费了大量时间在维护、更新健康系统信息、填报材料等工作中。特别是在公共卫生服务的过程中，数字化管理带来了较大的工作压力，因为公共卫生服务有基本的健康管理次数要求和不同补贴标准，只有根据要求完成服务、通过考核才可以拿到相应补助，而很多考核都是根据数字系统上的随访情况进行考核评定，所以到每季度的考核时间点，乡村医生都会花费大量时间进行信息录入与维护。

（因为考核是按季度）每季度的中间一个月是最紧张的，因为这个月你必须出去随访，采集照片，必须把它弄回来，还录入，后面还做表，所以最累的就是中间这一个月……因为有些时候病人多，也不容易把握，有些时候病人来了你就可以在这里做，当然不来的时候，你就必须得出去跑，你在中间不跑的话，后面你就弄不完了，着急了。（访谈记录：202307SXXY09）

六　小结

在本章中，我们致力于深入探讨基本公共卫生服务的两个关键方面：国家在推动该服务中的强力作用和基本公共卫生服务对乡村医生工作所产生的影响。一方面，国家在基本公共卫生服务方面发挥了积极而强有力的引导作用。随着我国社会经济的不断发展和人民群众对健康需求的不断提升，国家对基本公共卫生服务的重视程度不断提升，基本公共卫生服务项目的内容和形式不断细化，从 2009 年的 9 类 35 大项扩充到 2017 年的 12 大类 46 小项；一系列的制度规范、指导意见不断建立，以学历教育与资格证书为抓手，村医专业化的程度不断提升；基本公共卫生服务的人均经费也从 15 元增加到了 89 元。所有这些政策措施凸显了国家在推动基本公共卫生服务方面的积极作为。

与此同时，基本公共卫生服务的快速发展也给乡村医生的工作带来了新的挑战。基本公共卫生服务项目包括居民健康档案的建立、慢性病管理、儿童和孕产妇的健康管理、老年人健康管理、预防接种等多个方面，项目繁多，尽管国家通过强力的政策和激励保障推动基本公共卫生服务，但服务项目的不断增加使得村医不断调整工作重心，将更多时间和精力投入基本公共卫生服务项目上。在村医具体实践基本公共卫生服务项目的过程中，不同的分工协作模式逐渐形成。一是按照地域，如划片/区的原则进行一定的分工；二是基于公共卫生服务的项目类别进行分工，例如，女性村医更多负责妇幼保健、0~6 岁儿童健康管理等；三是基于数字技能的分工协作模式，例如，随着数字技术的发展，基本公共卫生项目越来越电子化，许多年纪较大的村医可能并不能很好地适应这一变化，年长的村医会将随访的照片和建立居民健康电子档案的任务交由年轻的村医负责。所有的变化不仅带来了村医工作内容上的调整，也对村医技能和工作适应性提出了新的要求。在政策推动和基本公共卫生服务项目发展的双重影响下，村医们面临着更为复杂和多样化的工作挑战。

第六章

乡村医生工作Ⅱ：基本诊疗服务

一个家在附近的老年女性村民到水县某村卫生室拿痔疮膏。哈村医拿来药之后，询问道：

大便是不是干？

（回答：是。）

干的话，就吃一点牛黄解毒片就可以了。小便怎么样？

（回答：正常的。）

像你这种情况，平时吃东西最好清淡点，粗纤维要吃点，如果好解手的话就不容易犯了。下一次用的时候最好用痔疮霜，比较适合你的情况，痔疮膏的话外痔比较好，痔疮霜就内痔比较好。这个对你来说是比较适合的。（访谈记录：202307SXXY07）

接着，村医询问了病人的身份证号、电话号码、民族、家住几组，写了处方单并由患者签字。之后，拿出血压表给病人量了血压，并在门诊日志登记了上述所有信息。结账时，村医计算出总费用30.4元报销之后的个人承担部分，村民微信扫码支付14元。

上述的就医与诊疗的一幕每天都会在村卫生室上演。这一过程如此日常与简单，可归结为村民买药、村医开药的过程。但这一过程的细节并不能简单视之或一笔带过，包括村民在就诊前对自我病情的判断及其就医选择、村医在诊断过程中对村民身体健康信息的采集以及村医在整个就诊过程中的投入与收入等。而理解这些细节必须结合村医所处的医疗体系和个人的职业生涯。

村医，一方面是医疗卫生服务中的一环，也就是说村医应当承担初级的医疗卫生服务；另一方面，村医也是个人的职业选择之一，囿于个人的教育背景、技术水平、设施设备以及伴随而来的医疗风险、医疗规范等，村医个人或者村卫生室所能提供的医疗服务受到各种考量或者环节的限制。

根据卫健委下属的基层卫生健康司印发的《村卫生室服务能力标准（2022版）》（国卫基层函〔2022〕117号），村卫生室所提供的医疗服务包括门诊服务、出诊服务、中医医疗服务与检查检验服务。其中最关键的门诊服务主要包括一般常见病、多发病诊治和慢性病管理，病情的诊治和管理一般涉及三个主要的环节：诊断、配药、治疗（包括输液）。下面本章将分环节介绍村医的诊疗工作。

一 诊断服务

（一）诊断能力

村民对于村医的诊断能力判断主要根据两个方面，一方面来自教育系统的承认，即村医医学教育的背景，包括接受教育的专业及其程度，另一方面是来自职业群体的承认，即村医的执业资质。

1. 教育背景

村医的初始教育背景一般为中等学历（包括中专和初中），极小一部分为高中、大专。并且在中等职业教育中，有一部分村医的初始专业与医学无关，包括汽修、供用电技术、计算机及应用以及畜牧业等。所以村医还需要或者通过之后的成人教育短时间进修，或者通过乡镇卫生院等上级管理机构的常规培训来获得相应的医学知识和技能。

同时，村医在完成普通教育之后并非直接跨入职业之中，部分村医在接受教育之后到正式从事村医之前会有部分的"空窗期"。这一空窗期或长或短，例如表 6-1 中初始毕业时间与从业时间的差距最大者有 20 年，夏村医 1988 年毕业于水县一中，初中学历，之后在村里担任妇女主任兼计生员，后计生和卫生系统合并后转为村医。差距较小者，如何村医、戴村医、张村医等，他们毕业之后立刻进入了相关行业之中，在乡镇卫生院实习，在两年内成为村医。出现"空窗期"的情况，一是因为现有的村医毕业之后各自谋生，等到本村村医职位出缺再从业，二是因为在进入该职业之前村医必须进入乡镇卫生院进行实习并通过乡镇卫生院的考核，或者药房或者公卫科等，积累相关诊疗或者公卫的经验。

我是 2020 年 9 月份来的乡镇卫生院，当时是在药房工作，上了一年多的班，这个村里当时有一名村医辞职不干了，也一直找不到合适的人，然后 2022 年 1 月我就签的村医。（访谈记录：202307SXXY03）

那是在考乡镇卫生院招聘村医的考试。当时我们是集中培训半年，然后再考试，当时在培训期间就考了乡村医生资格证，考乡村医生资格证当时还有线上培训的内容。通过考试后，卫健委就给我们颁发了资格证书。（访谈记录：202307SXXY05）

表 6-1　水县部分村医的基本信息

村医	年龄（岁）	担任村医之前的职业	初始毕业时间（年月）	从业时间（年月）
赵村医	37	诊所打工	2005.06	2013.03
波村医	47	务农	2010.07	2008.04
何村医	23	乡镇卫生院打工	2020.07	2022.02
和村医	54	协助父亲做村医工作	2011.07	1994.08

续表

村医	年龄（岁）	担任村医之前的职业	初始毕业时间（年月）	从业时间（年月）
胡村医	38	建筑工人	2003.07	2018.08
黄村医	43	打工	2000.07	2009.01
哈村医	38	药店打工	2006.07	2016.10
欧村医	36	无	2010.07	2008.08
代村医	49	做生意	2010.07	2002.08
堂村医	34	美容行业打工	2008.07	2016.08
夏村医	49	妇女主任	1988.07	2008.08
戴村医	49	乡镇卫生院打工	1994.06	1996.01
张村医	35	乡镇卫生院打工	2008.06	2010.01

也有部分村医的从业时间早于初始毕业时间，比如波村医、和村医、欧村医、代村医等。这是因为部分村医的初始教育程度较低，其医学知识或者通过家学传承或者通过社会传授获得，没有国家或行业承认的资质，所以在从事村医职业之后需要通过成人教育等方式提高自己的学历满足乡村医生资格的要求。比如何村医于1994年8月从水县第二中学初中毕业后，因父亲在村卫生室做乡村医生，故也在村卫生室工作。后因父亲身体欠佳，他开始接父亲的班。在担任村医的同时，他于2007~2010年脱产在民族中等专业学校卫生保健专业学习；2012~2015年在某学院临床医学专业大专班学习。这种先从事村医工作拿到村医资格证再进行职业进修的模式在十几年前相对常见，但在近几年受到限制，要求必须具有中等医学学历才能授予村医资格证。

做了村医以后还要在乡镇医院里面培训、进修一年左右，然后以后慢慢学习，中专然后大专，就这样过来的，还有中医，这些都有，这些都慢慢一直学习了。（访谈记录：202307SXXY02）

一个去年才被聘用，还没有拿到乡村医生从业资格证，正在读非全日制医学中专，需要自己报名考中专，只有医学中专才能发资格证，不能像以前先当村医再读中专，所以开展不了医疗服务，平时主要在卫生室坐班，负责一些文字工作（如村民准生证申请、二孩三孩补贴）和上门随访工作。（访谈记录：202307SXXY06）

2. 职业资质

在《国务院办公厅关于进一步加强乡村医生队伍建设的实施意见》（国办发〔2015〕13号）中，国务院办公厅要求新进入村卫生室的医护人员应当具备执业医师或执业助理医师资格，但由于现实条件的限制，可以将村医要求放宽到具有中等医学专业学历的人员或者经培训达到中等医学专业水平的人员。因此，村医极少持有执业（助理）医师资格证或全科医生资格证，一般只有乡村医生资格证。

而具备执业医师或执业助理医师资格的医生往往投身市场与体制的怀抱。例如在安徽村医队伍建设过程中，吸纳在基层工作的私人诊所医生是村医的重要来源之一。青门县某村医表示之前一个村有四个"村医"，各自凭手艺吃饭、自负盈亏，直到2009年合并为一个村卫生室。其中自然也有继续自己经营的诊所，或被称为村卫生室二室。这种选择全凭个人自愿。考虑到利弊，对于当时的诊所医生而言，技术水平较高的医生就没有选择成为村医。这些利弊包括：首先，获得村医身份降低了从医的准入门槛并且在当时获得在体制内转正的可能，现在部分村医仅有村医资格证而没有执业（助理）医师资格证，事实上是无法开私人诊所的；其次，成为村医享受基药补助和药品零差率补助等，而且有固定的服务人群，收入受市场影响较小；最后，弊端在于国家出于群众医疗负担的考虑会控制村医从医疗中获利的可能，所以有村医表示从私人诊所转变为村医的过程中，自己的收入是下滑的。

那时候就要开个体诊所，自负盈亏。这个卫生室是什么时候开始组建出来的？（时任）国务院总理在2003年非典的时候注重基本公共卫生服务跟执法业务，所以讲要考虑到我们的三级医疗的网底，要发挥我们的最基层作用。自此开始重视了国家基本公共卫生服务项目。（访谈记录：202307QMXY04）

就是我们国家90%只有乡村医生证，能有执业医师的在乡村这一级很少，你像A医生他就算特别优秀，很少你看到的是100分的卷子考90分的人，对我们B医生是考70分的人，我们还有70分以下60分的，现在还有不及格的。（访谈记录：202307QMXZ03）

同时，村医队伍中的优秀者往往会寻求体制内更加优渥的工作条件。比如在访谈中水县唯一一位有执业医生证的和医生在2019年获得执业助理医师资格证后，他被调到乡卫生院作为特岗全科医生，但没有通过转正考核，未获得卫生院编制后而回到村卫生室继续做乡村医生。乡村医生资格证的考核与授予相对容易与简单，仅仅需要通过水县自行组织的培训和考核即可获得。

职业资格那些考过了两三次，太难考，今年是考了，但是没考上。（访谈记录：202307SXXY02）

（乡村医生资格证）那个不用考。他们发的，卫生局考核，考核通过然后可以做乡村医生。（访谈记录：202307SXXY02）

再加上村卫生室用于诊断的医疗设备本就有限，基本不会超出听诊器、血压计、体温计、血糖仪、压舌板的范围，村医能够用于诊断的手段一般限于直接的感官观察以及简单的仪器测量。所以在村卫生室能够看到的诊断场景一般是，村民向村医阐述自己或患者的既往病史、就诊经历或者大致的病因推测，村医使用体温计或者听诊器等进行诊断，然后开具处方，很少存在超出村医诊断能力之外的病症。

（二）诊断安排

为了满足村民的医疗卫生服务需求，村卫生室中的村医需要通过不同的时间与人员安排来保证村卫生室的日常运转。除了上文所论及的村医诊断能力，村医的数量也是影响村卫生室的诊断分工安排的重要因素。

村医的数量既受到现实因素的影响，也受到历史变迁的影响。考虑到辖区服务人口、服务现状和预期需求以及地理条件等因素，《国务院办公厅关于进一步加强乡村医生队伍建设的实施意见》（国办发〔2015〕13号）规定"按照每千服务人口不少于1名的标准配备乡村医生"。同时，尽管乡村诊疗任务减少，但由于公卫任务的下放与细化，村卫生室客观上需要一定数量的村医来分担繁重的压力。这就造就了我们在水县所看到的村卫生室有2到4名村医的现象。但由于各地财政投入的不同以及村医职业吸引力相对下降，部分地区的村医出现"青黄不接"的现象，村医队伍的补充困难，像安徽青门县某村在吸纳医生，建设村医队伍一开始有4名村医而目前仅有一位村医。人手短缺的村卫生室中的村医便只能通过安排自己的时间协调两方面的任务。

> 4个村医服务一个村子，后来是2009年的时候是……4个村医就并到一起来，并到一起来之后面临着他们几个老头正好在2013年前后一段时间都到60周岁就退休了，所以现在就我一个人在这里面。（访谈记录：202307QMXY04）

同时，由于村医之间诊疗能力存在差异，有多名村医的卫生室常常通过内部分工来保证村卫生室诊疗能力与诊疗质量。保证每天都有专职医生坐诊，其余的村医协助负担公共卫生任务。在村医的日常中，村医之间或者排班轮休，比如说某村卫生室，两个村医都负责诊疗和公共卫生，两人轮流坐诊，在不坐诊的时候，村医一般会去负责自己部分的公共卫生服务或者休息。更重要的是，两人的药房是互相分开的，每个人在开药的时候只会开自己账上的药品，这并不是为了营利，而只是方便药品数目管理。所以在某村卫生室的药房中，两位村医的药柜各自分立两旁，各自保有药柜的钥匙。除了村卫生室内村医轮流坐诊这种在劳动时间上的分工之外，还有在工作内容上的分工。例如某村卫生室的欧村医等三人只负责妇幼保健的公卫工作，村卫生室的诊疗完全由玉村医负责。所以可以说所有的村卫生室都会开展诊疗服务，但并不是所有的村医都开展诊疗。

> 一人一个星期，然后轮流换班。在周一接班坐诊。然后不坐诊的时候主要完成公卫任务。（访谈记录：202307SXXY12）

> 诊疗不做，都是另一位村医在做。诊疗这方面我也学过，但是我一毕业回来就没有接触。医院也是有培训的，但是这种东西长期不接触，不能熟能生巧。（访谈记录：202307SXXY03）

> 诊疗是由玉村医负责，我负责妇保儿保，剩下的健康教育、高血压、糖尿病、重精，还有别的临时性加的一些所有工作，还有疫苗接种都是由四个人一起完成的。（访谈记录：202307SXXY08）

（三）诊断过程

大多数情况下，在前往就医之前，患者本身就会对自己的身体情况进行初步的估量与判断。如果对于前往村卫生室还是等级更高的医疗机构犹豫不决，村民也一般会打电话咨询村医的意见。所以经过村民的自我选择以及村医的选择，前往村卫生室就诊的病人其所患的病种一般在村卫生室的诊疗能力之中。故而病人前来就诊，村医的诊断过程相对简单，一般由医生询问患者病症和测量体征得出结论。

> 绝大部分都是会咨询的，极少部分就直接去县级以上医院了。大

部分能在村卫生室解决的就直接在村卫生室了。第一就是为了图方便，第二是为了节约看病成本。（访谈记录：202307SXXY05）

> 我也搞了这么多年，也可以说是信任吧，能够处理的情况下他们还是愿意回来处理，除非一些特殊的疾病，大病，他必须去住院。（访谈记录：202307SXXY09）

而村医在诊断之后，便会开具处方以及拿药。村医的处方单由上级部门统一规定并统一印刷，如水县某村的处方单其名称为"水县某街道社区卫生服务中心城乡居民基本医疗保险处方笺"上面包括患者的身份证号、医疗证号（一般写为患者的手机号）、姓名、性别、年龄、民族、家庭住址、临床诊断、药品清单、费用以及医患各自的签名。处方单的统一规制的出现伴随着医改的推进，一方面它便于上级部门对诊疗的规范性以及医保使用进行监督，另一方面也提高了医生诊断的专业程度，便于医疗业务的开展。

> 我2002年开始的时候还不存在处方……当时我还不能够开处方，因为我才进入，经验不够。当时只要是你能够开得下处方，你就可以开，但是我不会嘛，那些数字我还不会写……后面到2005年我处方开得比较好的时候，每一个月都能够写好几千张的。因为开处方之后他就相信你了啊，老百姓看到，有这种病，我唰唰在那处方纸上写下去，然后按处方去开药，又按处方去输液，他这个人可以。（访谈记录：202307SXXY09）

（四）诊断内容

如前文所述，经过村民的自我选择和村医的线上诊断，前往村卫生室看的病症主要是常见病、多发病和慢性病护理。这些病症一般包括感冒、咳嗽、发烧、拉肚子、风湿关节痛、肺气肿、慢性支气管炎、高血压、高血糖等。

> 在农村这边，比如说胃炎、病毒性腹泻、病毒性感冒等这些疾病。（访谈记录：202307SXXY02）

> 以常见病、多发病为主，常见病就是感冒、发烧、拉肚子和像误食这个季节的变质食品引起的食物中毒，夏天又有毒蛇咬伤、交通事故等，也做危重病人的应急处理。（访谈记录：202307SXXY04）

> 除了季节性感冒，还会接诊经检查后有肺气肿、慢性支气管炎等病症的病人，还有外伤需要消炎的病人。（访谈记录：202307SXXY09）

> 卫生室的常见病是感冒、咳嗽，以及风湿关节痛。（访谈记录：202307SXXY11）

同时，村卫生室所处理的患者除了病症范围之外，也有年龄范围的收缩。随着计划生育政策的推进以及交通的改善，村卫生室接诊六七岁以下的儿童十分慎重，尤其是儿童发烧，村医一般推荐患者家庭去设备条件更好、技术水平更高的医院就医。村民家小孩高烧一般都是去市医院。

> 现在小孩也比较少，每家也就一两个对不对？如果你把病情耽误了，就很不好。现在一般小孩，只要是发高烧，首先他们还是下去。说句实话，小娃娃在3岁左右都是在我这里看病的。当时主要是交通不方便。反正（现在）交通也方便，他就直接去县里了。（访谈记录：202307SXXY09）

在当下，不同村卫生室的就诊量，一方面受到该村人口规模的影响，另一方面也受到该村地理位置的影响。村卫生室的年服务人数一般在 1000 人到 4000 人。每千人口，每月的就诊量在 50 人次左右。除非村卫生室地处偏远，路途不便，就诊人数相对较高。而如果该村靠近乡镇卫生院或者其他二、三级医院，卫生室的就诊量会受到相应的影响，比较明显的是靠近镇卫生院的欧医生所在卫生室，每天的就诊人次在 5 人左右。

从长时间段来说，村卫生室整体的就诊量显然是逐渐减少的。一方面是村子常住人口规模的减小，如当地扶贫易地搬迁政策使得一部分村子人口迁往城区或自然村合并，同时村子里的年轻人出去打工不在村子里面常住；另一方面是收入水平的提高，生活条件的改善使人们倾向也便于追求更好的医疗服务。

> 一年人次的话，1000 多人每年，现在一个月就 100 到 200 人。现在人少了，都搬家了。（访谈记录：202307SXXY02）

> 因为年轻的这些都出去打工去了。再有一个方面，现在路也比较好（走），在我们那一片，五六十岁的人都会骑摩托，然后路也方便，他们自己就下来买了药或者处理下。（访谈记录：202307SXXY01）

同时，私人诊所也成为村民就医的重要选择之一。除了医术方面的考虑之外，私人诊所治疗流程的简化和对医疗服务的市场化是吸引村民的重要原因。由于私人诊所的经营相较村卫生室来说，不受乡镇卫生院等上级卫生机构的制约，其诊疗规范性相对较差，同时在治疗上依赖静脉输液或者说"吊水"，迎合村民"好得快"的期望。私人诊所在使用药品种类上的限制也相对较少。

> 就是他们私人诊所这些，一个方面是他们那些医生肯定技术比我们好，因为人家肯定是有职称那些，认识程度都比我们强。然后就是比起我们上面卫生院来说，下面就是比较快捷，我们上面卫生院，你

必须走那几个流程，还有挂号什么的，你下去到他们那里，私人自己开的医院，你进去就直接看病，然后就直接输液、打针，它比较快。然后这边老百姓有一个共性，就是说我不管是什么病，来到你这里，我就想输点液，然后我有些时候我们不给他们输，他们心里面会不愉快，有些时候我们说你这个病不必要输液，他们自己就说他就是要输点液，他心里面就会觉得，我好多了。（访谈记录：202307SXXY01）

因为下面药的品种多一点，有一些老百姓去医院看了回来，他吃了什么药，或者说他上次吃了什么药效果好，但是刚好这些药我们没有。因为基药它有限制，我们只能用基药，卫生院也只能用基药。但是像私人诊所的话就不是。所以药的品种什么的，都比外面诊所的要少。（访谈记录：202307SXXY01）

乡镇卫生院也会去，但是到医院的话，打比方，你需要输一点青霉素什么的，要皮试做了，好了没问题，然后才给你开别的药，然后才去付钱，然后再拿药，再回来输液。人家就觉得嫌麻烦。去私人诊所的话，你要打青霉素，一边做皮试一边就把你吊瓶挂起来，别的药就用上了。（访谈记录：202307SXXY01）

虽然如此，村卫生室在村民的就医选择中仍属于最重要的一环。根据村医的估计，对于常见病等患者，有50%以上的人会选择来村卫生室看病。

假设是差不多的小病，到村卫生室看的有40%~50%，去私人诊所的有30%~40%，只有比较少的20%左右到乡镇卫生院。（访谈记录：202307SXXY01）

80%的人会留在村卫生室，因为村里面就是能看病的话，他们也是愿在村卫生室看的。（访谈记录：202307SXXY02）

实际上现在留在我们本村的这些人，大部分还是会来的，六七成是有的。像前面出现新冠或者是甲流，很多人还是愿意来这里及时治疗。新冠一般都是我们这里用药。（访谈记录：202307SXXY09）

二　配药服务

如上文所述，全国的村卫生室受到统一的药品制度的影响，但是药品制度在各地如何落实则存在不同。这些药品制度包括哪些方面，又如何影响到村医诊疗是本节所要探讨的问题。

（一）药品种类和数量

1. 种类

村医所配的药品种类主要受到两个层面的影响。一方面是供需关系的影响，村医在药品购销过程中会考虑药品的需求数量以及时间变化，比如说要考虑到换季期间治疗流感药品需求的增加。因为一旦药品过期，损失要由村医承担，而由于零差率村医无法从药品销售上获得收益来弥补损失。一般而言，村卫生室药品临期滞销的数量相对较少，而药品过期的现象更是极少出现。但在访谈中，也遇到了村卫生室双氧水库存不足的情况。

另一方面，村医配药还会受到相关药品制度的影响，这些制度包括：基药制度，村医用药种类受到国家卫健委与中医药管理局下发的《国家基本药物目录》的限制；医保制度，村民买药能否报销受到国家医保局与人力资源和社会保障部下发的《国家基本医疗保险、工伤保险和生育保险药品目录（2022年）》的规定；以及对于特定药品种类的限制，比如根据《抗菌药物临床应用管理办法》规定，抗菌药物分为三级：非限制使用级、限制使用级与特殊使用级，而村医只能够使用非限制使用级抗菌药物。

药品赚不到钱，需要尽量控制药品不能过期，不然需要由村医共同承担损失。每个月只有一次采购机会，卖完也无法补货。（访谈记录：202307SXXY04）

好多药你进不了，你开不了，常用药以前是我们比较多的，老百姓需要什么，我们几乎都能满足。但现在是不行，实行药品的管制……2012年以前没有这么管控得严，我们需要什么药，老百姓需要什么药我们都进得了。医改以后就不行，你想要什么药你就进，是不可能的。（访谈记录：202307SXXY09）

现在我们都在精简，差不多的不提了，病人少了，你提到药品是有有效期的，你没卖出来就过期，你过期就是我们自己的钱了。现在所以乡镇医生越来越难搞，所以有好多药我们都可能不进了，都在慢慢精简，后来所以到时候我们可能不看病，就看中医的好歹给他把把脉开点中药是吧？然后就做做公卫了，慢慢地走向就可能会这样。所以生活很难。（访谈记录：202307HSXY02）

基药目录对于村医用药的影响主要通过以下途径：首先，在《国务院办公厅关于进一步做好短缺药品保供稳价工作的意见》（国办发〔2019〕47号）中，上级部门要求政府基层医疗卫生机构基本药物配备品种数量占比原则上不低于90%。村卫生室所采购的药品九成需要在基药目录之中。所以对于非基药部分，需要村卫生室单独提出申请。与基药目录相关的另一项制度安排为基本药物制度补助，也就是说村卫生室只有满足基本药物制度规定才能够获得相应的补贴。再加上只有开基药才能够获得一般诊疗费，所以村医在开药过程中会尽量开具基药目录之中的药品。

非基药在10%左右。各个卫生室都差不多，可能跟我们各个村

医用药的情况有点关系，就看你偏重于喜欢用什么药。（访谈记录：202307SXXY01）

> 有 140 多种，就是一些常见的感冒发烧等药品，都是基药目录覆盖范围之内的。非基药也有，就像输液所用的液体药品。像这种也不是说是非基药，只是它限制只有二级以上的医院才可以用，但是老百姓都有这个需求，所以我们也进行了报备。（访谈记录：202307SXXY05）

在实际进药过程中，村卫生室的药品往往是由乡镇卫生院统一采购。以水县卫生室为例，村医是在乡镇卫生院提供的药品表格里选择进药；镇卫生院工作人员提供药品清单（3 个 Excel 表，共 177 种药，包含基药和非基药），医生在手机中填写表格，发送到群中，之后由医药公司配送到村卫生室。

> 所有的药品都必须在微信群提供的三张表格中购买。提交表格之后需要卫生院人员审核。（访谈记录：202307SXXY11）

> 药品订购方面，乡镇卫生院统一订购，又跟医药公司联系，然后医药公司那边直接送到卫生室了。卫生室里多数是基药，但是有几种也不是基药。（访谈记录：202307SXXY01）

> 西药只能零差率卖出、中药可以上浮 10 个百分点，按卖药金额给予药品额度 15% 的补助。搬迁之前每年可以卖 20 万（元）药品，现在每年卖 10 万（元）不到。（访谈记录：202307SXXY04）

或者是由村医自主从医药公司订购，但同样需要遵循统一的药品种类的规定，例如红山县村卫生室主要是从医药公司进药。

也是从医药公司做，现在医药公司我们都可以去进了，只要他有资质拿给我就行了。它是合法合规的，有正规的医疗机构，药品经营许可证的机构就行了，提供资料的就可以。（访谈记录：202307HSXY02）

而对于医疗保险的限制，随着 2012 年医改中基药目录自动转入医保报销目录，表面上医疗保险并不构成影响村医开药的因素。但在实际过程中，医保目录中的药品一方面随时有"掉标"的可能，退出医保名录。在浪坝寨，村医根据进药台账向我们介绍了部分常用的药品：血三通软胶囊、云南白药膏、小儿热舒清、小儿止咳糖浆、阿司匹林、消炎利胆片、参苓健脾胃颗粒、复方甘草片、双黄连口服液、阿莫西林胶囊、布洛芬缓释胶囊、板蓝清热颗粒、板蓝根颗粒、马来酸依那普利片、风热感冒颗粒、风寒感冒颗粒、玄麦甘桔颗粒、陈香露白露片、藿香正气水、清肺化痰丸、清宣止咳颗粒、护肝片、阿奇敏素颗粒、盐酸二甲双胍、青霉素Ⅴ钾片、苯磺酸氨氯地平片、甲磺酸、生脉饮、珍珠明目滴眼液、多潘立酮片、小儿咽扁颗粒、马应龙麝香痔疮膏、云南白药气雾剂、速效救心丸、阿苯达唑片、强力枇杷露、诺氟沙星、吲达帕胺片、利胆止痛胶囊、黄连上清片、地平控释片、岩白菜素片、白及糖浆、妇炎消胶囊等。其中小儿止咳糖浆、风热感冒颗粒、风寒感冒颗粒、陈香露白露片、清肺化痰丸、苯磺酸氨氯地平片、甲磺酸、利胆止痛胶囊、岩白菜素片、白及糖浆等药都退出了医保报销目录。

另一方面，医保报销目录中规定了部分药品只能够在二级以上医疗机构使用，如 2022 年的目录中包括 40 个中药注射剂限二级以上医疗机构使用，意味着村卫生室没有资格在医保中报销。但是，各个地方对于村医进药的一体化管理程度不同，红山县对村卫生室进药用药管控相对宽松造成村医在使用受限的药品并报销之后往往会面临罚款等处罚。相对于乡镇卫生院细致的流程分工，集采购、治疗、报销等业务于一身的乡村医生个体往往承担了疏松的管理与严格的处罚之间漏洞造成的损失。考虑到村医的专业背景以及有限的精力，在村医看来，这种处罚往往是"欲加之罪"。

我去年的时候因为老表①需要用那个药，我就给报了，医保系统又给报，但后来说只限二甲医院以上使用，我也就违规了，因为这个违规我也受到处分。纪检找我谈话了。因为我那个是医保局给我发了处理的文件，县纪委其实就拿到那个文件来找我，他说你违法了……但是我们系统上又可以报，老表又需要用，我们报了我们确实也发生了，我也是从一个公司提的，又可以提供发票，是吧？老表需要用，我有什么办法？我说你要不你就系统设置，这药不能报，报出来等于0。所以我说这个错不是我的错，他说没办法，就这样，他还说这个情况就要扣钱了，报了就要扣掉。去年扣掉了我6000多（元）。相当于两个月白干。（访谈记录：202307HSXY02）

这个东西你说你不允许它生产，你又搞了一个就"消"字号给它，你说它不能使用它也有效是吧。（访谈记录：202307HSXY02）

2. 数量

随着逐年医疗保险支出增加，除了城乡居民基本医疗保险对个人报销上限进行规定之外，村卫生室开药的金额与数量也受到了医保控费的压力。各地的具体措施可能各不相同，有的规定单张处方金额上限，比如云南地区上级部门规定村卫生室每人每天只能够开具一张处方，每张处方单不能超过35元。

开一笔单子的话，我们不能超过35元，超了系统里面就是报不了。（访谈记录：202307SXXY02）

一张处方金额限额为35元，一年报销限额400元，限额基本够用。（访谈记录：202307SXXY04）

---

① 江西人对老乡的称呼。

门诊报销是 50%，每一个处方单不得超过 35 块钱。处方单如果超过 35（元）就不符合规范的处方单，上边进行检查的话就会有处罚。（访谈记录：202307SXXY05）

为了能够在系统里面报销，村医要么需要通过开具处方单拉平金额，即通过个人调控使得处方整体均价不超过规定金额；要么需要将药品拆零销售。水县村医强调，销售药品必须平分价格，例如云南白药贴片 44.3 元十片，每片就必须以 4.43 元销售，"一分不能加"。当然，实际运作中还是会四舍五入，但在系统中必须分毫不差。镇卫生院每天都在监控处方情况。

比如说这一笔就是 50 块，下一位（患者）来了，10 块 20 块也可以拉平了，总共一个月左右的话就可以拉平了。（访谈记录：202307SXXY02）

解决的办法就是他三天以后再开。（访谈记录：202307SXXY05）

而在江西红山县，对村卫生室医保支出控制的主要形式为规定每年村卫生室的报销总额，即总额控费政策。由于卫生室的报销额度是固定的，往往会出现村卫生室前半年能够报销，后半年就不能报销的现象。造成这一现象的原因一方面是报销额度不够用，另一方面便是缺少对于医保使用的日常管理。

就是老表你今天来看那病，下次就不能报了……就说干脆不要搞的老表能够报，我干脆就直接说就门诊不能报，搞得痛不痛、痒不痒的，搞得我们很难（做事），所以现在搞得很苦。（访谈记录：202307HSXY02）

老表现在也在抱怨，他说为什么不能报了，找你看病报不了，我说我们有什么办法是吧？上面不让我们报。两三万块钱两三个月就搞掉了，三四个月就搞掉了，一个月七八千块钱不算多是吧？七八千块钱才多少病人。（访谈记录：202307HSXY03）

与此同时，上级部门对于村卫生室的管控，包括从分散市场采购到统一政府采购，也带来了意外的效果：部分药品价格的上涨。但是，这一部分增加的费用并不会直接体现在患者的账单上，而是间接地体现在医保费用的支出中。虽然下文的藿香正气水进价比私人药店贵，但是由于医保报销的存在，从村卫生室购买报销 60% 之后可能仅需要 4 元。

因为我们的药的话，他要招标、中标对不对？他要招标，相对就会贵。比如说藿香正气液，村医进货 10 元，私人药店诊所进货 7 元，出售的时候会加价，具体多少并不了解。（访谈记录：202307SXXY01）

（医改之前）我们跟大药房进，如果你有熟人的话他们帮你进一批，如果不熟，你还得跟他们拿。如果当时你跟卫生院拿还更贵。后面慢慢就比较熟悉了，我们就找到医药公司进，便宜好多的。（访谈记录：202307SXXY09）

（二）村民开药的逻辑

尽管村卫生室属于农村医疗体系三级诊疗的第一级，但患者享有充分的自由选择是否接受公办医疗以及接受哪种层次的诊疗。就患者选择医疗服务而言，村卫生室不仅与私人诊所等同一层级的医疗机构竞争，还面对着乡镇医院、县医院等不同层级医疗机构的竞争。村民之所以偏好其他医疗机构，并不单单是其需求与村医医疗服务水平之间的差距，而且是因为村卫生室制度性定位与村民需求之间的差距。

　　首先，患者部分的就医行为是根据之前的处方购买药品，尤其是对于高血压等慢性病而言。但拥有处方权的前提是具有诊断特定疾病的能力，给出相应的诊断。村卫生室仅具有检查高血压的血压指标和提供高血压部分基药的功能，而不具有诊断和治疗高血压的能力。一般情况下，高血压村民前往二三级医院就诊，开具处方。在村民的就诊过程中，部分村民只能根据以往的上级医院处方拿药自服。对于二三级医院而言，其用药限制相比于村卫生室宽松得多，并且医生为了更好的治疗效果或者更小的用药副作用常常会开进口药品。所以尽管村卫生室会购买苯磺酸氨氯地平片、吲达帕胺片等价格低廉的高血压基药，但村子里的高血压病人只有一半甚至 1/3 会去村卫生室拿药。而就算二三级医院处方中含有部分基药，但村民往往不会为拿基药特地跑一趟村卫生室，而在开具处方的二三级医院一次备齐。同时，除了药品的种类之外，村医所能开具的药品的数量也受到层级规定的限制：村卫生室只能开具两个疗程的药品，而上级医院则一般开具三个疗程。

　　如在水县某村庄的入户调查中，村民治疗慢性病使用一部分进口药，包括：阿卡波糖片，盐酸二甲双胍缓释片、厄贝沙坦片等。其中阿卡波糖片在村卫生室也可以购买。盐酸二甲双胍缓释片在卫生室也有，但是与老人吃的不是同一种规格，也不是一种厂家。医院一般是开三个月的疗程。村卫生室所有的能够治疗糖尿病的药品只有上述两种，没有办法覆盖复杂的糖尿病用药需求（如格列奈片等），而且就诊医院所开的药品与卫生室的药品生产厂家或者规格不一样。为了保证医疗效果的稳定，即使仅仅药品规格不同，村民也不会轻易更换用药。其中带我们入户访谈的戴村医本身也是高血压患者，她所服用的降压药并不在基药目录之中，她需要每三个月前往上级医院购买。

　　同时，长期服用部分慢性病药物会产生副作用，需要大医院医生调换处方。比如入户中的老年女性在乡镇医院组织的老年人体检中，发现自己肌酐指数较高，即肝损伤，可能是老人常年使用降压药控制导致的。所以老人一方面是去州医院复查，另一方面去更换高血压药物控制的处方。而换药之后，肌酐指数恢复正常了。

> 看情况，其实像这边的话，很多村民的意识是先吃药，所以就近原则了，他们先来村卫生室买药了，要是自己家有，他们自己吃了以后感觉有效果的，他们就不来了，家里没有的话他们又才来这边。因为村卫生室的话，药物配备得不是那么全，种类不是那么多，如果他们想要的药没有的话，他们又去乡镇。（访谈记录：202307SXXY03）

其次，村民开药的选择也会受到自己或者子女医疗保险的影响。虽然村民大多购买的是城乡居民基本医疗保险，但其子女或者家属可能购买的是城镇职工基本医疗保险。村卫生室报销只能使用城乡居民基本医疗保险，为了减少现金支出，部分村民会选择去药店使用职工医保购买自己需要的药品。除此之外，慢性病和特殊病保险的推出也使得村民如果追求更高的报销比例，只能够在保险规定的上级医院等拿药。

> 慢性病相当少，慢性病都在定点的医院。因为他那里定了一个慢性病，一年可以报3000、4000块钱，等于你这一年中你开药吃就可以报这么多钱，所以差不多那些钱也够，所以他们都选择在医院，慢性病都在医院了。（访谈记录：202307HSXY02）

三　治疗服务

一般而言，村医除了开药，常见的医疗服务主要是静脉输液和中医理疗。在访谈中，村医普遍表现出对于开展输液服务的冷淡以及对中医理疗的热忱。而在村民的访谈中，他们也谈到如果需要输液，他们一般会选择私人诊所或者更高等级的医院。在治疗过程中，究竟是哪些因素导致了村医对于不同医疗服务的偏好与选择呢？

（一）静脉输液

1. 风险

静脉输液区别于口服，其特点在于药物可以直接进入血液循环，吸收快，但药物由于未经过人体的天然屏障，直接进入体内，更容易发生不良反应且发生更快、症状更严重。根据国家药品不良反应监测中心编撰的《国家药品不良反应监测年度报告（2021 年）》，"2021 年药品不良反应/事件报告中，注射给药占 55.3%、口服给药占 37.9%、其他给药途径占 6.8%。注射给药中，静脉注射给药占 90.5%、其他注射给药占 9.5%"。

静脉注射容易产生不良反应固然是村医减少输液服务的原因之一，但作为主要的医疗手段之一，其产生的医疗风险也对应着相应的手段。为什么村卫生室没有相应的应对能力或手段而停止这项服务的开展呢？

> 我们这里没有开展，因为开展输液服务是自愿的，你可以开展，也可以不开展，因为是另一位村医在负责，然后她说风险有点大，然后她也不做，只是卖点药。以前开展过，现在就不开展了。因为这边人口少，然后再加上这边去乡镇卫生院也近，所以都比较方便。（访谈记录：202307SXXY03）

首先，便是村卫生室的人手问题，村卫生室的村医配备如上所述每千人配备一名村医，但是在实际情况中，村卫生室要么因轮休做公卫只有一人坐诊，要么因分工只有一人能看病。所以尽管村卫生室可能有多名村医，但具有诊疗能力、能够处理输液不良反应同时又坐诊的可能只有一个人。况且仅有的村医需要负责开处方、配药、输液、照看等一系列工作。如此紧张的人手难以保证对患者输液情况的关注以及妥善处理，发生不良反应甚至更严重后果的可能性大大增加。

> 卫生室暂时不开展输液业务，因为两个村医一个人去公卫，另一

个人在卫生室输液的话，风险比较大。一个是为了自己的安全，另一个也是为了百姓的安全。（访谈记录：202307SXXY07）

你输液等于是做小手术了，就是过敏那些，输液反应风险太大了，我们遇到过很多吗？你遇到多了，（遇到）过敏的（病人）多了，你就越怕不敢输不敢打是吧？有的时候你不要说输液，就屁股针一针下去，他人都要倒下来，你看你怎么样处理。（访谈记录：202307HSXY03）

再加上疫情防控期间村卫生室关闭门诊，长时间输液服务闲置造成村医技术的生疏，也造成输液服务重新开展的难度加大。

近两年没有开展诊疗服务，由于自己也没有能力处理一些输液打针的反应，我只想选择卖药，但是老百姓喜欢打针输液，慢慢地就没有人了。新冠疫情很严重的时候关闭了诊疗业务，当时规定感冒和拉肚子的药不允许售卖，那时候都要转诊。（访谈记录：202307SXXY06）

几年前村卫生室是可以输液的，2018年起不让输液。但是2020年疫情之后又开放输液。但几年未开展，技术不再熟练。（访谈记录：202307SXXY13）

其次，便是村卫生室发生医疗事故的赔偿能力。虽然村卫生室的医疗业务开展受到乡镇卫生院的监督检查和领导，但村医并不在乡镇卫生院的编制之列，医疗事故的责任最终还是会由村医自己个人承担；另外，村医负责患者输液的全部流程，自然也承担全部的责任，但村医无法从输液中获取相对于风险的等量收益，遇到医疗事故只能倾家荡产。

之前也遇到过输液过敏的现象，又听说有村医赔偿几十万的情况，遇到一个就倾家荡产。（访谈记录：202307SXXY06）

有过敏的。过敏会存在，给他开头孢，然后他这方面不太适合。你就做皮试也不是百分百准，也有假阴性是吧？你看不出来，然后你打上去他就过敏了。注射很严重很危险，得马上送医院。（访谈记录：202307SXXY01）

所以对于"能口服给药的，不选用注射给药；能肌内注射给药的，不选用静脉注射或滴注给药"的治疗原则，村医选择不再开展输液服务。

现在我们基本上很少输液，就是打针输液这一块，一个是风险比较大，还有一个现在老百姓他自己在家随时都可以买得到药，所以他在家里面都自己会吃药什么的。有时候他会来输液打针，会增加风险，所以我们输液很少，一般情况下输液的就三五个、六七个，这样子，一天。十个就算是很多的了。（访谈记录：202307SXXY01）

2. 收益比

对于村医而言，发生在村卫生室的诊疗并非完全的政府办医疗，相比于乡镇卫生院或者更高等级的医疗机构工作人员的收入有财政兜底，村医的诊疗收入完全与村卫生室的接诊量挂钩。村卫生室如果没有患者就诊，村医就没有诊疗收入。但是，由于村卫生室实行严格的药品零差率制度，村医无法从药品销售中获取利润。村医从诊疗中获得的收入只有开药或者输液收取的一般诊疗费。

但是，村医在输液治疗中付出的不仅仅是自己的服务，还有必需的耗材。然而，由于医疗服务项目统一定价，村卫生室的一般诊疗费收取的标准明显低于乡镇卫生院。相比于乡镇卫生院可以依靠检查、手术等医疗服务盈利负担耗材的使用，村医只能牺牲自己的人力资本投入而"白拉拉地在那里帮他打"。

输液的话，医院那边不允许我们收耗材费，但是耗材医院不供给我们，所以我觉得真的是很懵的，你要我们填吗？你叫我们填我们也填不出来，是不是？一个病人，打比方他打3组、4组，注射器就要三四具，再加上输液管、棉签、酒精，我那9块都填完给他了。那基本上我就是白拉拉地在那里帮他打，然后还要增加我的风险。（访谈记录：202307SXXY01）

除了耗材支出，村医投入输液服务中的还有时间的支出。尽管在《全国医疗服务项目技术规范（2023年版）》中，卫健委规定静脉输液的基本人力消耗及耗时为需要一名护士平均耗时20分钟。但输液之后的巡视、观察乃至于照料等时间成本不能体现在一般诊疗费之中。

但是输液的话注射器和输液器等设备需要花费5元左右，还要守2~3个小时，没有那么多时间。通过培训学习到的是尽量不输液，但是老百姓又希望感冒了就输液。（访谈记录：202307SXXY06）

3. 上级规定

村医对于输液服务态度的转变直接受到上级政策的影响。虽然国家没有从整体层面禁止村卫生室开展输液服务，但在《关于印发〈村卫生室管理办法（试行）〉的通知》（国卫基层发〔2014〕33号）规定只有满足下列条件并经过县级卫生计生行政部门核准的村卫生室才能开展静脉给药服务：①具备独立的静脉给药观察室及观察床；②配备常用的抢救药品、设备及供氧设施；③具备静脉药品配置的条件；④开展静脉给药服务的村卫生室人员应当具备预防和处理输液反应的救护措施和急救能力；⑤开展抗菌药物静脉给药业务的，应当符合抗菌药物临床应用相关规定。这些规定在各地方规范输液服务的过程中逐渐得到落实，村卫生室的输液服务从司空见惯的治疗手段逐渐进入日益规范的管制之中。

再加上地方对于村卫生室输液服务管制的加码，开展输液服务对于村医无论如何都不是一个明智的选择。比如甘肃省在《关于规范村卫生室静脉输液的通知》中将审批权进一步上提，"全省范围内政府举办的村卫生室未经审批不得开展静脉输液业务。规模较大、条件较好的村卫生室确需开展静脉输液的，应向县级卫生行政主管部门提出开展静脉输液服务申请，由县、市两级卫生行政主管部门逐级审批、备案后方可取得静脉输液资格"。

（二）中医理疗

对于大多数的村卫生室而言，村医能够提供的中医诊疗服务实际上相对简单，一般局限于中医理疗：针灸、拔罐等。相对于开药自服或者静脉注射，针灸微创，拔罐安全，对身体的介入较少，极少有不良反应。中医理疗项目的规定价目远高于一般诊疗费。加之耗材费用较低，成为村医偏好的治疗手段也水到渠成。

> 我自己感觉，打银针这个相对风险要小，然后利润要好一点。因为打银针的话，打5针就是一组，就是10块钱了，打比方这个人你打了30针，就是6组了，相当于你处理一个病人，你成本费去了，你还是有20多块、30块的收入。如果你输液的话，一个是风险比较大，因为你打进去了，有些时候是药物的问题还是病情的问题，各方面的，风险比较大。所以的话，我觉得我还是更侧重于打银针。（访谈记录：202307SXXY01）

得益于交通的改善以及人口的流动，部分需要输液的病人能够及时到乡镇卫生院或者更高层次的医院接受治疗。村医开展输液服务的重要程度逐渐下降，而中医理疗的相对高收益以及其相对低的风险共同推动着村医在治疗方式中逐渐走向保守。

> 因为我本身比较少输液，我都比较谨慎看，当医生越做越胆小，

尽量自己去防控好的，没把握的我都叫他转院，没什么把握的，甚至有的时候我们自己直接送，做这个医生是真的做得提心吊胆，就怕惹这个东西，输液还是有风险的，输液也就看情况，现在差不多那些，反正中药制剂的也不输，抗生素差不多的也要做，皮试也不输了。所以我现在都是走中医路线了，中医调理更安全一点。（访谈记录：202307HSYL15）

四　诊疗与公共卫生服务的关系

村医的主要职责可以简要分为两个部分：诊疗与公共卫生服务（以下部分表述之处简称为"公卫"）。在《国务院办公厅关于进一步加强乡村医生队伍建设的实施意见》（国办发〔2015〕13 号）中规定，"乡村医生（包括在村卫生室执业的执业医师、执业助理医师，下同）主要负责向农村居民提供公共卫生和基本医疗服务，并承担卫生计生行政部门委托的其他医疗卫生服务相关工作"。

两者之间的关系可以说十分紧密，因为公共卫生服务是从预防的角度出发对于群体的健康与康复进行监测与管控，理论上便于个人的疾病预防与自我健康的管理。同时，个人健康的普遍提高也意味着村医提供基本公共卫生服务难度的减小。个人的健康与公众的健康确实是相辅相成的，但对于村医而言公共卫生服务与诊疗之间关系可能更加复杂。

（一）相辅相成

村医提供基本公共服务能够对居民健康情况进行监测，理论上可以减少村医与就诊居民的沟通成本，增进村医对于村民病因的了解。而村医为村民提供诊疗，也可以重新监测并更新居民的身体状况，包括高血压等慢性病的指标与控制情况，促进公卫服务的准确与全面。这种相辅相成的关系在实际中究竟是如何达成的呢？

在本章的开头村民就诊流程中，虽然其诉求仅仅是拿痔疮膏，但是村医依旧给她测量了血压。一方面，这方便其健康情况的监测，便利村医更新居民健康档案，完成公卫服务指标；另一方面，在患者就诊时测量血压也逐渐成为国家实行慢性病防治的措施之一。在《国务院关于印发"十三五"卫生与健康规划的通知》（国发〔2016〕77号）中明确规定"全面落实35岁以上人群首诊测血压制度，加强高血压、高血糖、血脂异常的规范管理"。

> 高血压我们现在有一个规定，只要年龄达到35周岁，到医院来就诊的时候必须测血压，去村卫生室也是必须测血压的。（访谈记录：202307QMXZ02）

而为了疗愈患者个人疾病，尤其是慢性病等，村医需要深入了解患者的医嘱遵循情况以及他的生活习惯问题，随着病情的近期控制情况给出相应的医嘱。在实际中，不管是在其就诊时还是在村医入户的过程中，村医都会对高血压病人的近期情况进行询问并给出相应的建议和要求。比如水县哈村医的公卫服务对象之一是位76岁的老人。在入户过程中，她询问服务对象最近在吃什么药、怎么吃，最近是否测过血糖等。听说服务对象吃高血压药一天吃三次、一次吃三颗，她建议可以减少药量："这个药吃完之后一段时间内，体内药物浓度相当高，对身体不好。"接着，她一边问服务对象最近的睡眠情况，一边测血压，然后对着血压仪的数字拍了照，在一张纸上记录了血压数值。之后她询问服务对象有没有吃早饭、吃了什么、何时吃的，测了血糖，同样记录数值。发现血糖非常高，她建议对方多运动，稍后再测一次血糖。然后，她用听诊器听对方的心跳，同时再三向对方确认了近期是否心慌、是否有任何不舒服。

> 因为高血压病人，它不是属于吃药就不动的，它也不能忽高忽低，它有天气的原因，也有可能健康饮食还有生活习惯。所以从它的治疗方

面讲这些东西都是医生必须要来管理的，另外随访包括健康知识，他的个人的一个因素就是你要注意哪些健康因素，这些东西调整，才会真正地把群众的健康进一步完善。（访谈记录：202307QMXZ02）

他们老百姓知道是高血压，但是他不服药，村医说不好管理。我讲不服药是你们医生的问题了，医生现在你就发挥作用了，不服药你就要去跟他解释，跟他分析，说高血压不服药以后会导致什么样的结果，服药了以后会有什么好的效果……你怎么动员他去检查病，怎么安排他去服药，说句不好听的，他服药了，血压控制好了，你对他服务你也有收入，双面都受益。（访谈记录：202307SXXZ01）

（二）"公卫挤占"医疗

如果从村医的时间具体分配层面上来看，公卫和医疗的关系并非简单的相辅相成而达到一种均衡的状态。公卫任务对于村医时间的"挤占"相当明显，很多村医反映花在公卫服务上的时间和精力在一半以上。对于仅承担公卫任务的村医来说，这种从事公卫服务的路径依赖也有可能造成诊疗能力的"退化"。

现在随着人们健康观念的提高，工作好做多了，但是现在工作越来越细化，特别是公共卫生服务，很细，从出生管理到死亡、从结婚到生子，需要花费大量的时间。现在村卫生室大概一半的时间精力分配给公共卫生服务、一半在诊疗，还要留一部分时间做卫生室的内务整理（医疗废物）、档案整理。（访谈记录：202307SXXY04）

一个月基本上10多天来做公卫，因为现在公卫有些太麻烦了，主要是要一家一家地入户，我们这边人不集中，住户也比较分散，东一家西一家，光这个时间就耽误了。像我一般做得快一点的话，一天能入20户。有一些白天要出去做活，我们也不能图自己方便，把他们直接叫回来，这样的话就是要等到晚上或者直接去他们的田间地头进行一个随访。人分散了随访就不好做了，要是人集中，三四天就做完了。整体上来说公卫和诊疗的时间一半一半，有时候病人有看病的需求，我们就稍微错开一段时间。除了这些公卫项目、随访之外，还要填填表格，在系统里录入一些数据，就比如老人、小孩的一些基础体检数据等。（访谈记录：202307SXXY05）

如"静脉输液"一节所述，医疗行为伴随着医疗风险。对于村医个体而言，既然只开展公卫服务能够保证个人收入，又何必承担不必要的风险。所以安徽青门县某院长坦言。

一旦医生不再搞医疗的时候，回去再搞医疗，他会很害怕的，因为涉及救人，面对各种各样的复杂的病情，在他自己能解决自己工资问题的时候再承担风险。（访谈记录：202307QMXZ03）

公卫服务显然提供了村医诊疗服务保守化或者弱化的"退路"。仅仅从强弱的关系考虑诊疗与公卫可以推出上述的结论，但现实情况是更为复杂的。尤其是这种情况的出现也需要考虑到诊疗的历史变化过程，村医做出种种选择往往只能是顺应发展的趋势。随着村民就医需求的升级以及村民就医人数的减少，仅仅通过提供医疗服务来获得收入远远不能支持村医的生计。青门县先村医直言，"一般诊疗费你只能说少得不能再少了"。

以前是技术吃饭，像2010年以前是技术吃饭，现在人口红利吃饭是吧……说实话，我们以前是看一个病跟人家泥工木工要做一天，是不是？我看两个病号可以比他强一个就请两个，看三个可以请三个。现在，说实话，你现在看10个病号，当人家一个泥工一天当不到，所以说没有人没有搞了。（访谈记录：202307HSXY01）

况且，由于地方财政紧张，药品零差率补助中地方配套往往不能按时到账。

> 大概是4年了，一毛钱没有（给我们）。县政府补助一个人一块钱，应该是两万五千多人口，每年两万五千块，已经起码（累积了）4年有十万块钱了。（访谈记录：202307QMXZ04）

同时，如青门县汪院长所言，"财政没有钱了，除了公共卫生还能来点钱，公共卫生要必须保障，因为他好多涉及民生工程的"。由于基本公共卫生服务涉及民生，其配套资金采取"先预拨，后结算"的方式相对保证了村医收入以及村医队伍的稳定。比如疫情防控期间的村医补助便是乡镇卫生院从村卫生室的公卫费用总账中拨付的。

> 包括疫情防控期间，你可知道我们组织医生和我们底下的村医都在测体温做核酸，但一毛钱没有。我去找县卫健委，他们讲你们是为当地百姓服务的；找政府，政府说你不是我派的，你是由卫健委派的，（他们）就相互扯皮一毛钱没有。（访谈记录：202307QMXZ04）

但是村医的诊疗功能不能轻易言弃，因为其在村民医疗体系中发挥重要作用。在红山县彭村医接诊患溶血性贫血的小孩时，"我就告诉他，我说你这个面红高烧，我一看我说你这个肯定是溶血性贫血，我说一路的乡卫生院都不要去，直接到红山人民医院去，治疗办法就是输血，不用其他。我说你不要耽误时间，他自己开个车，一个小时就赶到红山来了"（访谈记录：202307HSYL10）。

> 现在通过舆论宣传，给大家感觉村医好像不是很重要，其实村医特别重要。现在讲三级医疗网络，有句话叫基础不牢，地动山摇。最基础的就是我们村医，因为村医跟他们村里所有人基本上都很熟悉，

我们讲三级诊疗，同时还讲到一个双向转诊，上下联动双向转诊的核心，村医占很重要的因素。（访谈记录：202307QMXZ03）

随着公共卫生服务的不断细化以及财政投入的逐渐增多，基本公共卫生服务收入成为村医收入的重要部分，支持了村医队伍扎根乡村、服务乡村的选择。在村医群体的问卷调查中便发现大约有80%村医的公卫收入高于或等于诊疗收入。

五　小结

如上文所述，我们可以看到村医诊疗服务开展难度日益增加。一方面，从个人的收入角度来讲，服务范围局限在本村的村医面临着不可逆转的乡村人口向城市的集中以及基层医疗机构服务能力有限等限制性因素，村医能够服务的医疗需求不仅是有限的而且是简单的，其医疗收入也是有限的，且水平不高。同时，由于政府对于医疗营利的抵制，"以药养医""以械养医"在村医层面被限制，村医的医疗收入只能勉强够支付其人力资本的损耗。如果再叠加地方财政的紧张，村医单凭诊疗服务可能无法养家糊口。

另一方面，从实际的业务开展角度来讲，面对可能的医疗赔偿和医疗处罚以及日益繁复的药品管理制度和医保报销政策，治疗转向保守可能是村医唯一的选择。具体表现在一方面村卫生室关停输液服务，对低龄儿童等特殊病人也尽早转诊，另一方面村卫生室购买药品的种类和数量都相对有限。

但是，村医在村民医疗体系之中依然发挥着重要的作用。村医扎根乡村，不管是对接上级医疗卫生资源下乡或者及时对病人转诊，还是说对村民健康状况的关注和管理，都发挥了不可或缺的作用。尽管村医不能够提供超出层级限制的医疗服务，但其超出普通村民的医疗知识与经验，可以为村民对接相应的医疗资源以及改善生活习惯和身体健康提供重要的帮助和建议。

第七章
村民就医选择

前几章我们深入刻画了当前我国乡村医生的职业内容和工作经历，这一章将重点描述中国农村居民的就医选择，以期更宏观、立体地把握村医对农村居民健康保障的意义，及在农村基层医疗体系中发挥的作用。为此，我们选择了对云南省的一个自然村——半山村，进行了全方位的调研。半山村是一个自然村，分为生产一组和生产二组，距离行政村村委会3公里，户籍家庭57户，其中有常住人口45户，无常住人口11户（调研时有1户临时外出探亲），所有住宅均聚集在一个较为平缓的山地坡面上，村民的主要姓氏是欧姓和余姓，与其他自然村落隔山涧相望，相对较为独立。基于对此45户常住家庭147位常住人口的调研，并辅之以水县、银洞县、红山县，以及青门县的调研材料，我们梳理出一个自然村落中所有农村家庭的患病经历和就医选择情况，发现了就医选择背后的理性行为逻辑，村民面对就医和经济压力两难境地时的无奈和酸楚，农村医疗保障制度的建设意义，以及乡村医生体制化、规范化建设对农村居民生命健康保障的影响。

一 村民的就医需求

（一）备受困扰：农村居民的患病情况

改革开放以来，随着经济社会发展，农村居民的家庭消费结构已然发生重要变化，恩格尔系数由 1978 年的 67.7% 降低至 2022 年的 33%，[1] 食品开销在农村家庭中的比例不断降低。对目前的农村家庭而言，住房、教育和医疗成为主要的支出开销项目。在这三项重要的需求中，医疗需求直接关系到居民的生存健康问题。特别是在中西部地区，农村家庭并没有进入到城市住房和教育的消费、投资市场之中，因此医疗教育资源需求的重要性更为凸显。

在云南省半山村 45 户常住家庭中，有 42 户家庭居民有过非常见疾病（感冒发烧以外）的患病经历，包括慢性疾病（例如高血压、慢性胃炎、腰椎间盘突出等）、突发性疾病（例如骨折、胆结石、阑尾炎、肺炎等）、重大疾病（例如肿瘤等）、疑难杂症和其他疾病。不仅如此，在同一户家庭中，不同成员可能均有过不同类型的患病经历。年龄较小的成员患病的可能性较低，基础疾病、重大疾病多发于中老年群体。半山村某户家庭共有成员 5 人，其家庭成员患有不同类型的疾病，分别是严重肺病、膀胱结石、车祸骨折、高血压。另外，也存在同一个家庭成员身患多种疾病的情况，有村民在 3 年内分别经历了子宫肌瘤剔除和胆结石手术。

表 7-1 半山村家庭成员患病经历分布

疾病类型	患病家庭数（户）	占总常住家庭数比例（%）
慢性疾病（例如高血压、慢性胃炎、腰椎间盘突出等）	30	66.67
突发性疾病（例如骨折、胆结石、阑尾炎、肺炎等）	20	44.44
重大疾病（例如肿瘤等）	10	22.22
疑难杂症/其他疾病	7	15.56

在这 4 种非常见病中，家庭成员中患有慢性疾病的户数是 30，占比最高，占村庄总户数的 66.67%。家庭成员经历突发性疾病的家庭有 20 户，占村庄总户数的 44.44%，这些突发性疾病往往需要患者住院治疗。家庭成员患有重大疾病的户数是 10，占比 22.22%。患有疑难杂症和其他疾病类型的

---

① 数据来自国家统计局。

家庭数分别是 4 户和 3 户。根据表 7-1 的数据，农村居民患有慢性疾病的比例较高，慢性疾病是农村居民主要的医疗需求。另外，农村居民面临突发性疾病和重大疾病的风险也不低，分别超过了 1/3 和 1/5。

总之，从整体上来看，农村居民的就医需求比较突出，生病对于农村居民来说是非常常见的经历，且农村居民患有慢性疾病、突发性疾病和重大疾病的比例均较高。

（二）健康成本：农村居民的就医负担

就医费用与疾病类型有关，那些经历多种疾病或面临重大疾病的家庭往往经济负担更为突出。对于那些只经历过常见病（感冒、发烧）等疾病的居民家庭而言，每年医疗支出大约在 1000 元，占家庭年收入的 4%（根据访谈记录：202307SXBS03）。如果在常见病基础之上患有其他慢性疾病，家庭就医负担会更重。

> 一年四季都要吃胃药，患病有 10 多年了。一次根治不了，也经常复发。两三年做一次胃镜，每次带开药大概需要 600～700 元。每年胃药大概 1500 元。感冒输液一天要 160 左右，小孩要便宜一点。我自己 1 到 2 个月需要输一次液，女儿每次换季的时候都会感冒。妻子有颈椎腰椎间盘突出，每次复发的话需要到中医院针灸，住院大概需要 2000 多。家庭平均每年医疗支出每年大概在 8、9 千左右，有一定经济压力。（访谈记录：202307SXBS25）

对于患有重大疾病的家庭而言，就医就是"生命不可承受之重"。重大疾病对家庭带来的负担主要有几个方面：一是在医疗支出上，"大病一场就会花光家里几十年的积蓄"（访谈记录：202307SXBS41）。对于中西部地区的农村居民，家庭收入来源较少，多靠外出务工和务农，家庭成员还有重大疾病时很可能导致家庭陷入贫困状态。

当时我爸爸 2015 年去世，第二年，2016 年 4 月份我就开始病了。刚开始的时候是左眼不太舒服，然后就去了云南省第二人民医院（云南大学附属医院），然后回来三个月以后右眼又不舒服了，然后我右眼的视力就开始一天一天降下来，然后第三次又去北京的时候，到北京还看得见几个人，因为当时去北京天气也热，受不了那边的气候，在医院挂号的时候就已经看不见。到北京的医院之后，医生说这个病就算到美国也是这样好不了，就让我回到原住地进行休养。

后来我又在我们这边的昆华医院（云南省第一人民医院）住了两个月的院。我第一次（去）看病的时候，那时候还没有住院，只是检查，就已经花了 9000 多块了，后来住院了以后就花掉 9 万多块了。反正后来应该报销了 5 万多。当时我还开车（就是类似于出租），把我车子也卖了，牛七八头全部都卖了，还有我爸爸的安葬费 8 万多也全部都给我用了。我去了两次昆华医院。反正总共差不多用掉了十四五万。当时我们这边邀请北京那边开了远程会诊，我们花了 1600 块钱挂专家号。当时医生说你们来北京同仁，他帮我们看。当时我们 4 个人去的，我把车子卖了 5 万 6（千元），就拿着卖车的钱才去的。 （访谈记录：202307SXCM30）

在面对高昂的医疗支出时，有年长的农村居民会放弃治疗，这是基于经济理性的选择，意味着患者不得不放弃更好的治疗手段，也透露出重大疾病让贫困家庭陷入"治疗"和"花钱"的两难境地。

2011 年被发现股骨头坏死，在昆明××医院住院 15 天，病情得到控制。2022 年 4 月初，再次发作，影响血液流通。首先前往州人民医院，住院治疗。州医院医生建议开刀动手术治疗，但我年龄大了，且手术费用太贵了，医生说需要花 20 多万，不想再花钱了，就回来针灸、用草药。（访谈记录：202307SXCM07）

二是就医过程中的交通住宿等"隐性成本"。患常见病和突发疾病时，农村居民往往选择就近在村卫生室、乡镇卫生院或者市县医院治疗，但如果遭遇重大疾病，则会转诊至省会等大城市的医院，特别是中西部地区市县医院的医疗水平有限，不能完全解决一些重大的突发疾病，农村居民不得不辗转外地就医，这会额外增加农村居民就医的成本，而这些成本并不在医疗报销范围内，只能患者家庭独自承担。

　　去年妻子肠子坏死，在州医院反复检查，没能查明病因，后来去州外的人民医院，因为是建档立卡户享受了先诊疗后付费，报销比例约为90%，有一些药品无法报销，报销后花费7万~8万，其中包括往来的交通、食宿、手术后复查费用、化疗费用。这两年母亲和妻子两次手术对家庭造成较大负担，主要是向亲戚朋友借钱，目前还欠账3万多元。（访谈记录：202307SXBS12）

　　2021年9月17日妻子快到预产期时，在州保健院产检发现妻子白细胞异常，在州医院抽骨髓送至昆明化验后确诊白血病，在州医院建议后一直在州外的人民医院治疗。除了岳父岳母资助的一部分，花光了积蓄，找亲戚朋友东拼西凑，还花费了13万。在外面就医就不能做其他事情，只能全职照顾她。花费的13万还包括往返的路费、住宿、餐饮等衣食住行花费。现在需要每月去州外拿药（一次只能拿两个月的药品量，自己坐车替妻子取药），每三个月需要去州外的市人民医院化疗一次，现在已经做了七次化疗。（访谈记录：202307SXBS13）

　　三是照顾陪护的机会成本。尽管中国的家庭正在走向个体化，呈现出以子代为中心的家庭特征，然而家庭赡养老人的传统功能并未丧失，特别是农村家庭尚无法完全实现养老市场化购买，因此子代在成为家庭中心的同时，也依然要延续传统家庭的功能，承担赡养老人的义务。虽然治病主要由医院负责治疗过程，但是仍然需要有家人陪护。年长者生病住院，一般由子女负责赡养，而子代的工作收入恰恰是家庭收入的主要来源，这也就意味着子代往往需要暂时放弃或者部分放弃工作，来负责陪护老人住院。在调研的过程中，我们就发现当家庭老人出现突发或重大疾病时，子代往往面临工作和陪护老人的双重困境。在多子女家庭，子代尚可轮流照顾陪护，子女较少、工作繁忙或在外地，生病陪护是患者家庭需要协商解决的重要难题。

第一次手术的时候告诉儿子，请儿子7点到医院，不然只有女儿一个人在手术室门口。但是他有事情没能准时到，就很伤心难过，医生一直在安慰，但是担心手术出意外见不到儿子。出来的时候我儿子在外面等我。胆结石平时也不疼，突然疼，全身都冒汗，打电话给儿子，连夜回来凌晨1、2点接送去州人民医院接诊输液。医生建议不要做手术，因为刚刚做完子宫肌瘤手术，一年不能做两次手术，所以去年才去做的。去年胆结石手术他也很忙，但是送我到手术室门口，医院打电话让他送病人去其他市的医院转诊（儿子是医院救护车司机）。两次手术，儿媳妇和女儿都陪护，儿子有空就过来，不过女儿照顾多一些，儿媳妇需要带孙女不方便。第一次做手术的时候女儿在本地武警部队做饭，第二次做手术的时候她在外面打工，打电话叫她回来，她嫂子带孩子不方便。（访谈记录：202307SXBS05）

上述访谈材料中，当老人生病住院时，儿子工作繁忙、儿媳需要照顾小孩、女儿在外地工作，家庭中的子代面临照顾老人和工作的冲突，最后由女儿放弃外地工作回来照顾老人，这对家庭而言是放弃了一项收入来源，成为生病住院的机会成本。

（三）兜底保障：医疗保险对农村居民就医意义

医疗负担沉重很容易造成农村居民家庭陷入贫困，尤其是当家庭成员患有重大疾病时。对此，国家开始实行新型农村合作医疗保险制度。自实行新型农村合作医疗保险制度之后，农村居民患病后的就诊费用能够得以报销一定比例，极大减轻了农村居民的就诊负担，特别是对建档立卡户，在原有的报销基础之上会额外扶持。

> 家庭成员都购买了医疗保险，自己每年需要交 200 元左右，在药房、村卫生室是否可以报销不大清楚，住院是可以报销的，妈妈在县医院针灸总共费用是 2000 多，最后只付了 200 多，具体报销比例不清楚，因为是建档立卡户所以报销比例比较高。（访谈记录：202307SXBS15）

> 今年 3 月乡村医生上门体检发现血压过高，在村医的指导下在县人民医院住院 7 天，花费 3000 元，报销后自付 500 元。（访谈记录：202307SXBS23）

另外，政府对低保户等贫困家庭有额外的扶持补贴，这些补助对于农村居民应对家庭重大疾病风险具有基础保障作用，也成为缓解农村贫困家庭经济压力的重要措施。

> 到 17 年建档立卡以后，政府帮助我，还有我们村委会工作组直接帮助我，我才渡过难关，要不是政府的话，难以想象……我们一家的政府补贴 2000 多元/月，然后还有残疾人补贴，我跟我老公都有，残疾人补贴一个月也是五六百。政府还设立了光伏公益性岗位。一个月有 3 千多块钱将近 4 千，而且这个钱是固定的，基本每个月都有。（访谈记录：202307SXCM30）

二　村民的就医选择

相较于城市居民，农村居民拥有的医疗资源相对不足。在我国医疗资源具有等级差异，且这种等级差异往往与行政区等级分布高度一致，优质医疗资源主要分布在城市地区，特别是在大城市。不仅如此，与城市地区不同，农村地区交通不便，农村居民在选择就医渠道时往往需要考虑交通的可及性。另外，农村居民的收入水平较低，可承担的医疗支出能力有限。农村地区所拥有的医疗资源主要有村卫生室、乡镇卫生院，县城医院是农村居民日常活动范围可能接触的最高等级的医疗服务单位。正如我们对半山村45户常住家庭的调研发现（见表7-2），有34户家庭成员有过村卫生室诊疗经历，占总家庭数的75.56%；有39户家庭曾在县（市）医院诊疗，占半山村总家庭数的86.67%；需要说明的是由于半山村所在的乡镇卫生院搬迁换地址，改设为社区医院后，半山村村民不知乡镇卫生院位置遂去民办医院/私人诊所接受打针输液的比例较高，达到51.11%，后文我们将对乡镇卫生院在基层医疗系统的作用进行系统性阐述。值得注意的是，半山村45户常住家庭中有27户家庭曾在市外医院有过就医经历，占总户数的60.00%。

表7-2 半山村家庭成员就医经历类型分布

是否有过以下就医经历	有经历户数（户）	占总常住家庭数比例（%）
村卫生室	34	75.56
乡镇卫生院	2	4.44
县（市）医院	39	86.67
市外医院	27	60.00
民办医院/私人诊所	23	51.11
药房	22	48.89
中医	1	2.22
土方/草药医生	1	2.22

这种比例差异是农村居民"理性"就医选择特征的表现，即在综合考虑病情状况、家庭收入水平、距离远近等因素后，选择相应的医疗资源。在这一过程中，笔者发现存在三个基本特征。

1. 居民解决就医需求的第一选择是去医院

农村居民对医疗机构的信任程度高于民间医疗知识，民间医疗知识是医疗机构无法解决后的"尝试"选择或者说是"无奈"选择。医疗机构和民间医疗知识属于两个范畴，前者是现代医学科学的产物，而后者代表着人类社会长期以来存在的经验知识。调研中发现在中国广袤的农村地区，相信科学已经成为一种普遍现象。农村居民遭遇疾病困扰时，首先选择的是进入医学科学体系中寻求治疗方式，而非求助于草药医生、巫医等民间医疗系统。这种情况的出现与农村医疗卫生制度的建立有紧密关系，主要体现在两点：一是实行"赤脚医生"为代表的乡村医生制度以来，乡村医生既承担着医生的角色，也属于基层农民群体，具有"半医半农"的身份定位，这种定位有助于乡村医生开展农村医疗卫生工作，更为重要的是通过使用现代医学科学技术在农民群体中普及了科学知识，使得民间医疗系统的生存空间逐渐缩小；二是农村医疗保险制度，即使现代医学能够使村民信服，倘若需要承担极大成本则会导致农民望而却步。实施新型农村合作医疗制度之后，农民的就医成本下降，因此才会首选医疗机构就医诊断。不仅如此，这与整个中国的农村现代化过程有关，随着农民受教育程度、城乡间交往频率的逐渐上升，农村进入了现代工业文明体系之中。

但是，科学并不能解决一切问题，也有现代医学无法解决的疾病。当农村居民在现代医学面前找不到方法时，民间医疗力量的作用便出现了，甚至当民间医疗力量产生意料之外的治疗疗效，则会在农民之间口耳相传，这也是为什么民间医疗力量在中国农村社会逐渐弱势但是并未消亡的原因，并且农村居民寻求这种民间医疗力量的帮助往往也是因为这种"口碑"的存在。正如我们在调研中发现的那样，农村居民总可以通过社会网络寻找到某些"医术高超"的草药医生，他们在当地享有极高的声誉。

> 儿子大概五年前患有肺病，曾到州人民医院、中医院（已经搬走了）检查过，病情严重后，整个肺都变黑了，都上氧气瓶了，医院医生就推荐到昆明的大医院，在昆明的大医院治了4次，也没治好，没有

成功，亲戚来探望说有个附近的草药医生水平很高，这个草药医生之前是老师，退休后做草药医生，会自己采药，按照他的草药方子就痊愈了，一两个月就痊愈了，已经治愈3、4年了。（访谈记录：202307SXBS17）

不仅如此，农村社会依旧还存在某些非科学的力量，这些力量成为农村居民在走投无路后的"最后一根稻草"。我们并不探讨这种情况是否真实发生，而是关注于农村居民在遭遇特大变故和重大疾病之后做出何种选择。当四处寻医无果、走投无路后，他们则会以一种"死马当作活马医"的心态寻求非科学力量的帮助。

27岁时我干农活的时候突然头晕，然后一个星期不吃不喝人不清醒。一开始送去州人民医院，医生没办法，转院去其他市的人民医院住了3天也还是找不到病因就回家了。本来是毫无希望，全村的人都在看着大概率是救不活了，但是请来了一个村里做法事的"李仙生"，做了一场法事之后慢慢地可以吃东西逐渐好转了。（访谈记录：202307SXBS01）

2. 在选择就诊医院时农村居民有较为清晰的就医策略

农村居民会在主观上根据病情的复杂性和严重性，按照村卫生室—县（区/市）医院—县（市）外医院的序列依次选择，并将市场化医疗资源作为就医序列选择的补充。通过对半山村45户常住家庭共147位常住居民的调查，发现有107人有过患病经历。表7-3分析了每位有过就医经历的居民的选择分布情况，患有常见疾病的居民中，前往村卫生室就医的人数最多，为35人，其次是民营医院，包括私人诊所和民办医院。慢性疾病患者前往县（市）医院就诊的人数最高，有29人。突发性疾病患者中有28人选择在县（市）医院就诊，有11人有过市外医院就医的经历。半山村村民患有重大疾病的时候到市外医院就诊的人数（8人）高于在县（市）内医院就医的人数（6人）。患有疑难杂症的2人首选县（市）医院，但无法查明病因后前往市外医院寻求救助。

表 7-3　半山村村民患病就医选择

单位：人

	村卫生室	乡镇卫生院	县（市）医院	市外医院	民营医院	药房	中医	土方/草药医生
常见疾病	35	4	12	3	21	19	—	—
慢性疾病	5	—	29	8	2	6	1	—
突发性疾病	—	—	28	11	4	—	—	—
重大疾病	—	—	6	8	—	—	—	1
疑难杂症	—	—	2	2	—	—	—	—

注：存在患者患有多种疾病情况，也存在一个疾病在多种类型机构就医的情况。

　　就医策略是农村居民自我生成的一套医疗知识体系，这套知识体系源自农民在日常生活中对疾病的理解，何种病症被称为感冒，哪些疾病被认为是大病，这些问题都生发于农民的生活世界，来自他们过往的生活经验。同时，农村居民对各级医疗机构能力的判断也来自过去的经验和社会关系网络。医疗机构里的医生、护士并不是农民的熟人，医生的专业水平和医院的医疗水平对农村居民来说是陌生的，他们并不能对此做出专业性判断，因此只能依据自己或亲戚朋友的就诊结果来评价不同医疗机构的专业水准，将之与基于自身医疗知识水平形成的疾病程度进行匹配，进而做出选择。

　　　　我丈夫患有眩晕症，没有办法根治，在州医院检查不出来，后来到其他市的医院去检查看病，跟村里人一起去的，大家说可以去那边看得好。州医院好几台手术都出了医疗事故，不是州医院的设备不好，而是医生不行。（访谈记录：202307SXBS06）

　　医疗机构内部也存在诸多不同，按照运营经费来源可分为公立系统和市场系统两种，公立系统指的是依靠国家或地方财政拨款的机构，包括村卫生室、各级公立医院等，市场系统则指的是各类药房及私立医院。对于农村居民而言，他们往往会优先选择公立系统中的医疗机构，当去公立医院就诊手续麻烦、不方便，或者无法提供相应服务（药品）时，则将药房和私立医院作为补充选择，后面部分我们将详细介绍不同就医选择背后的原因机制。

3. 基本公共卫生服务有利于加强农村居民的健康保障和疾病预防

正如前文所言，公共卫生服务已然成为农村基层医疗卫生服务系统所承担的重要功能，特别是村卫生室正在逐渐强化基本公共卫生服务，弱化其中的诊疗业务。在部分地区甚至出现了村卫生室放弃了打针输液的业务，将主要业务聚焦于开药和农村居民的基本公共卫生服务的情况。之所以产生如此状况，一是因为打针输液的业务具有一定的风险性，可能会导致医疗事故，并且基层医疗系统缺乏对医疗事故的保险保障机制；二是尽管村医拥有乡村医生资格证书，但是该证书是由地方（一般是县级）卫健委通过培训考核的方式予以颁布，绝大多数村医都没有执业资格证书，部分村医并非医学专业毕业，村医对其医疗技术水平并没有那么强的信心。更为重要的是，随着国家在基层公共卫生服务方面的重视程度和投入力度逐渐加大，基本公共卫生服务的项目要求越来越细、工作量也随之增加，乡镇医院和村卫生室两级的医疗机构不得不投入更多的精力来完成国家规定的基本公共卫生服务任务。

> 2018 年之前主要以诊疗服务为主，2018 年诊疗和公共服务各占一半。刚开始工作时每个月工资 60 元，后来涨到 400 元，直到现在的 1200 元。公共服务的比重越来越大，种类越来越多，收入也越来越高。刚开始的工作以诊疗为主，公共服务只有 1 个孕妇和几个儿童，只有几毛钱 1 次，健康档案都没有，那时候工作挺简单，而且公共服务没有什么风险。公共收入的增长幅度要比诊疗收入增长高……现在其实严格来说，我们只要把公共服务全部做完了，其实也没有精力去做医疗服务。（访谈记录：202307SXXY06）

上门提供免费基本公共卫生服务对于中国农村公共卫生事业的发展意义是重大的，这是中国农村历史上首次将居民的日常健康纳入监测体系，有利于跟踪了解农村居民的身体状况，及时干预预防，保障农村居民的生命健康。接受基本公共卫生服务已经成为农村居民健康保障的日常内容，对于农村居民而言，基本公共卫生服务密切了他们和村医的关系，居民对村医的主动关怀都是赞不绝口。

> 她就来问你，说说你哪里不舒服，然后如果有高血压，她就给你量血压，然后经常会问你哪里不舒服，需要开什么药，需要吃什么药，很好的，什么都很详细，会经常主动来找。只要在她的医疗范围，她管辖的那些，她都要问，大大小小的，感冒伤风还是什么，她都问，你告诉她，她就要告诉你要吃什么药，很详细地告诉给你……好处大，只要一个电话，你不用去找她，像路远的，你就不用再跑来，没电话你就要跑来，现在都有电话了，你就在家里打个电话很方便，我什么症状，然后她就会告诉你要吃什么药，很方便……（问：如果没有签家庭医生的话，就没有电话吗？）有，但是要知道谁负责，他们是有专门的人负责……那些以前都是在城里面有，农村根本没有，农村是这几年才实行的。（访谈记录：202307SXCM05）

这种覆盖农村居民的基本公共卫生服务体系并不仅仅是发挥着"咨询"功能，更为重要的是实施动态"监测"，特别是对于有慢性病的群体而言，每个季度要进行一次入户监测，如果遇到异常情况，两周内还要回访。对于慢性疾病患者，医疗系统会登记在册，农村居民可以申请慢性病卡，在定点医院进行门诊治疗费用可以报销，一般而言，除村卫生室和乡镇医院的门诊可以报销外，其他级别医院的门诊费用不能报销。公共卫生服务能够较早发现、及时筛查出慢性疾病患者，帮助患者尽早治疗且享受慢性疾病门诊报销待遇。

　　村医介绍在确诊高血压之后，村民一般会选择去大医院就诊开具处方，所以村民购药一般会拿处方到卫生室拿药，如果没有就到别的地方开药。母亲高血压，在州医院拿药，办理了慢性病医保，保险比例相对较高，而且基药目录之外的药品也可以用慢性病医保报销。母亲是在乡镇医院组织的老年人体检中，发现自己肌酐指数较高，有些肝损伤，所以再前往州医院复查。村医介绍肝损伤可能是老人常年使用降压药控制导致的。一方面是去州医院复查，另一方面也是去换药，更换高血压药物控制的处方。换药之后，肌酐指数正常了。经医生调整后的药品卫生室都没有，而且医保无法报销，就到州医院拿药。（访谈记录：202307SXCM26）

三　基层诊疗系统

　　农村居民的整体就医策略与诊疗系统各部分承担的职能有关，村民需要按照各部门所能发挥的诊疗作用进行理性选择，接下来我们将依次介绍整个医疗系统在村民健康保障中发挥的职能。不可否认的是，医疗机构的等级和其职能的多样性是高度一致的，越是高等级的医疗机构，承担的功能越多，也在某种程度上覆盖了下一等级机构承担的职能，这也是为什么会存在优质医疗资源"挤兑"的现象，特别是城市地区居民会因为常见病而前往高等级医院就诊。然而，正如前文所述，农村地区居民因地理空间位置的原因并不能做出如此选择，需要考虑时间、交通成本等问题，因此医疗体系中各机构在农村居民健康中发挥的职能存在差异性，这种差异性更多体现在疾病的严重性上而非医疗机构功能的多寡。

（一）村卫生室：最基础的防线

　　村卫生室是农村医疗体系的基础，也是最贴近农村居民的医疗卫生机构，能够解决的多是一些常见疾病，例如感冒发烧等，承担的诊疗业务多聚焦在开药、打针输液和咨询服务。随着医疗体系建设的规范性，尤其是引导农村居民增强保障健康的意识，不过分依赖于打针输液解决感冒问题，又因为打针输液的风险性问题，部分地区村卫生室逐渐减少了打针输液的服务内容，以开药和咨询为主。

> 拿药一般会去一心堂①等药店和村卫生室。拿的药的种类主要包括：感冒药（感冒清颗粒）、止痛药（克感敏、安乃近）、血塞通。（访谈记录：202307SXCM01）

村卫生室能够提供的开药服务多是基药目录里面的药品，这些药品多是感冒药和其他常见药品，能够最大限度覆盖村民的常见病。因为村卫生室进药需要村卫生室独立承担成本费用，如果药品没能卖出去过期未退还给医药公司，则村医需要承担损失，所以村卫生室提供的药品均是容易卖出的，农村居民普遍需求的。

村民之所以选择到村卫生室购买药品主要受两个因素制约，一是距离，二是报销。较城市地区而言，农村地区往往交通不便，即使是在东部发达地区，城乡间交通设施完善，但是村卫生室依旧是距离农村居民最近的医疗卫生机构。对于农村居民而言，前往村卫生室购买常见药品是一件划算的事情，因为前往乡镇卫生院或者县城医院则需要花费很长时间。另外，村卫生室也纳入了医疗报销体系之中。各地对村卫生室的门诊报销比例规定不同，但是都可以报销，医疗报销制度的建立减轻了居民的支出负担，基于此，村民往往会在村卫生室购买常见药品。

> （问：我们一般身体不舒服的时候，我们一般会去哪里呢？）一般感冒这种小病小痛就找村医拿药、打针那种。（问：我们这边离市里边好像还不算特别近。您之前有没有一些住院之类的经历？或者是咱家里

---

① 指当地大型连锁药店。

人有没有身体不舒服，然后我们村卫生室这边解决不了的一些情况？）我们家一般找村医，去外面（看病）基本上没有。（问：就是咱们直接找村医？然后村医基本上所有的情况也都能解决？）他都能处理得了嘞。（问：一般除了感冒发烧之外，您还有什么情况会去找村医？）一般都是感冒那些去开药，还有针灸和按摩也会去。（问：我们平常去县里要花多久？）如果走近路半个多小时，如果走大路要一个多小时。（旁边陪同人员补充：基本上40分钟就能到县里。）（访谈记录：202307SXCM07）

（二）药店：生活世界里的保障

药店的基础职能是销售药品。药店并非正式医疗机构，而是属于商业机构，归食品药品监督管理局管理，而医院和村卫生室都属于公共部门，需要持有卫生行政部门颁发的"医疗执业许可证"才可行医。尽管如此，但是我们依旧将其纳入农村居民的医疗服务体系之中，因为药店在农村居民的医疗保障中发挥着重要的作用，且药店也在医疗报销体系之中，购买新农合医疗保险的农村居民在药店中购买相关药品也能够享受报销待遇。药店属于市场体系，其运营需要考虑市场规模，所以药店多位于乡镇街道中心位置，很少有药店位于村庄。如此，尽管村卫生室和药店都承担着药品销售的职能，但是二者还是存在差异，其中最重要的差异便是药品种类和方便性上的差异。

药店作为一种药品销售机构，比村卫生室的药品种类要丰富许多，包括一些非基药目录里面的药品，因此当村民需要一些在村卫生室买不到的药品时，则会选择去药店购买，这种选择实际上是有成本的，去乡镇药店远没有在村卫生室方便。

（问：那比如说我们平常有一些感冒发烧这些，我们去哪看？）就在家里面吃一点药，家里吃的药是从镇上那边买的，就是一心堂那边。（问：我们这边不是离村卫生室也不远吗？您平常也不去那边拿药吗？）村

卫生室就在下面，有时候也在下面拿。但是村卫生室的药，有些也不适合我们。（访谈记录：202307SXCM12）

但是当村卫生室和药店在方便性上没有显著差异时，药店所承担的开药功能则更为凸显，这种情况往往会出现在有家庭成员在乡镇务工时。当家庭成员的工作地点位于乡镇，农村村民到药店购买药品也会方便很多，并且药店所能提供的药品更为丰富，能够更好地满足农村居民的用药需求。

平常普通感冒会在药店开药，因为在镇上上班，所以在药房很方便，也会去村卫生室买药，频率和在药房买也差不多，一年大概2～3次。（访谈记录：202307SXBS35）

另外，药品在药店和医院具有不同的属性，药店的药品更具有商品属性，患者只需依据自己的需求购买相关药品，但是在医院患者拿到药品要依据医生开具的处方，而处方则是通过一系列诊疗过程后的专业判断，因此在医院开药的手续比较麻烦，药店则更为方便，这也是尽管有些农村居民能够在医院拿到药品，但是更可能选择直接在药店购买的原因。

母亲需要吃高血压的药品以及速效救心丸，这些在村卫生室没有，都需要去一心堂购买。当地人吃止痛药比较多，女儿称人人都喜欢这个药。女儿反映一心堂的药品相对较贵，如果余额不够就得自己拿钱。但是州医院要想报销比例高一点就需要办理慢性病证，这个慢性病证的办理手续相对繁琐，需要在州医院测量血压，住上十天半个月。而且报销下来还是要自己开支，不如职工医保的私人账户。（访谈记录：202307SXCM01）

（三）乡镇卫生院：常见疾病的有效卫士

在农村基层医疗系统中，除村卫生室外，乡镇卫生院承担着重要的门诊诊疗功能，特别是在部分地区村卫生室不再打针输液后，乡镇卫生院就承担着重要的打针输液功能，并且在一些地区乡镇医院可以提供住院服务。从整体上来看，村民就医时选择乡镇卫生院主要是日常常见疾病，例如感冒、发烧等，吃药不见疗效，对于村民来说是比较严重的常见病。如果要去县（市）医院解决这些疾病的话，将会面临较长的检查手续和复杂的就诊手续，这对村民来说会造成负担。

> 我们村的卫生室和其他村的卫生室不一样，我们村的卫生室门诊量基本在乡镇卫生院了，一年不到 100 个人，其他村还有很多门诊量，一天差不多有 70、80 个病人。（访谈记录：202307SXXZ01）

> 去看病一般都是自己一个人去看病，妻子看病则需陪着去，在镇上卫生院看病的话，一般会找乡镇卫生院的王医师看，因为那个医生更清楚她的身体状况；如果乡镇卫生院解决不了，会转到县医院，他们有县医院的严医生的电话，要转诊时则会联系县城的医生。（访谈记录：202307HSCM03）

另外，乡镇卫生院如果与村卫生室相距不远，那么乡镇卫生院很可能会与村卫生室有业务冲突关系，乡镇卫生院会承接许多村民的买药业务，村卫生室的诊疗职能很可能会被乡镇卫生院给替代。与之相似的是，如果乡镇卫生院与县（市）医院距离较近，其住院业务也会受到影响，村民更可能去县（市）医院，因为县（市）医院的住院服务更为全面和周到，人手更足。

（四）县（市）级医院：农村居民疾病的攻坚阵地

县（市）级医院是农村地区居民日常生活中所能接触到的最高等级的医疗资源机构，去往更高等级的医院对农村地区居民来说意味着需要付出更多的时间成本和开销，于是也就超出了日常范围的范畴，因此，县（市）

级医院成为农村居民面临较为重大的疾病时的首要选择，是农村居民主要解决较大就医需求的主要选择。在业务类型上，县（市）级医院和乡镇卫生院承担的业务类型是一致的，包括开药、住院两种类型，但与乡镇卫生院不同的是，县（市）级医院有更为完善的设备器材，拥有更高医学专业技术的医护人员，所以能够解决的疾病类型更为多样。

当农村居民有产检需求，患有慢性疾病，遇到急性胰腺炎、阑尾炎，或者患了胆结石、子宫肌瘤等常见较重疾病时，往往会选择在县（市）级医院。这类疾病往往具有两个特点：①需要更加专业技术手段来检查和治疗，这是乡镇卫生院不能够提供的服务；②具有突发性或者长期性，且县医院的技术手段有疗效，面临突发疾病村民能够第一时间赶到县（市）级医院得到有效治疗，长期性则要求村民能够多次方便前往医院。这两个特点都决定了县（市）级医院是最为恰当的选择。

> 67 岁的时候被发现患有心血管病，近些年来高血压加重、脑血管阻塞、手痛脚痛、手麻脚麻，前前后后为了治病已经花了十几万元了。之前一个月都要去四次县人民医院检查血，后来转变为一个月检查两次。一次检查需要花 70 多元，2 次检查是 120 元，有一定的报销。一般先走路到镇上，再坐车去县人民医院检查。（访谈记录：202307HSCM08）

同时，在当前的医疗报销体系中，农村居民在本县（市）级医院住院能够享受较高的报销比例，且如果办理慢性疾病卡，在县（市）级医院处理慢性疾病能够得到报销。在这种情况下，农村居民选择去县（市）级医院就诊的开销会相应减少，所能获得的就医服务也比村卫生室和乡镇卫生院更为全面一些。

> （问：一般去市医院或者州医院，是因为您这边没有这种药，还是说必须非得要去市医院？）不是，因为他们办理了慢性病的专用证，到市医院和州医院拿药的报销的比例就比我们这里高。然后他去州医院买

的话，第一药又比较齐全，然后第二的话药也比这里便宜一点。（问：那去市医院的比例高，还是去州立医院比例高？）慢性病看门诊都是一样的，但是住院的话就不一样了。我们这里也是有药，但是一些西药（非基药）是不在村卫生室售卖的。我们自己药方里面都是基药才能进入村卫生室，然后有些药就不是基药，它是非基药的。但是也可以报，但是它报销的比例可能就没有那么高。（访谈记录：202307SXCM06）

（五）民营医院：方便的市场力量

民营医院是公立医疗机构之外的居民就医选择之一，也是农村居民遇到疾病时的重要解决途径。本文所说的民营医院既包括具有较高医疗条件，能够提供住院服务的私立医院，也包括农村居民经常"光顾"的"私人诊所"。私立医院、私人诊所在业务上分别与县（市）医院和乡镇卫生院相似，主要承担打针输液等门诊业务和部分住院业务。农村居民之所以选择民办医院，是因为当前医疗体系中存在的一种矛盾：一方面，正如我们前文所说的，在部分地区由于医疗风险和普及健康意识需要，村卫生室不提供打针和输液的诊疗服务；另一方面，农村居民主观认为输液对常见疾病的疗效更好，相较于吃药，打针输液能够缩短就医时间，以免对打工和干农活产生影响。

在公办医院与民办医院的选择过程中，就诊手续和报销比例是影响村民选择的关键性因素。首先，公办医院具有繁复的门诊过程，对一些村民造成困扰，但是民办医院则省去了很多流程，且服务态度普遍较好。

私立医院费用是最低的，报销是最多的，很多老百姓也都在说，如果去州医院的话，首先还要体检，还有这样那样他就程序多了，然后他老百姓病了就是图个方便，结果州医院……（访谈记录：202307SXCM03）

"流程""程序"等构成了现代管理体制机制。公立医院是一个功能齐全、具备多科室、有着多样条块的"单位"，这种理性化的机构设置能够方便医院管理，但对农村居民而言，每个科室属于就医环节中的一个节点，且居民并不熟悉整套医院的管理机构配置和相关科室的位置。

> 按照等级评审的时候，科室必须全部覆盖，包括外科、内科、儿科、妇产科，但是实际上分为两大块：综合门诊和中医科，妇产科实际上没有，没有专业医生。（访谈记录：202307SXXZ01）

因此在公立医院就医并非只是一个看病过程，它包含了"挂号—诊断—付款—治疗"等基本过程，如果涉及检查、手术等则诊疗过程更为复杂，而且随着医院管理制度的数字化进程，挂号、付款等环节逐渐移至手机等移动端，农村居民在数字社会本就属于接入较慢的群体，特别是对于更可能生病的农村老年人，这一套专业知识令人"望而却步"。

> 小毛病去私立医院可以报销，但是去大医院（外面医院）很多不能报销；私立医院服务很好，有什么毛病可以直接快速开单子，不识字的人去也可以很方便。州医院很麻烦，服务态度不行，只有大病才会去。（访谈记录：202307SXBS02）

> 三四年前腹痛，吃点止痛药，然后去州人民医院做检查，但是没有检查出来是啥原因，后来自然而然好了，中间要有好多手续，挂号、看医生、拿药，这个流程太长，跑上跑下，又不会使用手机，太麻烦了。（访谈记录：202307SXBS03）

其次，公办医院的门诊费用不能报销，但是民办医院存在可以将病人的门诊作为住院进行办理，以提升就医的报销比例。

> 妈妈在州医院检查出来有肾结石、尿路感染，但是去私立医院输

液、住院、买药。因为私立医院虽然在州里，但是属于县级医院报销比例会比州医院高。另外，还有一个原因，私立医院是可以早上输液晚上回家，可以开住院证明用来报销的，所以大家都愿意去，因为家里有农活需要灵活自由的时间，住公立医院不允许随意离开。（访谈记录：202307SXBS27）

（六）县（市）外医院：承受生命之重的希望

县（市）外医院是指非县域或者市域范围内的大型医院，一般是所在地级市或省内有高知名度和高声誉的大型综合医院。在农村居民群体中，这种医院在农村居民的认知中极具地位和重要性，是他们在县（市）内医院解决不了疾病时候的最后希望，寄托着他们对健康的渴求，因此也深受农村居民的信任。农村居民选择县（市）外医院一般都是在遭遇重大疾病风险的时刻，例如眩晕症、肾切除手术、白血病、宫颈癌等。农村居民选择县（市）外医院的主要原因是县（市）内医疗水平有限，在县（市）内医院得不到有效治疗。

（20）19年夏天，我头部神经疼痛，前往村医处问诊。村医建议转往镇卫生院治疗，至镇卫生院后，卫生院医生亦无法诊断，建议转诊到县（市）医院。我到县（市）医院，但是没有遇到接诊的专家，因为它是分批的，专家医生（尽管）有，他天天不常在医院。而后直接到州医院治疗，到州医院后，抽血检查、专家会诊，确诊为神经性疱疹，住院7日，打针吃药但效果不佳。缓解后出院回家，仍然感觉不大好，州医院的医生就建议前往其他市的人民医院再住院几天，在那边才治好的。住院时几乎全家陪同。（访谈记录：202307SXCM25）

不仅如此，在县（市）内医院有过误诊经历对农村居民的就医选择有持续性的深刻影响，有过县（市）外就医的家庭成员普遍对本县（市）内医院的水平缺乏信心，在下次遭遇某些疾病时就不会选县内医院。

> 第一次感到不舒服去妇幼保健院看病的时候，医生听了我的症状描述之后连检查都没让做就下诊断说是"更年期"让回家。过了三个月第二次流血晕倒去州人民医院确诊宫颈癌检查说治不好了，后来州人民医院医生建议转诊去昆明的医院，医生下的诊断是无法手术只能靠化疗来维持生命。2015年至2018年期间每三个月去昆明复诊一次，2018年之后在州医院、其他市的医院复诊开药。第一次化疗是从2015年3月9日至7月24日，前几年基本是在医院里面过的，放化疗的时候吃也吃不下，看到水都想吐，那种日子现在想想都觉得可怕。但是我这个人坚强得很，干什么都可以自己，化疗、复诊都可以自己去不用人陪的。住院花费应付6万多，实付3万多，在昆明的时候借住在亲戚家里，住宿费省下了一笔钱。因为我得过癌症，一般小医院都不去，不舒服就去州医院，但是感觉严重一点就去××医院，害怕我们这边看不出来，就很不敢在这里看，设备都有但是医生技术不行，现在吃药感觉对我都不管用了，不舒服的时候去州医院输一下液。（访谈记录：202307SXBS26）

> 因为以前父亲看病在州人民医院，拖延了一个月，转院去其他市的医院之后无法进行手术，所以我自己对州医院非常不信任，有啥病痛直接去其他市的医院了。（访谈记录：202307SXBS43）

尽管县（市）外医院比县（市）内医院具有更高的医疗水平，但是并不意味着农村居民将县（市）外医院作为就医的首要选择。正如前文所述，去县（市）外就医对农村居民特别是贫困地区的农村居民是需要付出额外支出，如车费、住宿及餐饮等费用，且距离很远照护不便，所以去县（市）外医院就医实属农村居民的无奈之举，需要整个家庭都要为之付出的抉择。

2022 年 7 月份去州人民医院拍片子发现肠子栓结，再迟一点可能就会坏死，州人民医院说可能做不了这个手术，医生建议去昆明做手术，自己觉得支付不起，儿子建议坐飞机去昆明，自己觉得太折腾，又因州人民医院有几位医生可以做手术，就在州人民医院做的手术，观察了两天，住了半个月的院后回家，总共费用是 2 万 7 千多元，报销了 2 万元左右，自费 7 千元。（访谈记录：202307SXCM15）

四　乡村医生与村民就医选择

村卫生室与农村居民之间的关系并不仅仅是医疗市场中的销售—购买关系，村医与村民实际上处于一种熟人社会关系网络。这与村医的招聘机制有关，村医由乡镇卫生院招聘，为更好执行基本公共卫生服务工作，乡镇卫生院更倾向于在本村或者当地具有医疗专业背景的年轻人中招聘村医，或者是培训具有较高学历（一般是高中及以上）的当地年轻人任职村医一职，年长村医已然融入村庄，这些人熟悉当地的方言、人际关系，在当地具有千丝万缕的社会关系网络，更有利于开展工作。

村医招聘由乡镇卫生院招聘，按照"乡聘村用"原则，不用通过市里卫健委招聘，村里出现空缺后就可以招聘，向社会公布。脱贫攻坚后条件变严格了，需要高中学历，以前还可以是初中生，高中生招聘之后就会培训他们去临床，拿到相应资格证。现在村医招聘很难，很多大学生不愿意来，有些待了两个月就走了。村医招聘条件要求村卫生室有个村医必须是本村人。对村医的培养市里面出台了相应的办法，如果想读中专，市里面可以补助减免学费。（访谈记录：202307SXXZ01）

基于此，村民与村医之间并非简单的医患关系，农村居民更可能建立起对村医的信任，这种信任来自日常的反复接触。对于那些年长的村医而言，长期的从业经历以及良好的服务态度让村医在村庄中具有很高的信誉，备受村民所信任。

> 老村医从业二三十年了，以前还可以打针输液。去村卫生室买药会打电话给老村医，她在的话才去买药，她配的药很好，对她放心。以前晚上身体不舒服了，打电话给她，她就会立马过来。水平很高，大家都很相信她。（访谈记录：202307SXBS05）

这种信任造成了村民在就医选择方面对村医有依赖性，因此村卫生室还承担着一部分的村民就医的咨询功能，当村民面临突发疾病事件、束手无策之时，村医能够给他们提供基础的就医指导。

> 还有就是关于救治一个摔倒小孩的记忆最深刻，这个也是（体现病人家属）对我的一个信任度。小孩一岁多枕骨摔碎骨折，（孩子父亲带）他到我们县医院，拍完一个 CT 之后，没有找县医院的医生，又带着小孩回到我那里去，找我说王医生你给我看一下，我小孩这么严重吗？我拿到片子一看，我说你赶紧走，你为什么要从县医院回来，不在县医院看？当时非常危险，因为小孩已经昏迷，后面醒过来，然后就拍一个片，枕骨已经碎了。然后我说你赶紧开着车直奔贵阳，不要去县里直接去贵阳的脑科医院，中途如果出现颅内压增高发生的呕吐昏迷，赶紧打 120，让 120 在下高速的收费站等着你，因为去省会在高速上你可以开得快，但是进到市区里面你肯定快不了，你直接打 120，（让他们）就在那等着你。然后他马上开车就走了。然后过几天我给他打电话，我说问孩子情况怎么样，他说王医生你说的情况全部出现。后面那小孩没事，因为去贵阳脑科医院还（算）及时。（访谈记录：202307YDXY09）

随着村卫生室逐渐强化基层公共卫生服务业务，村医承担公共卫生服务的任务越发繁重，作为公共服务者的角色更加凸显，在实际的农村生活中，村医与村卫生室之间逐渐存在一定程度上的分离现象，部分地区作为基层公共服务者的村医完全没有诊疗业务，只负责基层公共卫生服务。作为公共服务者的村医在村民的就医过程中更相当于是一个咨询者"家庭医生"的角色，对农村村民的健康状况做检查和评估。对于农村居民来说，这是一个"免费"的项目，他们不用付费就可以得到相关的检查服务，但同时也为他们的就诊提供了重要依据。

正如前面章节部分所述，公共卫生的服务涉及多种类型疾病，包括产检、高血压、糖尿病等慢性疾病、精神疾病以及疫苗接种。在给这些疾病患者提供健康检查服务的过程中，村医往往也在为他们进行诊疗，尤其是患有慢性疾病的老年人，他们行动不便，前往村卫生室购买相关药品不方便，一般会选择"送药上门"。这种"送药上门"和"上门门诊"实际上并非村卫生室承担着的"门诊诊疗"业务，更具有公共卫生服务的功能。

> 980人里面建档立卡户是重点对象，儿童、孕产妇、糖尿病、高血压、重精也是重点对象，重点对象必须100%签约（家庭医生），但实际上达不到100%。家签的话会把联系方式给村民，如果有啥急事、急病会给村医打电话，村医上门问诊，就诊不了就会送到医院，日常需要称体重，检查身体状况。（访谈记录：202307SXXY10）

> 特别是老人，有些七八十岁的老人行动不便，且长期服药，每两三个月有人监测血压，老人会感到踏实和高兴。村民和我之间非常熟悉，基本会保存我的电话号码，部分村民行动不便，会打电话给我让我送药上门。（访谈记录：202307SXXY13）

> 妈妈和我都高血压。自己的药要去州、市人民医院拿，医院里有慢性病卡，哪边方便就去哪边拿，州人民医院拿药多一些。妈妈吃的药都是村医随访的时候带过来。（访谈记录：202307SXBS17）

总而言之，村医在农村医疗健康卫生体系中具有重要地位，他们融入村庄，成为最贴近农村居民的专业医学从业者，承担着提供就医咨询和公共卫生服务的重要职责，实时监测农村居民的健康状况，帮助农村居民提升健康意识和现代医学知识水平，为农村居民的生命健康状况建立起了最基础的一层防护。

五　小结

本章我们对农村居民的就医选择做了系统性梳理，分析了农村居民选择不同类型医疗机构就医的情形，以及农村居民在选择时做出的考量和权衡。

首先，疾病严重性是农村居民做出就医选择的基础。日常感冒发烧时，农村居民会在村卫生室和药店开药；如果感冒发烧不能很快治愈，吃药疗效不足的话，农村居民就会选择去民办医院或者乡镇卫生院打针输液；县（市）医院承担着农村居民慢性疾病、突发疾病、重大疾病早期筛查、体检以及常见疾病手术的就医需求；当遭遇重大疾病时，农村居民不得已而选择去县（市）外医院就医。

其次，服务丰富程度和距离是农村居民在乡镇领域范围内就医选择的重要影响因素。如果村卫生室不能为农村居民提供打针和输液的诊疗服务，他们只能选择前往私人诊所或者乡镇卫生院就医；当村卫生室缺少村民需要的某些药品，或者当农村居民在乡镇工作、距离药房较近时则会大幅增加在药房买药的可能性。

再次，手续繁简程度和保障支持会影响到农村居民在公立医院和民营医院之间的选择。在公立医院中常常会有具体的科室划分（县/市级医院比乡镇级医院的规模更大、分工更细），而民办医院采取市场化运作方式更具灵活性，因此当农村居民面临常见疾病时，往往会选择到私人诊所去打针输液，在民办医院处理一些基础疾病的治疗。这并不意味着乡镇卫生院和县（市）级医院完全处于劣势地位，公立医院在医疗报销保险方面更具优势，特别是对有慢性疾病的患者来说，慢性疾病就诊需要在定点医院治疗才能享受门诊报销。同时，县（市）级医院的设备和设施完善性也增强了农村居民对其认可，在遇到突发性疾病时往往会被村民选择。

最后，县（市）域范围内医疗水平有限是导致农村居民外出就医的根本性原因，也是造成农村居民承受更多医疗支出负担的重要影响因素。从分级诊疗的角度来看，县（市）域医疗水平确实较市级、省级重点医院有差距，所以外出就医意味着农村居民需要承担额外的交通、住宿成本，但是当遭遇如癌症、白血病等重大疾病后前往县（市）外医院就诊其实是非常正常的就医现象。同时，如果县（市）域范围内医疗水平无法解决较为常见的疾病，甚至出现误诊的情况时，那么将会极大影响农村居民对于本县（市）医疗水平的信心，导致他们今后更倾向于外出就医。

值得注意的是，村医作为农村居民身边的医生，深受村民的信任，这种信任既来自村医长期生活在村庄、能够为村民提供医疗咨询，也与村医承担的公共卫生服务职责有关。随着基层公共卫生服务的制度体系和运行机制基本日益完善，村医的公共服务职责越发重要，他们需要监测农村重点人群的健康状况，并进行跟踪管理，这个过程密切了村民与村医之间的关系，也成为慢性疾病患者就医过程的重要参考依据。不仅如此，村医甚至会为村民提供"送药上门"和"上门门诊"等服务，这一系列的举措使得村医逐渐在农村医疗健康体系中发挥重要作用，尤其体现在农村居民的健康监测和预防过程中。

第八章
基层医疗卫生体系中的乡村医生

2023 年初，中共中央办公厅、国务院办公厅印发《关于进一步深化改革促进乡村医疗卫生体系健康发展的意见》①［以下简称《意见（2023）》］，指出要进一步深化改革，完善乡村医疗卫生体系。新中国成立以来，我国的城乡医疗服务体系持续经历着一系列发展改革措施的塑造，不同层级医疗机构之间已基本形成了明确的功能定位。城市的医疗卫生服务体系以社区卫生服务机构为基础，并与城市医院分工协作；农村医疗服务网络则分三级，以村卫生室为基础、乡镇卫生院为枢纽、县级医院为龙头。

在我国农村，无论是实行分级诊疗，还是实施预防保健工作、推行基本公共卫生服务等，均需借助县、乡、村三级医疗卫生体系。当前比较成型的三级网络是新中国成立以来长期制度探索的结果，其中，处于"网底"地位的乡村医生群体，经历了复杂而曲折的职业生态转变。从 20 世纪 80 年代停用"赤脚医生"名称算起，将近 40 年的医疗卫生事业发展历程中，中央和地方出台了大量定位、管理、考核乡村医生的条例章程，探索着对村医进行规范化管理之路。根据《意见（2023）》，当前的村卫生室兼具提供医疗服务与公共卫生服务的职能，双方面能力都需要得到保障和强化，有

---

① 新华社：《中共中央办公厅、国务院办公厅印发〈关于进一步深化改革促进乡村医疗卫生体系健康发展的意见〉》，2023 年 2 月 23 日，https：//www.gov.cn/zhengce/2023－02/23/content_5742938.htm。

条件的地区还要积极探索村卫生室与乡镇卫生院的"一体化"管理，即"乡村一体化"。"新医改"以来，随着各省、市陆续出台促进"乡村一体化"的政策，全国范围内的乡村医生日益被纳入与乡镇卫生院的紧密关联之中，而与此同时，乡、村两级医疗卫生机构与县级以上公立医院相区别的功能定位也越发凸显。

因此，乡镇与村两级医疗卫生机构的关系模式，构成了在当前时代理解乡村医生这一职业群体的关键。中国不同地区之间及城乡之间发展差距较大，尽管上层制度设计已经描绘了各级医疗卫生机构明确定位、相互配合、有序发展的蓝图，现实情况却远比理想要复杂。在相同的"一体化"理念主导下，不同地区的层级关联模式并不完全一致，村卫生室工作人员的身份情况也参差不齐，个体经营、乡聘村用与卫生院编制职工并存，2021年的全国抽样调查显示，中部地区未与乡镇卫生院签劳动合同的卫生室人员占比可能达到30%以上。[①]

在本书前几章讨论的基础上，本章将首先聚焦于红山县与水县的乡镇、村两级医疗卫生体系，从村医的视角出发进行描述和对比，探讨"乡村一体化"制度设计对基层医疗卫生服务供给的影响，以及制度交接过渡阶段困境的由来。相较而言，水县的基层医疗卫生体系已基本实现了一体化管理，同村村医之间、村医与卫生院之间形成了利益整合的共同体；而红山县还处在改革与探索的过程中，村医与乡镇卫生院的关系"若即若离"，双方之间既有统筹监管、分工配合，也有矛盾冲突、利益竞争。其次，作为补充，课题组在安徽省青门县、贵州省银洞县的调查结果，也基本符合并能够佐证前述两地基层医卫体系对比得出的结论。如果将红山县、水县的乡村医疗卫生体系视为"一体化"改革中的前端、后端的两个理念类别，并以这种模型来理解青门县、银洞县的基层医疗卫生组织，那么，各案例的对比能够充分表明，随着"新医改"的推进，我国乡村医疗卫生工作整

---

① 张艳春、董亚丽、姜巍等：《乡村医生视角下乡村卫生服务一体化管理推进策略分析》，《中国卫生经济》2022年第5期。

体越来越被纳入宏观的系统性制度设计当中，但由于不同地区的条件限制，乡村医疗卫生体系的改革，特别是乡镇卫生院与乡村医生之间权、责、财、事等关系的调整，可能以迥异的方式塑造乡村医生的职业生态。

当前乡村医生群体的境遇，必须结合当地乡村医疗卫生体系的形态，才能得到完整的理解；反过来讲，村医的职业生涯、日常工作、收入情况、核心关切等看似微小且个体化的方面，实际上能够反映出整个基层医疗卫生体系建设的得与失。

一　基层医疗卫生机构间关系

（一）乡村医疗体系中的层级

作为农村三级医疗卫生体系的底端，乡村医生的岗位具有行政性、专业性相杂糅的特点。一方面，村卫生室是村一级的医疗卫生机构，从属于一定的行政区划层级，村医则是村集体的一分子，原则上以本村村民为服务对象；但另一方面，对比村干部，村医的岗位明显具有更强的专业性，接受的是各级政府医疗卫生相关部门的指导和管理。因此，一名乡村医生可能同时有着县卫健委、乡镇卫生院、本村村委会三个"上级"，需要处理三组不同的关系。三种关系的内涵不同，几十年的体制改革过程中，占据主导地位的关系也发生着改变；伴随着"技术治理"[1] 的总体趋势和基层医疗的"专业行政化",[2] 农村医疗卫生的管理格局也倾向于强调卫生院作为专业性机构的直接行政管理，以及县市级政府主管部门的参与式远程指导。集体经济、村民委员会在其中的作用参差不齐，主要取决于东、中、西部地区经济发展程度和发展模式，特别是其中村集体经济的自然实力及行政

---

① 渠敬东、周飞舟、应星：《从总体支配到技术治理——基于中国 30 年改革经验的社会学分析》，《中国社会科学》2009 年第 6 期。

② 焦思琪、王春光：《农村多元医疗体系的型构基础与逻辑研究》，《社会学研究》2022 年第 1 期。

性转移支付的逻辑。[1]

20世纪80年代到21世纪初，村卫生室行政上归村委会管理，同时接受乡镇卫生院的业务指导，但在实践中，人民公社体系瓦解后，农村集体经济普遍濒临弱化，对于村卫生室来说，无论是村集体的管理还是乡镇卫生院的指导都趋于弱化。当时的调查者发现，许多村对卫生室的管理是"放任自流"式的，毕竟村干部与村医之间"隔行如隔山"；村医的培训虽然依然由乡镇卫生院组织，但经常出现双方争夺经济利益的局面，卫生院组织培训工作并不积极，技术方面的指导非常淡漠。[2] 当时的国家政策在谈及乡镇卫生院与村委会分别应该对村医负何种责任、具有何种权限时，指令也比较模糊，只是着重强调了各级政府主管部门应肩负起村医培训的任务。例如，2003年出台的《乡村医生从业管理条例》[3] 指出："县级以上地方人民政府卫生行政主管部门负责本行政区域内乡村医生的管理工作"，"县级人民政府卫生行政主管部门根据乡村医生培训计划，负责组织乡村医生的培训工作。"2008年出台的《乡村医生考核办法》[4] 也强调："县级卫生行政部门应当成立乡村医生考核委员会，负责乡村医生考核的具体实施工作。"两个文件分别"一笔带过"地提到了村委会、乡镇卫生院的职责，而且都不独立于政府主管部门的相关工作："乡、镇人民政府以及村民委员会应当为乡村医生开展工作和学习提供条件，保证乡村医生接受培训和继续教育。考核委员会由县级卫生行政部门和县、乡医疗卫生机构的卫生管理及卫生技术人员组成。考核委员会可在乡镇卫生院设立考核小组，具体负责本辖区内乡村医生的考核工作。"

"新医改"不仅提出了实施基本药物制度、推行公共卫生服务均等化等

---

[1] 李卫平、石光、赵琨：《我国农村卫生保健的历史、现状与问题》，《管理世界》2003年第4期。

[2] 张开宁、温益群、梁苹，2002，《从赤脚医生到乡村医生》，昆明：云南人民出版社，第352~356页。

[3] 《乡村医生从业管理条例》，《中华人民共和国国务院公报》2003年第26期。

[4] 《卫生部关于印发〈乡村医生考核办法〉的通知》，《中国实用乡村医生杂志》2008年第11期。

促进医疗资源普惠性的直接举措，而且强调在组织层面重新整合基层医疗卫生体系中的层级关系。自从 2009 年《中共中央国务院关于深化医药卫生体制改革的意见》① 提出"有条件的农村实行乡村一体化管理"的改革方向之后，各省市也纷纷响应，推出配套政策。虽然各地实现"一体化"的途径尚不明朗，但加强乡镇卫生院对村卫生室直接管理的趋势是一致的。到了 2014 年，村医管理模式已经发生了重要的变化，突出表现为乡镇卫生院职责的扩展、加深。该年度的改革意见②提出，要"大力发展农村医疗卫生服务体系"，基本格局是医疗卫生机构内部的"层层向下指导"，县级医院指导乡镇卫生院和村卫生室，镇卫生院指导和管理村卫生室，村卫生室承担行政村的公共卫生与一般诊疗服务。一直到 2023 年，全国各省、各市陆续进行着强化乡镇卫生院与村卫生室连带关系的尝试，一个重大的趋势就是"乡聘村用""乡管村用"，通过人事、业务等方面的改革，使村卫生室成为乡镇卫生院在基层的一个子机构。

在红山县、水县的实践中，县卫健委与乡镇卫生院两头对村医进行联合管理。一般而言，日常业务指导由乡镇卫生院负责，总体管理、监督执法的权限则在卫健委。双方管理村医的方式各有特点，而且通常能够明显区分开，不会有"令出多门"的现象。

培训方面，卫生院会根据村医的工作完成情况，每年酌情举办若干次培训，主要涉及的是诊疗规范化，以及公共卫生工作的任务分配、查漏补缺，事务性比较强；而每年的一至两次全县市集中培训由卫健委组织，通常不聚焦于具体的日常工作任务，而是讲授一些基础性专题课，如常见病的判断和治疗、中西医实用技术等，更注重医疗业务能力的提升。

监管方面也能看出乡镇卫生院与卫健部门的分工合作。由于卫生监督执法权在县级主管部门，红山县的每个乡镇卫生院都设立了卫生监督协管

① 新华社：《中共中央国务院关于深化医药卫生体制改革的意见》，2009 年 4 月 6 日，https://www.gov.cn/jrzg/2009-04/06/content_1278721.htm。
② 国务院办公厅：《国务院办公厅关于印发深化医药卫生体制改革 2014 年重点工作任务的通知》，2014 年 5 月 13 日，https://www.gov.cn/gongbao/content/2014/content_2697072.htm。

站，每月对下属村卫生室进行一次巡查，把巡查中发现的线索抄报到卫健局下属的卫生健康综合执法单位，再由该单位进行复查和研判。当地村医的经验中，县卫监机构到卫生室来督查工作，一般是检查消杀记录、是否有过期药品、医疗废物处理等，有时是县级人员直接前来，有时有乡镇卫生院人员陪同。

资格审核方面，红山县村医的执照需要在县卫健委进行年审，这也构成了县级直接控制管理村医的有力抓手，比如，一旦村医无故缺席县级统一培训两次，次年的证件审核就可能无法通过。审核手续办理流程中还有乡镇卫生院的参与，若没有对应卫生院的签章认可，村医同样无法通过审核。在水县，乡镇卫生院聘用卫生人员成为村医后，也需要村医本人从上级部门考取执照，方可正式上岗。

另一个典型例子是村医的调配。为了避免"空白村"的出现，一村的村医离任或退休，但又没有本村接任者时，上级管理部门就需要在能力范围内进行统筹协调。如果有长期缺村医的"空白村"，那么乡镇卫生院可以协调邻村村医周期性前往该村坐诊，或从本乡镇管理的其他村"借调"村医到该村挂职。一般情况下，村医本人无法灵活选择更改执业地点，"跨区域行医"是卫健委相关科室重点监督的违规项目；然而一旦上级部门需要在所辖范围内调动人手，"非本村人员担任村医"的情况就变得正常了起来。但这种安排也并非强制性，需要得到村医本人的同意。很多时候，跨村执业会给村医带来不小的麻烦，因此上级可能会默许村医仅在需要完成公卫任务或迎接检查时到挂职村。通过上述手段依然找不到合适人员，卫生院就需要派自己的员工下村承担驻村任务；如果仍不能解决问题，县卫健委则需要在全县范围内动员有余力的村医前往该村。村医跨乡镇"流动"的情况在红山县和水县都有出现。

总的来说，在村医日常工作的大多数时间里，其管理者和指导者都是乡镇卫生院；只有在一些相对特殊的时间（例如证书审核、集中培训、监督抽查等）或一些超越乡镇级别能力和权限的事务（如罚款、跨乡镇调配村医等）中，县级主管部门会直接管理村医。

与之相对，村委会与村医的界限已经变得非常分明。虽然村医常常与村委会人员相熟，甚至村卫生室可能直接使用村委会房屋进行建设，但本次调研中基本没有出现村委会插手村医管理的情况——除非该村长期"空白"，需要村委会帮忙在本村挑选合适的培养对象。村医、村委会的关系不再是"谁对谁负责"的模式，而转变为一般情况下互不相干、特殊情况中相互配合的"平级"机构。扶贫工作中，村委有时需要村医配合发放健康教育宣传资料，村医有时候也会需要村委提供贫困户名单，但双方的配合基本上也仅止于此，没有固定的行政规范，也没有直接的利益关系（根据访谈记录：202307HSYL09）。这种工作领域的划分在村医心目中是非常明确的。

> 村里面他们是政府，我们是医疗，他们主要是乡政府服务分任务，我们是卫生院分任务。（访谈记录：202307HSYL15）

> 村现在都不重视我们卫生室，好像不关他的事……只有乡政府的话他才会听，因为乡政府是他上一级。（访谈记录：202307HSYL10）

（二）作为基本纽带的公共卫生服务

基本公共卫生服务，是连接乡镇卫生院、乡村医生的一个重要纽带。"事"的方面，公卫相关工作需要乡、村两级医疗卫生机构配合完成，各自承担一部分工作量；"财"的方面，国家、省、县财政共同拨付的公卫经费并不直接分发到最基层的村医，而是由卫生院统一管理、按考核标准发放。财权、事权的结合，使得公卫在全国各地区的卫生院与村医关系中，都扮演着至关重要的角色。乡镇卫生院与村医，一方面通过公卫服务紧密联系在一起，另一方面也因为公卫服务而区别于其他更高层级的医疗卫生机构。县、市级公立医院名义上也会承担一定的公共卫生服务，但主要内容是疫苗接种，与乡镇、村两级处理的精确到居民个体的公共卫生服务不可同日而语。客观上，公共卫生服务在县市级医院的整体业务中不构成一个关键部分。在红山县，居民健康档案的信息化系统由省卫健委统一开发，而各个县级公立医院运用的系统没有与之对接（访谈记录：202307HSWJ01）。这种情况下，落到实处的公卫服务几乎只能由乡镇、村两级机构提供，县级名义上起到"龙头"作用，但却是三级网络中相对疏离的一级。在有"医共体"运转的地区，例如银洞县，三级医疗卫生机构在信息互通、人员流动、公卫对接诊疗方面或许会更有成效（访谈记录：202307YDXY05），但乡、村两级主导基本公卫服务落实的格局是不变的。

基本公卫服务的具体流程中，村医和乡镇卫生院按照"具体执行者—监督管理者"的模式进行分工，需要填写的表单与 2017 年的《国家基本公共卫生服务规范》[①] 一致。最简单的层面上，村医填写居民的基本信息即可建立一份档案；接着是一份健康体检表，用于老年人、高血压、糖尿病和严重精神障碍患者等"重点人群"的年度健康检查；然后是不同重点人群的分类别健康管理记录表，包括儿童、孕妇、肺结核病人和前述其他重点人群；最后是其他医疗服务记录表和居民健康信息卡，村医通常会将建档对象在各级医院的大病就诊记录收入其中。围绕该表单目录，村医需要独立完成的任务主要是各季度随访、纸质版和电子版表格填写，而乡镇卫生院不仅需要统筹全乡镇的健康档案数据，还需要主导一部分村医无法独立完成的工作，例如 65 岁以上老年人健康体检的技术性比较强，主要由乡镇卫生院相应科室人员承担。此外，当某些地区的村医出于个人原因无法保质保量地完成公卫任务时，卫生院人员则需要接手相关事宜。

> 本来重点人群以前都是我们自己录电脑，后来医院就不要我们录了，他说你们录得不规范，他就请了人，专门录重点人群。去年不是疫情，然后耽误了……（才）叫我们来弄。（访谈记录：202307HSYL05）

---

① 国家卫生计生委：《国家基本公共卫生服务规范（第三版）》，2017 年 2 月，http://www. nhc.gov.cn/ewebeditor/uploadfile/2017/04/20170417104506514.pdf。

秉持着报酬与事务挂钩的原则，在国家层面于2014年起规定，原则上将40%左右的基本公共卫生服务任务交由村卫生室承担，考核合格后将相应的基本公共卫生服务经费拨付给村卫生室，2021年进一步要求将用于村医的公卫经费单独列支。实践中，红山县卫健委负责人认为，虽然大量基本公共卫生服务项目工作需要在村一级完成，但是村医承担的不是核心业务，因此四比六的划分是基本合理的（根据访谈记录：202307HSWJ01）；水县的一名村医也指出，多数事情是卫生院的人做，村医主要负责"去通知人"（访谈记录：202307SXXY01）。

财政拨付的公共卫生资金的分配，在乡镇层面具有一定程度的灵活性。在红山县，各卫生院在确保公卫经费总额的40%全部用于村医的情况下，将具体发放资金分为固定部分和绩效考评部分，以调动村医的工作积极性。占总额60%的公卫经费对乡镇卫生院或社区卫生服务中心也非常重要，特别是对于其中的不开展门诊、住院业务或相关业务营收能力不足者。卫生院一般会将公卫经费放在年度财政拨款总额中进行协调，例如，用一部分公卫经费发放临时聘用人员工资的现象在红山县、水县的乡镇卫生院均有出现。而在某些卫生院的案例中，全院收入高度依赖于公卫经费。

> 很多工作，包括一些笔墨纸张的费用，都靠基本公卫在支撑。（访谈记录：202307SXXZ01）

乡镇卫生院还负责对村医的公卫工作进行考核。在水县，卫生院公卫科人员每个季度都会到村卫生室检查，包括台账、药品、卫生、消毒登记等，有时也向老百姓打电话核实或入户走访，询问村医有没有完成某项工作、是如何做的；还会有不定期的突击检查。

> 到老人家里面，就看一下他们家的情况，问一问村医上个季度有没有做检查，有没有帮你们做检查，是怎么做的，有没有交代给你们一些什么。像儿童的话，有一些按摩穴位。还有营养包有没有发，你

们小孩吃不吃，等等。（访谈记录：202307SXXY01）

> 我下村去我是不通知的……我在车上就会安排你去查哪一项，我去查哪一项，大家分头，到那里，你不用说，我们也不问，我们就开始查了。我去过一个村，查完了要去下一个……之前的项目全部不看了，我换一个方式去看。（访谈记录：202307SXXZ01）

除了每年的老年人健康体检，乡镇卫生院与村医正面接触的场合还有平时的培训例会，但这些例会的内容也围绕公卫工作展开，这在不同地区都可以得到验证。水县某街道社区卫生服务中心的培训比较严格，每月召开一次例会，每个季度最后一个月进行乡村医生培训，每半年召开半年总结会，年终召开年终总结会。每次培训持续 2~3 天，主要内容是罗列和总结上季度发现的所有困难和问题。培训前后分别有测试，由卫生院工作人员根据当次培训出题。红山县一些乡镇卫生院举办的培训，主要内容也是与公卫相关的知识规范、业务培训、任务布置等，偶尔穿插高血压、糖尿病相关专业知识，以及妇幼、计划生育相关的政策宣传，总体倾向于公卫，而非医疗。

> 教档案怎么做，要怎么按照什么标准，健康体检又是什么样。要下乡去随访了，又什么时候又开一个会。（访谈记录：202307HSYL07）

> 诊疗这一块，相对的基本诊疗这一块，我们相关知识培训比较少，因为说实话现在网上课件也多，相当于获取的渠道也多。（访谈记录：202307HSXZ02）

（三）医疗业务的互补与趋同

乡村医疗卫生面临的一个基本背景，就是伴随着城市化和城乡一体化而产生的农村人口流失现象。公卫的拨款标准参考的是常住人口，乡镇和村两级诊疗业务的潜在群体也是常住人口。村医作为最基层的医疗卫生从业者，能够敏锐感知到本地常住人口的变化态势。例如，红山县的杨村医描述，"本村户籍人口有 2100 多人，但现在村里还有 500 人左右"（访谈记录：202307HSXY08）；康村医估计，"本村的常住人口曾经是 900 多人，现在可能只有 100 多人，而且基本是老年人、失业群体"（访谈记录：202307HSYL01）。另一村在本地属于人口大村，户籍人口达 4000 多人，但村医指出，其实还在家里的人口不到 1000 人；而这一数字之所以可靠，是因为它来自村医在新冠疫情中参与的核酸检测统计（根据访谈记录：202307HSYL07）。

服务群体的减少，构成了乡镇、村两级医疗卫生机构所面临的大问题。除此之外，人们的就医选择倾向也发生了明显的变化，一方面是医保报销政策减轻了大医院看病的负担，另一方面也是因为接触到更多的健康知识，对自己的身体情况有了更大程度的警惕。

> 以前什么病，我先到乡镇医生那里看一下。如果乡镇的医生真的不能治了，我才到医院去看；现在不是了，现在差不多有些病你感觉哪里不舒服，他马上意识到我要去（城里）做个检查。（访谈记录：202307HSYL16）

随着交通条件的改善和城乡居民家庭收入的提高，城市公立医院对农村患者的吸引力逐渐提升。与此同时，在农村，由于乡镇卫生院、村医均能开展门诊，两级机构在医疗业务方面呈现出一定的可替代性。这是因为，在有需求的村民眼中，如果只是治疗小病，乡镇卫生院与村卫生室并没有太大的区别；而如果要治疗大病，基层医疗卫生机构几乎都不在考虑范围内，因为无论是乡镇级还是村级，与县市级医院的设备条件和技术水平差距都太过明显。

当然，客观来说，乡镇卫生院与村卫生室之间依然能够形成一定的分工。例如，村卫生室的距离更近、手续更简便，但一旦涉及深入的检查，村卫生室在技术上就无法独立完成，而且村医的风险承受能力也小于乡镇卫生院。红山县一位村医的如下看法有一定代表性。

> 我们现在在家里看病也非常小心，第一我们设备不齐全，第二现在法治社会，我们没依据，基本上稍微严重点的病人，我们都推荐你要到乡镇医院去，到县医院去，如果你说胸痛，究竟是心肌梗还是什么东西呢？我们没有仪器，我们就不知道，所以我们出了问题，还有风险，是吧？所以我发现这个病人比较严重的话，我们就推荐人到乡镇医院，到上级医院去治疗。（访谈记录：202307HSYL13）

总的来说，基层医疗机构的服务人口总量在减少，病患前往更高层级医院就医的情况也更常见，这使得乡、村两级医疗机构客观上构成了一个命运共同体。再考虑到乡镇与村落之间交通条件改善、专业检验设备集中在乡镇，如果村医完全置身于与卫生院的直接竞争关系，其医疗业务方面的生存空间将会非常有限。因此，即使是在医疗业务方面，村医工作的开展状况也是嵌入于乡、村两级关系之中的。

（四）药品管理的联动

"看病"与"开药"，尽管在实践中常常结合在一起，基本逻辑却并不完全相同。前文所分析的医疗业务只是泛泛讨论了村医的诊疗行为，与其承担的公共卫生服务相区分。更具体地看，行政法规与医保体系对村医"用药"的管控，是一个更为复杂、涉及面更广的问题。就本章的关注重点而言，国家基本药物制度、药品零差价销售政策以及医保报销政策的结合，对村医的用药行为乃至整个医疗业务的开展产生了显著的影响。

举一例表明医保报销制度对村医用药行为的"指挥棒"作用，以及"看病"与"开药"两个过程的区别。水县的一名村医在治病时，倾向于用中医的"银针法"替代以往常用的"输液"。在本地现行政策中，银针和输液都能纳入报销，而对村医来说，打银针除了风险相对小，利润方面也更高，具体计算如下：一组银针共 5 针，医保系统里定价为 10 元，其中能够报销 50%；村医要负担银针的耗材成本，大概是每组 2 元。假设患者只打一组银针，那么产生的费用包括诊疗费 6 元、银针价格 10 元，也就是说，一组银针的处方价值 16 元。诊疗费的 6 元中，合作医疗报销 5.5 元，银针的 10 元里又报销 5 元，因此患者实际上需要为这张处方支付 5.5 元，这笔钱直接给了村医。村医现场收回了垫付的成本费，医保结算了 10.5 元，这一单的基础收入是 14 元。与之相比，输液的费用按规定只有 9 元，而且需要村医自行垫付耗材成本，这经常是不划算的。

> 一个病人，打比方他打 3 组、4 组，注射器就要三四支，再加上输液管、棉签、酒精，我那 9 块都填完给他了。那基本上我就是白白在那里帮他打，然后还要增加我的风险。（访谈记录：202307SXXY01）

上述案例中，由于银针和输液两种业务的价格都由医保系统给定，村医只能通过比较耗材成本和非医保报销的收益来产生对某种治疗方式的偏好，而不能根据成本投入来调整价格，以使某种治疗方式的收益符合预期。此外，"银针"不是一种普通的药品，它作为一整套的服务，包含了技术操作的成分，因此系统定价也不是按照严格意义上的成本与售价零差率；但是，"开银针"又与"开药"的逻辑比较类似，所以银针费用与"诊疗费"独立计算，村医的总收入也就包含了两个部分。反观输液选项，它被视为施诊与用药的一体化服务，打包算进了一笔固定的输液费中，收益也就很少了。这一案例同时表明，尽管医保体系在不断规范化、精细化，规则与实践无法完全贴合的现象依然是存在的；在医药领域，一旦要用"看得见的手"在某些方面替代"看不见的手"，则需要十分精密的论证和十分谨慎的观察。

从另一个角度来看，开展中医业务以弥补国家药品价格管控政策下的利润损失，这在红山县、水县两地村医之中都并非个案。这是药物流通过程中日益严密的行政管制与药物销售端趋于精细的医保报销规则合力作用的结果。2009 年开始确立的国家基本药物制度，要求药物流通实行公开招标采购和统一配送，地方政府在国家制定的基本药物目录内进购药品，并在国家指导价格内，根据招标情况确定本地区的统一采购价格。此外，医疗机构销售基本药品不能加价。实践中，由于需要经过招标环节，统一渠道进货并纳入医保报销目录的基本药物通常进价更高，销售单价也相应更高，只有附带以高比例的医保报销才能在老百姓中占有市场。然而，一旦报销额度用完，无法报销的基本药物就会体现出明显的价格劣势。

例如，在红山县，医保控费是部分村医面临的一个大问题。2023 年，当地村民的医保人均缴费标准为 350 元，每人每年的报销上限为 210 元，即个人缴费金额的 60%，单次报销限额为 50 元。各乡镇的村卫生室分配到的年度报销额度不尽相同，在村医口中为"1 万多"到"3 万多"不等。理想情况中，各级医疗机构的医保报销额度设置应当能够反映其真实业务量，而红山县的医保资金由乡镇统筹分配到村医，通常按村医的公卫服务人口数量来确定，例如分管 500 人的村医大概一年能有 1 万多的报销额度。但在严格意义上，村医的诊疗业务量与公卫"划片"的人数并不是必然等同的。红山县的村医普遍认为每年 1 万~3 万元的报销额度完全不够，但碍于熟人关系，村医又很难向村民解释清楚限制报销的原因，因此常常出现村医自掏腰包垫付医保的情况，若非如此，患者的流失可能更加严重。

两三万块钱，两三个月就搞掉了，三四个月就搞掉了，一个月七八千块钱不算多是吧？七八千块钱才多少病人？（访谈记录：202307HSYL05）

老百姓来看病，你肯定要给他看，他要报销，你肯定要给他报。但是你报多报了，你自己得不到。（访谈记录：202307HSYL14）

药价的限制与药品利润的压缩，将村医群体推向分化的岔路口。一部分主要通过药物营收的村医损失较大，需要依靠其他部分的收入来弥补；另一部分村医则有机会"绕开"药物方面的管控和医保制度的限制，更大程度地发挥自身特色。在红山县，一名卫生院院长提出，本辖区内 7 名村医的收入差异巨大，3 人收入很高，最高的能达到年收入 100 万；而这样的高收入村医，通常主推中医治病，且不开通医保（根据访谈记录：202307HSXZ01）。当地一名主攻顽固慢性病中医疗法的村医，一年的诊疗收入能够达到 8 万元以上。

> 我们的利润，不是从药品里面获得，像我们会做一些理疗之类的，我们就从那里收费……找我看病的，他基本上不会说要医保报销的，他们基本上知道到我那里看病就是贵，效果好。（访谈记录：202307HSYL02）

不过，能够完全不依赖医保报销而开展医疗业务的村医非常少。总的来说，除了通过承担基本公卫服务获得的经费之外，村医的其他收入渠道都在社会变迁与体制改革过程中日益受限，并且与基本公卫一样，卷入了与乡镇卫生院的关系之中。门诊方面，由于服务人口总量的缩减和比较优势的弱化，大多数村医很难纯粹凭借医疗技术取得稳固的市场地位，加之卫生院负有对村医的管理责任，与卫生院直接竞争无论从何种意义上来说都是不明智之举。药品方面，随着国家管理制度的强化，药品市场销售的利润转变为财政拨付的基本药物补贴和零差价补贴，这不仅意味着村医对医保体系的依赖性大大提高，而且意味着卫生院统筹管理的"医疗补贴"，即按服务次数和项目收取的"诊疗费"，对开展医疗业务的村医越来越重要，是其改革后药物利润损失的一个主要补偿来源。

二 渐进转型中的多种关系模式

（一）水县："乡村一体化"的前景

沿着新医改的思路，整合乡镇卫生院与村卫生室两级机构，实行"乡管村用"或"乡聘村用"、推行"乡村一体化"，是全国范围内的一个明显趋势。从人事关系、业务关系等各方面来看，水县的乡镇卫生院已基本实现了对村医的一体化管理。乡镇卫生院主导村医聘任，签订劳动合同，并购买养老保险、意外险，省级、县级财政共同拨付村医的基本工资。机构层面，各村卫生室是乡镇卫生院的下属机构，卫生院院长统一担任村卫生室的法人代表。受聘村医的诊疗业务、公卫服务均由卫生院考核、监管，核定并统一发放报酬。其中，诊疗收入严格实行"收支两条线"，一份处方计 6 元，打针、输液计 9 元，全部由卫生院在"医疗补助"的条目中统一发放。基本公卫补助经费按服务项目与次数计算，例如高血压随访一次 15 元，糖尿病随访一次 14 元，老年人基础体检一次 43 元，肺结核结案一人 600 元等，虽然每位村医的公卫收入与其划定服务人口有一定关系，但取得酬劳的基本逻辑依然是多劳多得、少劳少得，不同村医之间能够拉开一定差距。对于村医完成公卫服务的数量和质量，乡镇卫生院人员既可以现场抽查、电话抽查，也可以从系统后台进行实时监管，一旦出现问题则立即联系村医。

水县的公卫经费管理是比较透明的。不仅是乡镇卫生院负责人员，受访村医也基本能够厘清公卫经费的拨款流程和项目标准。每年的公卫经费通过一体化平台拨付，乡镇卫生院将报表输入平台，疾控中心、妇幼保健医院在平台上审核，经费按当年的人均标准并结合去年的决算费用进行第一季度预拨。

例如去年总共花费 100 万，今年第一季度会预拨付 40%，每季度来申报，如果年底发现不够了，决算有缺口，那么第二年会补发财政资金，村医的收入直接从平台上打到个人的卡上。（访谈记录：202307SXXZ03）

每个项目自己都会算得很清楚，拿收入的时候会签字，签字的话就能看到自己每个季度体检的人数，达标的次数，是否有扣钱的情况。（访谈记录：202307SXXY10）

每一村卫生室有若干村医上班，不同村医的分工比较明确，但也有一定的灵活性。村医之间的分工有两个层面。首先是诊疗业务与公卫业务的分工。在水县，并不是所有村医都开展诊疗，但基本所有村医都开展公卫。其次是全村公卫工作的划分。有的卫生室采用分人口划片的方案，综合考虑村民小组人数、聚集程度等因素，将一个村的服务人口相对均匀地划给每位村医，一位村医需要负责自己片区内的全部公卫项目；有的卫生室则采用项目分工的方案，一般是一位女村医负责妇幼保健相关服务工作，另一位村医负责慢性病、老人的服务工作。由于公卫经费拨付标准明确，无论采取何种分工方式，村医们对公卫经费的发放少有争议。

有了卫生室层面的规范化分工，村医本人也可以合理地进行个人层面的工作规划，使公卫、诊疗两方面的事务协调起来，不构成冲突。例如，在堂村医所属的卫生室，三名村医均开展诊疗业务，但不会同时上班，而是轮流坐诊，每人每月坐诊 10 天（根据访谈记录：202307SXXY10）。赵村医的案例中，卫生室两名医生也是轮流上班，坐诊三天、歇业三天，如此交替。在需要值班的日子，村医不能轻易离开岗位；歇业时，就可以安排自己的公卫随访任务，只要确保按时完成季度任务，就可以自由支配其余时间（根据访谈记录：202307SXXY01）。代村医是本村唯一一名开展诊疗的村医，他采取的时间安排方案是上午随访、下午坐诊，每天上午 11 点按时上班，长年累月形成习惯后，村民会选择中午或下午到卫生室看病，如此一来，公卫随访和看病诊疗两项工作也就基本不冲突了（根据访谈记录：202307SXXY09）。

村医进行重点对象入户随访时的工作流程也十分规范，一般可以在 15 分钟以内完成一户。以慢性病患者随访为例，村医进到村民家中后，如果没有电话预约，就会首先询问管理对象是否在家；见到管理对象后，村医一边准备量血压、血糖的仪器，一边询问对方最近身体状况如何、在吃什么药、是否做过体检、是否去过医院等，并有针对性地提供一些就诊、用药方面的建议；接下来，随访的核心环节就是测量血压、血糖，仪器上显示数字之后，村医在纸上进行简单的记录，并对血压仪上的数字、患者本人拍照；回到卫生室之后，再找时间把纸上记录的信息和照片录入管理系统（根据访谈记录：202307SXXY07）。在若干次随访中，如果随访对象的情况大体相似，那么村医的工作流程也基本可复制。

村医使用的药品也由乡镇卫生院管理。按照基本用药目录，乡镇卫生院对村卫生室订购的药物进行统一计划和审批。部分卫生院统一订购，提交订单给医药公司，公司直接配送到卫生室；另一部分卫生院则垫付药款，公司配送到卫生院之后，再通知村医到场拿药、结账。无论如何，村医使用的药品不仅只能从规定目录中选择，而且必须经过乡镇卫生院的渠道。卫生院有专门负责药品进购的工作人员，每两个月在村医微信群中发布药品目录，特别通知退出基药目录的药品，并对新药的药效进行宣传，再由村医从目录中进行选择（根据访谈记录：202307SXXY12）。各村医订购的药品多数是基药，但也可以有10%左右的非基药。基药跟非基药都执行零差价政策，两者的区别首先在于非基药的灵活性，村医可以在一定范围内选择需要订购的非基药，以便回应村民的需求。但是，非基药不纳入医保报销，而基药与另一笔独立的诊疗费绑定，村医在权衡后，一般倾向于使用基药。

> 打比方还是藿香正气水，如果是非基药的话，我就10块卖了；如果是基药的话，它原价是10块，我开了一张处方有6块，然后就16块，我有6块钱的诊疗费。但是如果是非基药的话，我们就是零差价呀，我就没有诊疗费。所以区别就是，老百姓也享受到了减免了一部分，我们也有诊疗费。（访谈记录：202307SXXY01）

可见，村医的用药逻辑是与其收入管理制度联系在一起的。村医倾向于使用基药的原因，不仅仅是卫生院的直接严密监管，更重要的是诊疗费用与药品销售费用的脱钩。如果开出基药，村医的收入同时包含了处方费用和药品费用，处方费用固定为6元，药品收入若按零差价补贴计算，为进价的5%；如果开出非基药并执行零差价政策，缺少了处方费，村医显然无利可图，即使上浮15%的价格，也需要开出40元的非基药才能与6元的处方收入相比拟。

（二）红山县："过渡时期"的困境

红山县的情况与水县完全不同。尽管县卫健委也在积极考虑推行"乡村一体化"的可行性，但由于财政条件限制，"乡管村用"或"乡聘村用"均无法实行，卫生院没有与村医签订劳动合同，既不提供基本工资，也不提供养老保险补助。从县级的角度，不谈基本工资，村医的养老保险问题已是难以解决。

> 我们县里面测算了一下，就按照灵活就业人员的最低缴费标准来缴的话，那么我们县里面聘用按照 1200 个人口配一个乡村医生这样的比例来配置，我们要聘用 423 个乡村医生，那么这部分县里面现在最低的缴费标准都要 9000 多块钱的话，财政负担 70%。这样算下来的话要 200 多万，要财政解决比较困难。（访谈记录：202307HSWJ01）

目前，红山县对于 60 岁以上的退休村医仅有每月 300 元的补贴，村医面临养老困境而迟迟不愿退休；但高龄村医冗余的现象进一步加剧了提供养老保障的困难，如此构成恶性循环。例如，如果要将退休村医的待遇提升到低保水平，每月 800 元，那么比起现有标准就需要每人每月提高 500 块钱。卫健委负责人经计算之后，认为这笔钱也已超出了县级财政的支付能力，一个重要原因就是本县村医的基数过于庞大（根据访谈记录：202307HSWJ01）。

如果再进一步考虑基本工资，问题变得更加微妙。在村医们的立场上，与本职业的性质、社会位置和重要程度大致能够"相提并论"的，是村小老师、村干部、兽医。事实上，各地也不乏曾经从事这几类职业的村医。例如康村医就曾经放弃当村干部，转而成为村医。

> 2010 年的时候，那几年乡政府的人叫我搞这个村干部，我那时候也小，我觉得还是搞医疗比较稳定，因为"村官"不就是 3 年、5 年、

6 年……我们红山县在 1996 年是 1900 多名乡村医生参加考试，当时考到的是 1500 多人，还有 400 多人没有考到。（访谈记录：202307HSYL01）

可见在十余年前，乡村医生还是一个比较稳妥而"有前景"的职业；然而时过境迁，村医的落差感正是来自与村中其他非农从业者的对比——自从农村小学逐渐推行"撤点并校"，大量村小教师取得了事业编制，养老有了保障；禽流感流行过后，兽医也开始"转正"；村干部的工资不仅比较稳定，而且不断攀升。

事实上，同样的问题也困扰着当地乡镇卫生院。由于既没有给村医发工资，也没有给村医买社保，村医将乡镇卫生院和自己的卫生室作为两个独立的经营主体来理解，卫生院的管理也只能做到非常松散的程度。例如，某镇卫生院制定了详细的公卫工作考核评分指标，分十二个项目列出了具体指标、数据来源和评分标准。比如"居民健康档案管理"一栏，包含了档案覆盖率、真实规范性、动态使用率三项指标，数据来源是"随机抽查 10 份不失访的居民健康档案"进行核查，评分标准详细，量化程度也很高。

居民规范化电子健康档案覆盖率≥61%得 2 分；居民规范化电子健康档案覆盖率<60%，得分=建档率/60%×真实率×2 分。不真实按抽取比例扣减，不真实率<70%，不得分……有 1 例不真实扣 0.5 分；有 1 例不规范扣 0.25 分，扣完为止……健康档案动态使用率≥50%，得 1 分；<50%，得分=动态使用率/50%×1 分……（来源：某镇 2022 年村卫生室人员基本公共卫生项目绩效评价指标评分细则）

该卫生院还与村医签订"责任状"，告知年度公卫服务考核方案，内容也十分细致，包括何种情况算"造假"、发生造假按照什么标准扣费、发现常住重点人群没有及时随访如何扣费、发现未通知前往免费体检者如何扣费等。然而尽管如此，该镇村医在接受访谈时，对公卫经费拨付标准完全没有把握，只知道村医分得 40%、卫生院分得 60% 的总体比例，具体情况则不甚了了，也没有去了解的动力（根据访谈记录：202307HSYL23）。在其他乡镇，村医对于公卫经费管理不规范、标准不透明的怨言如出一辙，认为乡镇卫生院的确会将经费拨给村医，但只能收到一笔款项，具体按照什么标准、哪些环节扣了钱，其实完全无从知晓。

> 就是公卫费，他给你讲的就是一个公卫费，没有什么的，我们具体哪些拿的钱你也不知道，但是一开会的时候他说的，你的公共卫生费，做档案的钱、儿保的钱、妇保的钱，还有打预防针的钱，反正就是那些钱，都在里面，也没有说清楚……反正打出来的钱都是乡医补助，我们也不知道这些是什么钱。（访谈记录：202307HSYL04）

> 假如是你的公卫没有做好，比如说你的健康档案率没有完成多少，他就扣你的钱了。大概我也说不清楚。反正这一个数据在这里面，你也不知道多少钱。他不会告诉你扣多少钱，反正你没有完成任务多少、扣多少、有多少钱，都不知道。（访谈记录：202307HSYL14）

不过，站在乡镇卫生院的立场，一些卫生院的院长认为严格核算公卫经费其实不现实，最佳方案就是按照人均公卫经费的40%计算村医应得的人均公卫经费，服务人口多的，公卫经费就多，这样最简便、通俗，不容易引起村医的误会。例如有院长称：

> （村医拿到的公卫经费）高的、低的有区别，差距主要体现在服务人口数里面。因为质量这一块，大家都差不多……把你做的服务质量那一块弄来考核经费发放，我觉得效果不是很明显。重点就是服务力度，你完成工作量的问题，你做了多少。（访谈记录：202307HSXZ02）

过分详细的分项目质量考核反而会导致问题，因为同一地区的村医们会相互比较，人均分得公卫经费较低的村医可能会指责卫生院分配不公、不落实国家政策。严格的契约意义上，红山县的卫生院并不是村医们的上级，一旦村医不配合工作，基层公共卫生工作就会变得更加困难。因此，卫生院倾向于笼统地平分经费，即使是村医，也明白其中的"道理"。

> 我相信他（院领导）知道，你们村医都认识啊，都会问，你发了多少钱一个人，怎么我发少了？其实再说回来，做公共卫生，你要挑我毛病，你也挑得出来，我要挑你毛病，我也挑得出来。所以也不可能说你就多发，我就少发。发少了我肯定不舒服，所以他（院长）很聪明，他们全面统一。（访谈记录：202307HSYL12）

这种分配方式解决了一些麻烦，却可能导致更多麻烦。与公卫任务考核、经费发放方面的"欠标准化"相对应的是，红山县的村医们在执行公卫任务时，也经常呈现出不规范、运动式的特点。不同村医对基本公卫服务的理解各不相同，而且可能出现与政策规定有偏差的情况。例如，有的村医将重点人群随访视为扶贫工作的一部分，仅仅针对贫困户；也有村医不清楚卫生协管的内容，认为既然自己不是卫生院雇用的"办事员"，那么卫生院下派的大量非医疗性质的行政性事务就是不合理的"无偿劳动"，而不是村级应承担的职责（根据访谈记录：202307HSYL08）。

如前文所述，基本公共卫生服务，无论从财权上还是事权上来看，都是连接乡镇卫生院与村医的核心纽带；然而，红山县推行公卫服务的困境是，卫生院无法严格管理村医，村医也不满于卫生院发放经费方式，公卫服务难以真正保质保量地落实。这样的困境很大程度上来源于双方权责的错位。在推行"一体化"管理的制度转型期，乡镇卫生院需要越来越多地负起管理与考核村医、统筹经费使用的责任，但在公共卫生方面实行"业务统一"之后，受制于财政条件，医疗部分的"收支统一"管理和人事方面的"待遇统一"标准尚未能实现，红山县的乡镇卫生院几乎是以"购买服务"的方式寻求村医合作，但与此同时，又需要以"上级"的身份对村医进行管理，这就容易导致村医的反对情绪。

具体来说，该县村医在自主的经营业务上受到的系统性控制越来越多，已经丧失了一部分原有的生存空间，却没有从系统中得到相应的报偿。例如，公卫任务不可避免地需要占用村医的时间，挤压村医的医疗业务，然而如果不受聘于卫生院，大部分村医的主要收入来源正是医疗。

> 像我们现在，病号少，也跟医院里面事多有关系，天天叫我们搞这个搞那个……人家来了，你不在家。像我们做公卫、下村随访都要时间。就给这一万，统统给你还没两万块钱。（访谈记录：202307HSYL09）

> 如果你天天叫我下村，我又没生活费可以赚，有心情去下吗？因为店里关门了，你又叫我满村跑，做那个你又没补贴……如果你入了编，然后你拿了工资，你就应该去做点事。你也有工资，也有生活费，老了也有养老保险，也不愁，那工作也更有心思去搞了。（访谈记录：202307HSYL10）

换言之，红山县的村医并不是不愿意或不能够执行公卫服务标准，而是认为自己所分担的公卫任务和因此承担的业务损失，已经不再能够以市场化的逻辑来衡量，附带了更多的行政层面的指令和义务；既已如此，如果又没有配套的待遇和保障，补贴就无法匹配村医的真实付出。在过渡期，村医需要直面"看不见的手"带来的风险，却又要接受"看得见的手"的约束。

因此，在红山县，村医群体的诉求是内部矛盾的。一方面，总体而言他们还是盼望着实现"一体化"，如此一来，村医自身的工资和福利有了保障，也方便提供更好的服务（根据访谈记录：202307HSYL03，202307HSYL10）；但另一方面，诊疗业务较好的村医又心存警惕，认为"一体化"只利好于个人业务量少的村医，某种程度上，他们宁愿回到"自生自灭"的状态（根据访谈记录：202307HSYL02，202307HSYL16，202307HSYL04）。

上述矛盾的情况，反映了两种村医之间，或两种不同"做村医"方式之间的分化。以诊疗业务为生存之基的村医，需要更多的自主经营空间；而以公卫服务为基础的村医，核心诉求是任务与待遇相匹配。水县实行的"一体化"模式大体符合后者，而在当前的红山县，村医夹在两种模式之间，既无法完全"凭本事""拼业务"，也无法完全成为卫生院的下属机构，享受其员工待遇。

（三）"一体化"模式的多样性

如前文所述，水县、红山县的模式构成两种典型，分别代表了高度科层化的全方位"一体化"，以及尚且带有一定市场契约属性的"半一体化"。两种模式虽然不能涵盖全国范围内多样化的乡村医疗卫生体系形态，但足以反映出不同形态所共同需要处理的一组基本关系，即"诊疗"与"公卫"。

在贵州省银洞县，由于"医共体"建设有一定进展，村医的招聘由县医院统一负责，再将人员分配到各村的公有卫生室。除了没有养老保险以外，银洞县村医的待遇与水县比较相似，相应地，也呈现出"公共卫生优先"的趋势，例如有村医明确表示："诊疗有人就去看一下，没人就不看了。"（访谈记录：202307YDXY07）但与此同时，银洞县村医在许多方面又与红山县有相似之处，特别认可诊疗业务的基础性地位，并且在与乡镇卫生院的关系中保持一定的独立性。例如，在有的卫生室中，不同村医就"公卫"和"诊疗"进行分工，而卫生室的负责人通常是有能力实施"诊疗"的人，这位村医也是营业执照的所有者（根据访谈记录：202307YDXY05，202307YDXY03）。总之，村医群体的分化，很大程度上反映了不同地区基层医疗卫生体系处理"公卫"和"诊疗"关系所采取的不同手段；是否实现以及在多大程度上实现了"一体化"，则提供了衡量不同手段之间差异性的一种维度。

然而，需要注意的是，这种维度不是唯一性的。虽然国家层面的农村医卫体系建设思路以"乡村一体化"为旨归，但一体化本身并不是唯一一种能在实践中整合"诊疗"与"公卫"的模式；各地区医卫体系的实际发展建设道路，既不是线性的，也不能简单以非此即彼的框架来评价。举例来说，在安徽省青门县，乡镇与村两级医疗卫生机构之间的关系模式也有其特点，即立场鲜明地认可和促进两类村医分化。在当地推行乡村医卫体系改革后，全县村医统一进行了分流，分别去往卫生室的"一室"和"二室"。前者主要承担公共卫生任务，依靠财政拨款运营卫生室，更具"体制内"的特征；后者保留了相对独立的行医者身份，工作模式与一般的私人诊所比较接近，不依赖财政资金，也更少使用基本药品，偏向于"体制外"模式（根据访谈记录：202307QMXZ02，202307QMXY01）。可以推断，青门县"一室"的运作逻辑接近于水县，但尚且达不到同等的整合程度，而由于更明确地推行了分流政策，"二室"的村医比红山县村医更少受到行政性约束。

在理解了水县和红山县村医管理模式的基础上，也就不难发现青门县采取的"分流"机制的劣势和优势。一方面，对于执行公共卫生任务的科层化村医，制度提供的兜底保障还相对有限，村医没有养老保险，"后顾之忧"并没有解除；但另一方面，对于个体经营的市场化村医，免除了行政事务的负担之后，他们能够更充分地发挥专业性的比较优势。这种制度化分流方法的灵活性和包容性，是全盘"一体化"模式所不能达到的，也是"半一体化"模式中某些不得不"夹缝中生存"的村医所期待的。

三 "新医改"进程中的乡村医生

（一）后集体化时代的乡村医生分化

推动基层医疗卫生的"乡村一体化"，在国家层面构成了一个宏观政策导向。然而在中观层次，不同地区推行一体化管理的制度设计思路各有特点，反映到基层医疗卫生人员的微观层面，村医群体的日常工作也高度差异化。可见，对基层医疗卫生制度转型的理解，离不开其背后的历史基础，难以一概而论。

回到改革开放以来农村医疗卫生从业群体的转型历程来看，乡村医生的前身，是计划经济时期"半农半医"的"赤脚医生"。1965 年起，国家政策要求争取做到每个生产队有卫生员，这些卫生工作者应从家庭出身和政治素质好、具备一定文化教育水平的农村青壮年群众中挑选，他们无须接受系统化、长时间的医学专业训练，诊疗方面只需要能够识别常见病并进行简易急救即可；卫生预防保健方面，需要开展爱国卫生运动和进行一般卫生宣传的知识、进行传染病报告和接种工作。① 在毛泽东同志的"六·二六"讲话后，各地纷纷响应号召，引导医疗卫生资源下沉农村，"赤脚医生"群体也不断壮大。公社时期，农村公共卫生服务体系和合作医疗制度的建立和发展，离不开特定的农村经济体制和社会组织形式作为制度基础。②

自 20 世纪 70 年代末，随着农村经济体制改革的启动和推进，集体经济与合作医疗受到巨大冲击，"赤脚医生"也随之丧失了存在的制度基础。1985 年起，卫生部决定停用"赤脚医生"名称，并组织考试对该群体进行筛选。由此，第一批授予的乡村医生证书，成了"赤脚医生"群体分化的第一个路口。1985 年的 125 万"赤脚医生"只有一半通过考试，卫生人员总数也比此前断崖式下降。③ 此后，农村医务人员"专业化""规范化"的趋势进一步发展，"乡村医生"这一群体本身就被赋予了过渡性质，理想中应逐渐被受过医学专业教育者替代。

然而现实情况更加复杂，从"赤脚医生"到"乡村医生"再到"执业医师"的过渡十分漫长，各地进展参差不齐，而且没有呈现出线性发展的轨迹。根本而言，公社时期的农村三级医疗卫生网络虽然并不完美，却在当时的制度环境下提供了一种在农村医疗卫生领域实现多级联动、"防治一体"的制度方案；当其瓦解之后，在农村推行基本医疗卫生服务的问题呼唤着新的制度设计。

---

① 张开宁、温益群、梁苹：《从赤脚医生到乡村医生》，2002，昆明：云南人民出版社，第17 页。

② 李卫平、石光、赵琨：《我国农村卫生保健的历史、现状与问题》，《管理世界》2003 年第4 期。

③ 张开宁、温益群、梁苹：《从赤脚医生到乡村医生》，2002，昆明：云南人民出版社，第22 页。

在全国各地，不同的村医管理制度，对应着各具特点的村医；换言之，虽有"乡村医生"的统一称谓，其中群体的异质性却非常强。本章的分析初步提供了两种理念化的村医类型，即"以医疗为基础"，或"以公卫为基础"。

两者的区别不完全反映在收入结构上。例如在红山县，不少村医表示自己的医疗收入不断下滑，已不及公卫收入；但之所以依然说红山县村医以诊疗业务为基础，是因为无论在当地卫生院人员还是村医本人的理解中，"做村医"首先是专业意义上的"做大夫"，主业是看病、行医，在此之余顺便承担一些公卫任务——哪怕这一"顺便"的行为已经越来越不容推辞。例如，在一位乡镇卫生院院长看来，一些从卫校毕业但专业水平不达标的年轻人，到医院实习一年如同"混日子""什么都不会"，这些人的特征就是不开展诊疗；另一位院长则将公卫描述为村医的自由选择，卫生院若以"上级"的姿态命令村医从事公卫，虽然也可行，但不妥。

> 基本上是搞公卫，所以这部分他还回不了村里，回到村里他也开不了诊所……你只能搞这个村的公共卫生，你不能搞基本医疗，不能当大夫。（访谈记录：202307HSXZ02）

> 四个（村医）就是年纪大的，没有业务，人家六七十岁，你要叫他去搞公卫下村，这个也不合适；三个年轻的有（医疗）业务，他也没时间给你搞公卫。（访谈记录：202307HSXZ01）

可见，在当地的社会观念中，农村医疗从业人员的主业原本类似于个体行医者，首先需要以一定的专业技术和行医经验为基础；由于承担了一定公卫任务，这部分人才成为当前的职业意义上的"村医"。

水县的情况则完全不同，村医为乡镇卫生院工作，并不采取契约式、外包式的模式，而是按照科层化的逻辑。换言之，由于受雇于乡镇卫生院，这些村医并不必然需要独立"行医"，只需要成为具备一定基础医学、护理学知识的基层办事员即可。库镇的院长就明确认为，做村医的首要条件是做公卫，其他业务才属于可有可无。

> 我辖区的乡村医生……首要问题要服务公卫，你要做好公卫的前提下，才做诊疗服务。有些乡村医生觉得自己业务好，就是来挂一个乡村医生，但我的辖区，我首要的条件是你要来承担基本公卫服务。（访谈记录：202307SXXZ01）

表面上看，无论在红山县还是水县，大量的村医既能开展诊疗，也能承担公卫；但是，由于嵌入于不同的乡村医疗卫生制度体系，"诊疗"或"公卫"对于两种村医的地位和意义是完全不一样的。当然，两种模式仅代表两个理想类别，在制度的改革过渡和村医的自然换代过程中，现实情况往往是不同形态以一定比例混合的结果，银洞和青门两地的案例佐证了这一点。

总的来说，在"赤脚医生"之后，全国各地的基层医疗预防保健体系都面临重新整合的问题，但禀赋、条件又不尽相同；于是，在各地建立起的差异化的基层医疗体系中，也产生了不同的村医职业生态。

（二）"市场"与"行政"的权衡

村医群体的特征不仅嵌入于乡、村两级医疗卫生机构的关系，而且与"医改"和"新医改"推进的大背景紧密相关。

在改革开放后的一系列制度调整中，县、乡、村三级医疗卫生机构的功能定位发生了重大变化，很多医生也成为"各谋其生"的利益主体。据一些村医回忆，大约在1995年，村医的准入管理比较模糊，药价监管也比较疏松，村医几乎没有公卫任务，与此同时，大量需要医疗保健服务的群体仍聚集在农村，"整个村子里都是满满的人"，凭收入而论，村医的工作"可能比乡政府的人员工作还好"（访谈记录：202307HSYL23）。但由于全国范围内的经济市场化改革，同一时期的村医流失现象仍然很严重，访谈中有多位村医提到自己在20世纪90年代末曾有过离开村医岗位、外出打工的经历。可见，自改革开放至20世纪90年代末，市场化的逻辑主导了乡村医疗卫生事业，经营私人诊所的村医们"各显神通"地谋求发展，也在市场机制的筛选下决定去与留。这也是红山县当前很大一部分在职村医最初"入行"的年代。

自2009年《中共中央 国务院关于深化医药卫生体制改革的意见》出台，医药卫生体制改革的深化着重要求"强化政府在基本医疗卫生制度中的责任""维护医疗卫生的公益性"。此后，村医的工作，无论是医疗业务还是基本公卫服务，都日益受到严格的行政性规范。随着基本药品制度的建立与医保制度的改革，不同地区的村医几乎一致认为，与2009年前相比，如今做村医已经不太能够通过销售药物来赚钱。公卫服务的理念虽然由来已久，但大多数村医认为是到了2009年之后，国家才开始推行公共卫生服务项目。当时主要的工作是建立健康档案，但经费寥寥无几，村医的工作也不太规范，接受考核只是为了确保证书能够通过年审，完成任务即可（根据访谈记录：202307HSYL04）。更大的转变发生在2016~2018年，也就是精准扶贫工作启动后。自此，公卫服务工作开始比较精细，管理考核也更加严格。在水县一名村医的描述中，扶贫前后的公卫工作完全就是"两码事"。

> 我们以前就给他量一个血压，数值是多少，我们往表上填一个数据就行，一年是两三次的……现在不一样了，那些值不仅是现场采集照片，而且要精准到个人信息，所以完全是两码事情。现在一年你做3次、4次随访，必须是他本人的现场照片。以前我们量量，填上去就行。（访谈记录：202307SXXY09）

综上所述，无论是从公共卫生业务的标准化、规范化，还是从医疗业务中用药和医保管控的强化来看，相比于20年前，村医的工作已经离市场化的逻辑越来越远。当前的"乡村一体化"的管理模式更加剧了行政化的趋势。有的村医对"一体化"的推行表示担忧，原因在于，作为最基层的医疗卫生工作者，他们感觉到医疗事业必须保持回应市场需求的灵活性，否则只会"事倍功半"。

> 什么行业都可以一刀切，但是唯独医疗，你搞一刀切，切不动……医疗的东西是灵活的，个体化差异很大，这不是固定的……你如果更胖，我更瘦，你做个手术，复杂程度就会高；我如果有高血压，我的复杂程度也更高。这一刀切不动，不是说你100块钱可以治好，我的100块钱也就治得好，可能翻倍，甚至翻几倍的都有。还有很有意外的事情，需要长期经验，不是靠体系这个东西也可以解决的，这不是流水线。（访谈记录：202307HSYL15）

宏观层面来看，我国医药卫生体制改革的推进，本身就是一个在政府力量与市场力量之间寻求平衡的过程。是否能够设计一种开展基层医疗卫生服务的制度，既确保其普惠性，又确保其效率性，既能够充分施展行政调控作用，又能比较敏锐地对市场需求作出反应？事实上，即使是在实现了村医统一管理的水县，也存在"一体化"制度所无法回应的问题。例如，本地的村民需要打针、输液时，很可能既不在村卫生室，也不在乡镇卫生院，而是前往附近的私立医院或私人诊所，因为这些机构的看病流程更简便，手续简洁易懂，工作人员对病人的服务态度更好，照顾病人的方式也更自由。除此之外，也有村民表示，相对于市医院、州医院的"新医生、年轻医生"，自己会更认可私立医院聘请的"老医生"（根据访谈记录：202307SXCM03，202307SXCM01）。不难发现，这样的"老医生"实际上更接近于红山县部分村医的形象。他们以从医经验和特殊技能见长，虽然不是背靠公立机构的体制内人员，但在本地积累了良好的口碑。可见，如果从医疗服务的需求端视角来看，无论乡镇和村两级机构如何统一管理、明确分工，也始终无法以一种标准化方案囊括村民的全部就医需求。

老百姓的就诊需求往往不是能够被完美"规划"出来的，这也是"医改"本身面临的系统性矛盾。以一种简单二分的视角来看，一些村民生病后会按照"分级"的逻辑层层就医，一些村民生病后会直接前往城里的大医院就医，似乎要么是遵循"分级诊疗"，要么是不遵循。但实际上，正如本书第七章所表明的，村民们抱着"治病"的信念，在已有的各种选项中综合考虑、来回往返，不同村民的病情、信息来源、人际关系、家庭情况等各不相同，倾向于做出的选择也不同；再考虑到一些观念、伦理因素，一些村民的就诊行为甚至超越了一般的经济理性，只有放到具体的情境中才能体现出其合理性来。

正因如此，即便乡镇卫生院在未来能够摆脱对本土村医的依赖，独立培养出专业化、技术型的基层卫生工作者，科学统筹下派到各个农村，基层医疗卫生体系中的问题或许依然无法得到一劳永逸的解决。反观当前从本土农村社会基础中成长出来的村医，比起村干部，他们更多了一层专业性，是村民们"家门口的健康顾问"；比起医院的医务工作者，又更多了一层熟人关系，能够真正让卫生保健政策深入基层、落到实处，惠及千家万户。一位村民讲述，自己在县医院看病非常困难，因为现在看病流程已经全部数字化，涉及扫码等操作时根本不懂如何操作，也找不到人指导（根据访谈记录：202307HSCM03）；另一位村民则表示，自己和妻子在外省打工，但如果有什么不舒服的症状，会首先给老家的村医打视频电话，让村医帮忙远程看病（根据访谈记录：202307HSCM04）。可以说，本土化的村医在当前的农村社会依然有着难以替代的重要性，他们与村民之间的关系完全不同于大型公立医院专业技术人员与一般患者的关系，显得更为平等化、亲密化。

再考虑到农村熟人社会的关系网络，村医与村民之间的关系甚至很难以简单的"医患关系"来概括。由于熟知村中的人情伦理关系，村医知道某些老人生病不愿意去医院，是不愿增加子女负担（根据访谈记录：202307HSYL15）；由于清楚独居老人的家庭状态，村医知道自己作为为数不多的"访客"，能够提供的最重要的服务不是血压测量，而是"拉拉家常"这样的情感陪伴（根据访谈记录：202307SXXY01）。总之，无论采取何种村医选拔与聘用制度、是否推行"医卫一体"、是否实施"乡村一体化"，乃至无论是否保留"乡村医生"这一职业，当前村医在乡村医疗卫生体系、乡村社会中所扮演的角色，都值得在未来的制度改革中加以重视和反思。

第九章

结　论

　　乡村医生的现状与境遇，与中国宏大的社会结构紧密相关。本书第一章回顾了新中国成立之后对于乡村医生的管理制度。可以发现，随着新中国对于农村卫生事业关注点的历史变迁，乡村医生的角色也在不断变化中。从最开始的"赤脚医生"，到改革开放之后的私人诊所营业者，到新时代的职业医生。从乡村医生角色的历史变迁过程可以看出，在乡村社会中的这一特殊群体，与国家宏观政策息息相关。国家政策的摆动，在很大程度上决定了乡村医生在乡土社会中的社会角色。

　　同时，乡村医生至今尚未完全被纳入行政体系中。在现实运作过程中，乡村医生一直具有明显的乡土色彩。一方面，他们来源于乡村社会；另一方面，从业务上来讲，他们除去承担上级行政化的公共卫生服务之外，一直承担着乡土社会卫生医疗体系最后一层守门人的功能，虽然这一功能在现代化和城市化的背景下正在日益弱化。

　　这种宏大制度结构与个体命运之间的二重奏，一直伴随着乡村医生的社会变迁，也构成了当今社会中这一群体的基本色调。在对本书各个章节的分析中，可以一再发现这种二重奏的色彩。

　　为了从整体上勾勒当今社会乡村医生这一群体的肖像，除去深入的个案访谈之外，一个大样本的调查数据可以为我们提供更加全面的材料。基于全国4个中西部省份的问卷调查数据，本书第二章从各个维度全方位地描述了村医的肖像。

从教育水平来看，村医以高中（或职高/中专/技校）学历水平为主，大学学历比例接近 1/4。从专业教育情况来看，超过一半的村医接受过医学专业教育。从就业途径来看，四成直接从学校进入村医工作，三成有过农业从业经历。从职业培训情况来看，几乎所有的村医都参加过由卫健委或乡镇卫生院组织的相关村医培训。从工作内容来看，基本公共卫生服务和诊疗服务是村医的最主要工作。村医承担的基本公共卫生服务中，工作量较大的是老人健康管理和慢性疾病患者的随访工作。诊疗业务的主要工作内容是常见疾病和慢性疾病的接诊，以开药业务为主。从收入来看，四成村医的基本公共卫生服务收入比诊疗业务收入要高，只有不到两成的村医诊疗业务收入超过基本公共卫生服务。从保障情况来看，村医普遍没有编制，且在保险等方面缺乏稳定支持。从自我认同情况来看，村医自我感知的收入水平和声望水平呈现明显的差异，村医认为自己在当地社会中的声望远远高于收入水平。从职业预期来看，虽然很多村医认为自己的收入在当地属于社会中下层，但大多数村医依然会选择继续从事村医工作。

这些发现，除去可以与其他章节分析中通过访谈材料的发现一一呼应之外，更可以让我们能够从整体上全面把握这一群体的一些基本特征，为我们更清晰地认识这一群体提供了一个具有全国意义的素描。

在第三章贯穿村医职业生涯的诸环节（职业选择、职业发展、职业规划）中，我们可以又一次发现国家宏观制度与个体命运之间不断交织的二重奏。

从职业选择来看，国家在不同时期的不同政策，为村医的职业选择提供了不同机遇，在不同的机遇面前，个体从事村医的难易度、进入渠道等都差异迥然；在这一过程中，个体所面临的不同家庭背景、教育经历、医疗训练等因素，也构成了个体做出职业选择的最直接考虑。

从职业发展来看，国家日益规范化的要求和培训，在给村医提供了更多保障的同时，也在某种程度上构成了村医职业上升的限制；具有不同医学训练背景和医疗技能的村医，会采取不同的自主性职业发展路径，有人选择不断考证来突破现有限制，有人选择提升医术操作技能来提高收入。

从职业规划来看，国家编制成为影响村医选择去留的核心要素之一，但个体同时也会结合个人不同情况来综合考虑自己的"家计"，从而做出最理性化的职业规划。一方面，村医期待某一天政策变化而获得编制或者更好的国家福利，另一方面，不同年龄、不同性别、不同混营状况，会导致照顾家庭成员的需求不同、生存压力大小不同，从而影响村医选择继续从业还是去选择其他的机会。

从上面可以看出，国家宏观政策与个体情境这两种要素在村医职业生涯的各个环节都紧紧纠缠在一起，共同影响了个体在现实社会中的真实命运。这种二重奏的发现再次提醒我们，当我们讨论村医这一群体的时候，需要充分认识这一群体内部所包含的巨大异质性，因为这种异质性背后体现的是国家宏观社会变迁背景下个体命运所产生的各种机遇与个体在宏大国家叙事中不断发挥能动性之间的张力。这一特点，恰恰形塑了当今中国社会村医的基本底色。

村医的收入和待遇问题，一直是过去几年的讨论热点。第四章利用云南水县一个非常详尽的村医收入数据，并结合其他地方的访谈材料，分析了村医在当今乡村社会中的收入情况。

首先，从绝对收入水平看，村医的收入并不稳定。从工资收入来看，村医的收入不仅远远高于当地农村常住居民人均可支配收入和城镇常住居民人均可支配收入，甚至与当地乡镇卫生院正式编制职工相比也相差无几。村医与编制内医务人员的差距，更多体现在五险一金等社会保障方面。

其次，从收入结构来看，村医存在巨大的内部差异性。按照村医收入来源不同，可以将村医分为两大类：以诊疗业务为主和以公共卫生服务为主。以诊疗业务为主的乡村医生，其诊疗收入远远高于以承担公共卫生服务为主的村医。这一结果的出现，我们可以理解为，前者主要是凭借精湛的医术，通过市场机制赚取收入；而后者则更多是通过完成国家的规范化公卫服务要求，来获取稳定的行政补贴性收入。

上述对于村医的收入水平和收入结构的分析中，再一次发现了前文所提及的二重奏，这种二重奏表现在国家和市场这两种机制的并行和交织，而个体在这种二元的结构性机会中，可以通过不同策略来获取理性的经济回报。

这种二重奏，体现在村医社会生活的各个方面，其中最为明显的，莫过于其日常工作的业务内容。从村医的日常工作内容来看，可以明显地分为两大类：基本公共卫生服务和诊疗业务。第五章和第六章详细描述了村医的这两类不同业务内容及在现实社会中的具体实践过程。

在日常生活中，这两类业务更多是交织在一起，只有极少数的村医完全只从事其中一种工作内容，绝大多数村医在日常工作中的内容会同时涵盖这两类。

从理论上来讲，这两类工作多有重合之处，甚至从业务角度可以互相促进，但是，在现实实践中，更为普遍的一个现象是，公共卫生服务已经越来越成为村医的工作重心。一方面，由于国家的各项政策制度（医保制度、药品制度等）和实际风险等，村医的日常诊疗业务手段日趋保守，同时加上人口外流等因素，村医的诊疗业务量也日益减少。另一方面，随着国家日益增加的财政拨付和政策要求，公共卫生服务在村医的日常工作中占据的时间和精力越来越重，尤其是在上级医疗卫生部门日益规范化、电子化的背景下，村医将越来越多的时间和精力投入公共卫生服务项目上来，村医的角色越来越像村民的"家庭医生"。

从村民的角度来看，就医选择是一个基于诸多要素进行综合考虑的结果，包括自己疾病严重性、医疗机构的服务丰富程度和距离、手续繁简程度、医疗水平、医保和报销制度等。

第七章的研究发现，在这一考量要素的序列中，村医的分量正日益淡薄。这种情形的出现，体现出社会发展带来了日益多元化的医疗资源供给，人民群众对于更优质医疗资源的寻求途径也日益增多。从现有情况看，大多数村医更多承担了一个乡土社会中村民们的保健医生的角色，包括公共卫生服务、村民健康监测、为村民提供可信任的医疗咨询服务等。

在这一背景下，村医在当今乡村社会所承担的社会角色需要认真思考并进行精准定位。这一角色的演变，是否代表了未来的国家政策规划和发展方向？在国家力量日益下沉到乡村社会的情况下，前文不断提及的二重奏，是否正在发生某些深刻的变化？

村医在当今社会的角色定位，需要放在一个宏观的国家制度背景下来理解，同时也需要放在乡村社会的基层医疗卫生体系中来理解。作为中国乡村社会基层医疗卫生体系的最末梢，村医的角色和行为，受到体制的影响较大，尤其是作为其直接管理者的乡镇卫生院。

第八章详细考察了在这一层级结构中的乡村医生，发现前文发现的二重奏贯穿始终。

从日常管理体制来看，乡镇卫生院全面负责村医工作的各个方面。包括人员聘任、培训、业务监管、年度资格审查等流程，都是由乡镇卫生院对村医进行管理。在公共卫生服务过程中，乡镇卫生院通过业务指导、考核、资金发放等流程，对村医日常业务工作的管理日趋正规化和系统化。在村医的诊疗业务中，乡镇卫生院通过药品管理和医疗报销等制度对村医工作进行规范，村医在这一过程中也导致分化，或者尝试开拓新的医疗手段进行收费，或者寻求兼业机会。

从村医的角色来看，在"市场"和"体制"的二重奏中，也具有不同的角色。一重角色是从医经验丰富、具有某项特殊医疗技能、熟悉乡土社会的老村医形象，他们"凭本事""拼业务"，凭借医术水平，遵循"市场"的逻辑，来获得相应的经济回报和社会声望回报。另外一重角色，则是随着国家公共卫生服务需求的日益下沉，一些从医护院校毕业的年轻人进入村医部门，认真按照国家公务业务要求，完成对于村民的健康检查、公卫服务、日常监测等各项服务，并定期领取工资或津贴，他们更多像是"体制"的下属员工。

从城乡一体化的影响机制来看，在不同的一体化程度下，各地可能会出现多样化的具体模式。在一体化程度高的地方，乡镇卫生院主导村医聘任，签订劳动合同，并购买养老保险、意外险，省级、县级财政共同拨付村医的基本工资，村医获得比较强的体制保障。在一体化程度比较低的地方，上级医疗卫生机构在对村医自主经营业务上进行越来越多的系统性监控的同时，却无法提供相应的经济报偿，这就导致村医的需求与体制之间产生矛盾。具体而言，以诊疗业务为生存之基的村医渴望在市场上获得更多的自主经营空间，而以公卫服务为基础的村医则渴望政府提供与任务相匹配的待遇。

本书的各个章节一再强调，对于村医群体的研究，需要放在一个更加宏观的国家制度背景下理解。在历史变迁的过程中，这些宏观的结构性力量，在很大程度上形塑了村医的个体命运。当然，我们并不是要否定在这一过程中个体的自主性存在，而是认为，这样一种视角，有助于我们更好地理解这一群体在当今社会所面临的处境以及未来可能的发展方向。同时，从个体/群体的命运与境遇上，我们也可以反向来理解这一时段中整个国家/社会正在或未来可能发生的结构性变迁。

需要看到，本书仅仅是从村医本身出发来展开分析，对于这部分群体所处的社会情境（如乡土社会的某些结构性特点）、体制位置（如整个乡村社会的基层医疗卫生体系）、某些重要的制度约束（如医疗报销制度、药品采购与管理制度等）基本没有涉及。之所以如此，并不是我们认为这些因素不重要，而仅仅是在现阶段的分析中力有不逮，只能聚焦于有限的某些面向。

希望在接下来的工作中，我们有能力进一步扩展到上述各个侧面，以期可以更加全面勾勒当今中国基层社会正在发生的深刻变化，以及这种变化背后所蕴含的结构性力量。这是我们进行这样一个特定职业群体分析的核心关怀。这，也是社会学这个学科面对我们这个时代应该采取的一种态度。

附表

半山村村民就医经历统计一览

序号	被访者基本信息		家庭人口状况（人）	家庭成员就医经历							
	性别	年龄（岁）		村卫生室	乡镇卫生院	县（市）医院	县（市）外医院	民办医院/私人诊所	药房	中医	土方/草药医生
1	女	51	3	感冒		晕倒	州医院解决不了后转诊	重感冒	买降压药		
2	男	59	3	感冒		骨质增生	嗓子手术	脚疼打针输液			
3	女	39	4	感冒		腹痛检查、儿子被羊水呛到		打针输液			
4	男	40	4	感冒		膝盖积水					
5	女	57	6	感冒、肚子疼、风湿		子宫肌瘤、胆结石	子宫肌瘤	重感冒 打针 输液	买需身份证登记的药品		
6	女	48	4	发烧感冒		肛肠手术、眩晕症	眩晕症，州医院解决不了后转诊	妇科病输液	感冒		

续表

序号	性别	年龄（岁）	家庭人口状况（人）	村卫生室	乡镇卫生院	县（市）医院	县（市）外医院	民办医院/私人诊所	药房	中医	土方/草药医生
7	男	50	3			肺部感染、膝盖损伤			买葡萄糖		
8	男	59	6			阑尾炎					
9	女	29	7	拿药		精神分裂、三高、痛风、子宫肌瘤、支气管炎	高烧导致脑部受损				
10	男	52	3	感冒		肠胃检查		打针输液			
11	男	54	5	感冒发烧小病	一胎普通产检	一胎重要产检、二胎产检、眩晕症、发烧输液	眩晕症州医院解决不了后转诊				
12	男	51	5	感冒		高血压、心脏病等慢性病住院；肠坏死	肾切除手术，肠坏死在州医院检查未果转院		感冒		
13	男	39	3			产检	白血病，州医院建议转诊	打针输液			
14	女	68	3	拿药		高血压、高血脂等慢性病住院					
15	男	32	6	感冒发烧、痛风开药	重感冒和发烧	中医理疗、打预防针			买药	严重痛风	
16	男	47	4	买点简单的药		检查腰椎、胃溃疡、阑尾炎	确认腰椎间盘突出		买止痛药、胰岛素、胃药		

表头说明：被访者基本信息；家庭成员就医经历

续表

被访者基本信息				家庭成员就医经历							
序号	性别	年龄（岁）	家庭人口状况（人）	村卫生室	乡镇卫生院	县（市）医院	县（市）外院	民办医院/私人诊所	药房	中医	土方/草药医生
17	男	54	5	感冒、头疼、咳嗽		肺病、高血压、腿部受伤、州医院解决不了转诊	肺病				肺病
18	男	41	4					输液			
19	男	50	3	买感冒药		重感冒需输液、检查硬币卡喉咙	州医院无法将硬币取出后转诊	重感冒需输液	买药		
20	男	60	3	感冒		检查出高血压			买降压药		
21	男	35	3	感冒		检查出胃溃疡		胃疼住院	买村卫生室没有的药		
22	女	46	4	感冒发烧、针灸拔罐		妇科体检、交通意外、骨质增生	淋巴结手术				
23	女	71	1	感冒、检查出高血压		高血压住院、子疼住院、上吐下泻门诊打针					
24	女	64	4			高血压、胰腺炎等慢病					
25	男	47	4	感冒		胃病检查、腰椎间盘突出	胃病检查	打针输液	买药		
26	女	52	3	感冒		宫颈癌早期检查误诊和建议转诊、肾结石检查手术	宫颈癌、州医院治不了建议转诊		买药		

续表

被访者基本信息				家庭成员就医经历							
序号	性别	年龄（岁）	家庭人口状况（人）	村卫生室	乡镇卫生院	县（市）医院	县（市）外医院	民办医院/私人诊所	药房	中医	土方/草药医生
27	男	45	4	感冒药		甲亢、高血压病、肾结石、发高烧	甲亢，州医院转诊	输液	止疼药		
28	女	47	4				脑梗	输液	买三七粉（村卫生室没有）		
29	男	44	5	拿药		肾衰竭	肾衰竭、州医院转诊，出来后转诊，乳腺肿瘤				
30	女	58	2			血管瘤手术、腰椎间盘突出	青光眼	输液	买降压药		
31	男	45	4	感冒				打针输液			
32	男	74	4	拿药				打针	买药		
33	男	28	4					输液	买降压药		
34	女	71	7	感冒发烧		高血压、胃病、乳腺相关的手术	胃镜检查	输液			
35	女	53	4	感冒		扁桃体发炎、妇科体检	扁桃体被发严重后转诊，妇科检查腿、确定转诊手术	初步检查腿、妇科体检后不确定转诊手术	感冒		
36	男	76	2	感冒				慢性胃炎、急性肠炎、慢性支气管炎伴肺气肿	感冒		

续表

| 被访者基本信息 | | | | 村卫生室 | 乡镇卫生院 | 家庭成员就医经历 | | | | | |
序号	性别	年龄（岁）	家庭人口状况（人）			县（市）医院	县（市）外医院	民办医院/私人诊所	药房	中医	土方/草药医生
37	男	60	6	感冒		脑梗后遗症、胃病、高血压					
38	男	44	5	感冒		胃病做胃镜、宫外孕手术、阑尾炎、心脏问题	州医院不确定心脏病症后，州外就医	打针输液	胃药		
39	女	35	3	感冒		发烧	发烧州医院解决不了后，转院				
40	女	52	4			慢性病拿药、脑梗、气管炎住院	脑梗、气管炎就医				
41	男	55	6	感冒药、胃药		高血压住院、妇科两癌筛查	视网膜脱落		感冒药、胃药		
42	男	48	4			高血压住院、妇科两癌筛查			买降压药		
43	男	70	4			慢性病拿药、尿管结石	肾结石检查、肺部问题住院，州医院无法发现尿管结石转院	打针输液			
44	男	56	3	感冒拿药		高血压住院、检查发现胃息肉	胃息肉手术、发现胃溃疡	打针输液			
45	男	67	5	感冒		发高烧、高血压看病开药	发高烧后遗症				

图书在版编目（CIP）数据

中国乡村医生：职业生涯与群体肖像／孙秀林等著.
北京：社会科学文献出版社，2024.9.--（清华社会
调查）. -- ISBN 978-7-5228-4045-1

Ⅰ. R192.3

中国国家版本馆 CIP 数据核字第 202443HV12 号

清华社会调查

中国乡村医生：职业生涯与群体肖像

著　　者／孙秀林　王天夫　游睿山 等

出 版 人／冀祥德
责任编辑／孙　瑜
责任印制／王京美

出　　　版／社会科学文献出版社·群学分社（010）59367002
　　　　　　地址：北京市北三环中路甲 29 号院华龙大厦　邮编：100029
　　　　　　网址：www.ssap.com.cn
发　　　行／社会科学文献出版社（010）59367028
印　　　装／三河市东方印刷有限公司

规　　　格／开　本：787mm×1092mm　1/16
　　　　　　印　张：18.25　字　数：270 千字
版　　　次／2024 年 9 月第 1 版　2024 年 9 月第 1 次印刷
书　　　号／ISBN 978-7-5228-4045-1
定　　　价／98.00 元

读者服务电话：4008918866